JÖRG C. CLAUS / ILLUSTRATIONEN VON DIETER KOCH

MEDIZINGESCHICHTE

Mit freundlicher Empfehlung
überreicht durch
(MACK) HEINRICH MACK NACHF.
Illertissen

1. Auflage 1985
© Verlag Medical Tribune GmbH
   Rheinstraße 19, 6200 Wiesbaden
Lektorat: Helge K. Braun
Illustrationen: Dieter Koch
Satz und Druck: EK-Offset, Riedstadt
ISBN 3-922264-56-5

JÖRG CHRISTIAN CLAUS / ILLUSTRATIONEN VON DIETER KOCH

MEDIZINGESCHICHTE

VERLAG MEDICAL TRIBUNE · WIESBADEN

Wilprafen ®
Josamycin

Wilprafen ® forte
Josamycin

Als nach 1940 das von A. Fleming entdeckte Penicillin in die Therapie eingeführt wurde, glaubte man, endlich ein nie versagendes Mittel gegen die in Klinik und Praxis gefürchteten bakteriellen Infektionen gefunden zu haben. Doch mit zunehmender Verbreitung mehrten sich dann ab den 50er Jahren die Berichte über Therapieversager. Resistenzen hatten die Wunderwaffe stumpf werden lassen. Gezielte weitläufige Untersuchungen ergaben aus 50 000 Streptomyces-Stämmen einen, der sich gegenüber dem wegen seiner enormen Anpassungsfähigkeit gefürchteten Staphylococcus aureus als besonders zuverlässig wirksam zeigte. Hieraus ließ sich der Wirkstoff von **Wilprafen,** das Josamycin, gewinnen, das sich in anschließenden klinischen Studien besonders bei Atemwegsinfektionen bei ausgezeichneter Verträglichkeit sehr gut bewährt hat.

Heinrich Mack Nachf., Chem.-pharm. Fabrik, 7918 Illertissen · **Wilprafen**® / **Wilprafen**® **forte** · **Zusammensetzung:** 5 ml Wilprafen Suspension (= 1 Meßl.): 160,2 mg Josamycinpropionat (Ester) entspr. 150 mg Josamycin; 3,25 g Saccharose entspr. 0,27 BE. 5 ml Wilprafen forte Suspension (= 1 Meßl.): 320,4 mg Josamycinpropionat (Ester) entspr. 300 mg Josamycin; 3,25 g Saccharose entspr. 0,27 BE. 1 Filmtablette: 500 mg Josamycin. **Anwendungsgebiete:** Akute u. chron. Infektionen des HNO-Bereichs, der Atemwege, der Mundhöhle, der Haut u. Weichteile sowie der Harnwege u. Geschlechtsorgane, hervorger. durch Josamy-cin-empfindliche Erreger. **Gegenanzeigen:** Überempfindlichkeit gegen Erythromycin u. and. Makrolidantibiotika; schwere Leberschäden. Nicht bei Frühgeborenen, in Schwangerschaft u. Stillzeit nur unter strenger Abwägung v. Nutzen u. Risiko. **Nebenwirkungen:** Selten gastrointest. Störungen, sehr selten allerg. Reaktionen der Haut, reversible Veränderungen der Leberenzymwerte. Wilprafen Suspension und Wilprafen forte Suspension enth. Parabene als Konservierungsmittel. Bei Patienten, die dagegen empfindlich sind, können allerg. Reaktionen auftreten. Bei Überdosierung sind bei anderen Makroliden vereinzelt Fälle reversibler Taubheit berichtet worden. Entspr. Beobachtungen wurden mit Josamycin bislang nicht gemacht. **Darreichungsformen und Packungsgrößen:** Wilprafen: O.P. mit 100 ml Suspension DM 28,75, O.P. mit 200 ml Suspension DM 52,50; Wilprafen forte: O.P. mit 100 ml Suspension DM 52,50; Wilprafen Filmtabletten: O.P. mit 10 Filmtabletten N1 DM 29,95, O.P. mit 20 Filmtabletten N2 DM 55,50. Anstaltspackungen. **Dosierungsanleitung:** Bitte Gebrauchsinformation für Fachkreise oder Packungsbeilage beachten. **Wechselwirkungen mit anderen Mitteln:** Theophyllin. Stand: August 1985

MACK

INHALT

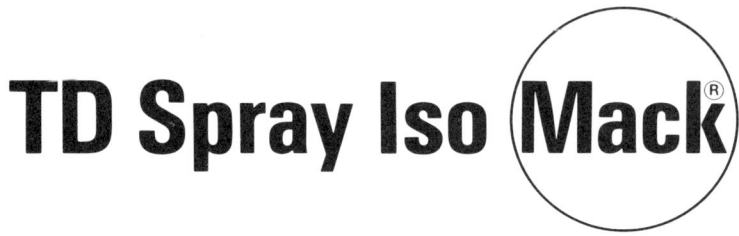

TD Spray Iso Mack®

Seit Urzeiten haben Menschen transdermale Therapie mit Salben durchgeführt. Das Antidotarium Nicolai (etwa um 1200) wie auch das Nürnberger Dispensatorium des Valerius Cordus (1546/47), das zum Prototyp aller späteren amtlichen Arzneibücher wurde, enthalten eine ganze Reihe von Rezepturen für Salben, Pflaster und andere äußerlich anzuwendende Arzneimittel. Auch Nitroglycerin wurde in jüngster Zeit zur Vermeidung des raschen Abbaus in der Leber in Salben und Pflastern in die Therapie eingeführt. Erst mit der Entwicklung von **TD Spray Iso Mack** gelang es, galenische Nachteile bei der transdermalen Darreichungsform zu beseitigen. Mit **TD Spray Iso Mack** wurde ein Herzmittel für Koronarpatienten entwickelt, das, aufgesprüht, über viele Stunden hinweg auch bei Belastungen Schutz vor Angina-pectoris-Anfällen bietet.

Heinrich Mack Nachf., Chem.-pharm. Fabrik, 7918 Illertissen · TD Spray Iso Mack® · Zusammensetzung: 1 Sprühstoß zu 0,31 ml Lösung enthält: Isosorbiddinitrat 30 mg. **Anwendungsgebiete:** Langzeitbehandlung koronarer Durchblutungsstörungen (Angina pectoris); Vorbeugung von Angina-pectoris-Anfällen, auch nach Herzinfarkt. **Gegenanzeigen:** Bei Schock, hypotonen Kollapszuständen und akutem Herzinfarkt sowie bekannter Überempfindlichkeit gegen Isosorbiddinitrat darf TD Spray Iso Mack nicht angewandt werden. Bei sehr niedrigem Blutdruck, in den ersten 3 Monaten der Schwangerschaft und in der Stillzeit darf die Anwendung nur dann erfolgen, wenn nach Ansicht des Arztes der Nutzen ein mögliches Risiko überwiegt. **Nebenwirkungen:** Evtl. auftretende Nebenwirkungen wie Kopfschmerzen, Schwindel, vorübergehende Gesichtsrötung (Flush), leichtes Hautbrennen und Übelkeit lassen gewöhnlich nach einigen Tagen nach. Besonders zu Beginn der Behandlung besteht die Möglichkeit einer Blutdrucksenkung und einer Erhöhung der Pulsfrequenz. TD Spray Iso Mack kann auch bei bestimmungsgemäßem Gebrauch das Reaktionsvermögen so weit verändern, daß die Fähigkeit zur aktiven Teilnahme am Straßenverkehr oder zum Bedienen von Maschinen beeinträchtigt wird. Dies gilt in verstärktem Maße bei Behandlungsbeginn sowie im Zusammenwirken mit Alkohol. **Packungsgrößen:** Packung mit 25 g Lösung DM 39,05, Packung mit 50 g Lösung DM 66,95; Anstaltspackung. **Wechselwirkungen mit anderen Mitteln:** Die gleichzeitige Einnahme von blutdrucksenkenden Präparaten, anderen gefäßerweiternden Mitteln (Vasodilatatoren), Kalziumantagonisten, trizyklischen Antidepressiva und Alkohol kann die blutdrucksenkende Wirkung von TD Spray Iso Mack verstärken.
Stand: August 1985

VORWORT

Das Interesse an der Geschichte wird wieder zunehmend größer. Dies gilt auch für die Medizingeschichte. Die zahlreichen Neuerscheinungen, teilweise mehrbändig und reich bebildert, beweisen dies. Was aber fehlt, ist eine kurze Abhandlung, gewissermaßen als Einstieg für weitere intensive Studien gedacht. Aber hier beginnen die Schwierigkeiten. Was kann weggelassen, was soll durch Abbildungen besser dargestellt werden?

Eine Anlehnung hinsichtlich Aufbau und Stoffauswahl an kurze Lehrbücher, wie das von Ackerknecht, läßt sich bei einem derartigen Unterfangen nicht vermeiden.

Eine weitere Schwierigkeit war die Darstellung des 20. Jahrhunderts. Die Zeit ist zu kurz, der Stoff zu umfangreich, die Selektion zu schwierig, weshalb wir uns für eine tabellarische Stoffsammlung entschieden. Aber auch hier ist die Selektion schwierig, und die Auswahl hätte auch nach anderen Kriterien geschehen können. Deshalb sind wir für Hinweise dankbar, die eine Ergänzung dieses Kapitels ermöglichen.

Trotz dieser Unzulänglichkeiten hoffen wir, daß sich ein Leserkreis findet, der mit Kritik und Anregung nicht spart, aber vielleicht auch von dem Vergnügen erfährt, das die Autoren letztendlich immer wieder bewog, das einmal begonnene Unterfangen zum Abschluß zu bringen.

Hierbei wurden sie tatkräftig von Herrn Braun vom Verlag Medical Tribune unterstützt. Ohne seinen Rat und sein ständiges Drängen auf Einhaltung der Termine wäre das nicht möglich gewesen.

EINLEITUNG

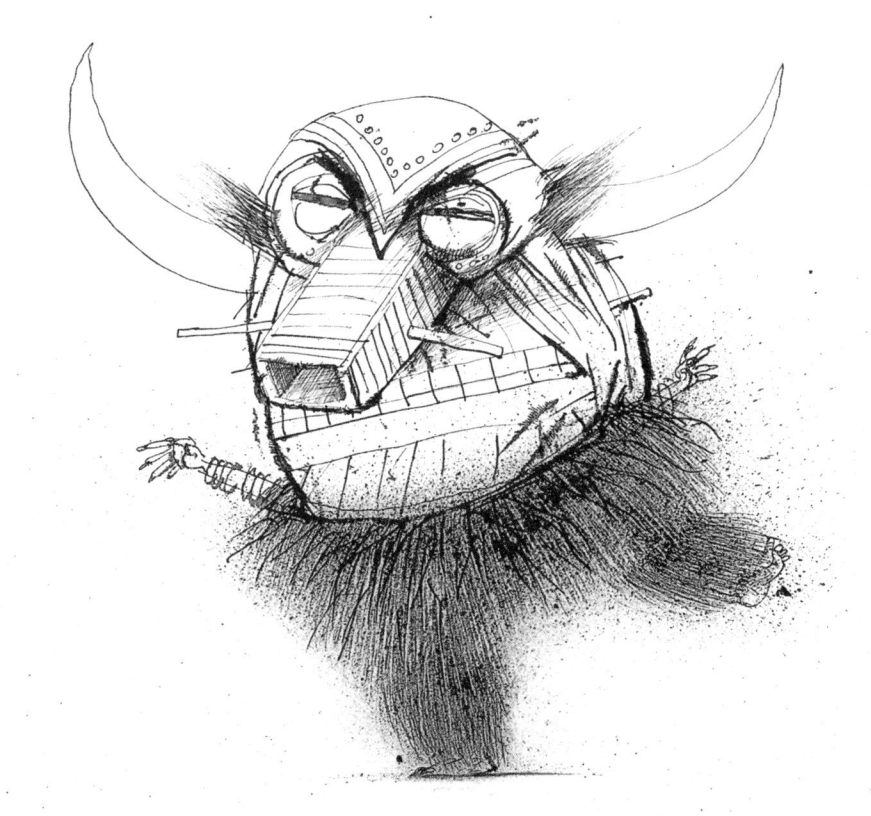

WURZELN UND TRAGENDE ELEMENTE DER HEILKUNDE

Soweit unser Blick in die Geschichte zurückreicht, stoßen wir auf die Zeugnisse der Krankheit und die Spuren helfender Hände. Krankhafte Veränderungen sieht man schon an prähistorischen Skelettfunden; nicht selten findet man auch künstlich gesetzte Schädelöffnungen, die teils aus magischen, teils aus empirischen Gründen vorgenommen wurden. Beziehen wir die Medizin der Primitiven in unsere Betrachtungen ein, so hat jede urtümliche Medizin zwei gleich starke Wurzeln, eine magisch-animistische und eine empirische.

Es gehört zu den allgemeinen Erfahrungen der frühen Menschheit, daß es zweckmäßig ist, eingedrungene Speerspitzen zu entfernen, gebrochene Glieder zu schienen und Abszesse zu öffnen. Doch reifen Erfahrung und Empirie nur so weit, als die Sinne reichen. Die meisten Krankheiten allerdings entwickeln sich im Innern des Körpers, dem Auge entzogen, oft auch noch mit rätselhaften Begleiterscheinungen. Ihren Grund sieht der einfache Mensch in unsichtbaren Mächten, die stärker sind als er, im Einfluß von bösen Geistern (Animismus), von Dämonen, Göttern oder Teufeln. Daher kann man die Krankheit auch nur mit Gegenzauber, Beschwörung, Gebet und Austreibung bekämpfen. Auf diese Weise wird die ärztliche Aufgabe ein Anliegen des Medizinmannes, des Schamanen, des Priesters. So entsteht die Medizin in vorgeschichtlicher Zeit zunächst aus einer empirischen und einer magisch-spekulativen Wurzel.

Doch schon in den frühen Hochkulturen der Sumerer, der Babylonier und Assyrer verbindet sich damit der Versuch, das Beobachtete rational aus allgemeinen Überlegungen über die Natur der Krankheit zu erklären. Das sind in Mesopotamien die Einflüsse der Gestirne und andere kosmische Einflüsse, in Ägypten und Indien glaubt man mehr an den Einfluß der Luft (Pneumalehre) oder eine Verderbnis der Säfte (Säftelehre / Humoralpathologie). Jedenfalls entsteht aus diesen Versuchen einer mehr oder minder natürlichen Erklärung der Krankheit im Ablauf der Jahrtausende schließlich die dritte und in der Tat zuverlässigste Basis der Heilkunde, die kognitiv-wissenschaftliche „Grundlage des Hauses", der Medizin.

Seit Urzeiten scheinen zwei Arten der Behandlung von Krankheiten nebeneinander zu bestehen. Die eine beeinflußt Geist und Seele des Kranken in Magie, Hypnose und ähnlichem. Die andere behandelt den Körper durch Heilmittel, Diät, chirurgischen Eingriff und dergleichen. Bekanntlich bestehen beide Richtungen bis heute und beginnen anscheinend erst jetzt, sich zu einer einheitlichen psychosomatischen Medizin zusammenzuschließen.

ÄGYPTEN

In Ägypten wie in Mesopotamien konzentrierte sich die Medizin um die Religion. Zahlreiche Götter und Göttinnen herrschten über Gesundheit und Krankheit. Offensichtlich gehörten alle Ärzte, Zauberer, Wahrsager und Chirurgen zur Klasse der Priester. Die Medizin der Ägypter, wie die der anderen alten Völker, zeichnet sich dadurch aus, daß die praktische Heilkunst, also das Erkennen und Behandeln von Krankheiten (Diagnostik und Therapie), hochentwickelt, dagegen das Wissen um den Aufbau des Körpers (Anatomie) und seine Wirkungsweise (Physiologie) äußerst dürftig war, womit natürlich trotz allem auch der praktischen Heilkunst gewisse unübersteigbare Schranken gesetzt waren.

Einen anschaulichen Einblick in die praktische Medizin der Ägypter gibt der sogenannte Edwin-Smith-Papyrus aus dem zweiten vorchristlichen Jahrtausend. Er unterscheidet sorgfältig heilbare und nichtheilbare Erkrankungen. Für eine große Anzahl der heilbaren werden ins einzelne gehende Anweisungen gegeben. Besonders für Wunden, Brüche und Verrenkungen, auch für die Schädeltrepanation, welche die Ägypter anscheinend mit Erfolg ausgeführt haben. Es gab bereits Spezialärzte, beispielsweise für die Augen, für den Schädel, für die Verdauungsorgane. Es herrschte ein hohes ärztliches Ethos. Der genannte Papyrus ist völlig frei von abergläubischen Einschlägen, praktisch nüchtern. Die öffentliche Hygiene war relativ hoch entwickelt. Es gab ausführliche Arzneibücher, die allerdings zahlreiche nach unseren Erkenntnissen unwirksame oder schädliche Mittel empfahlen.

ERSTES KAPITEL

DIE ENTSTEHUNG
DER „MODERNEN" MEDIZIN

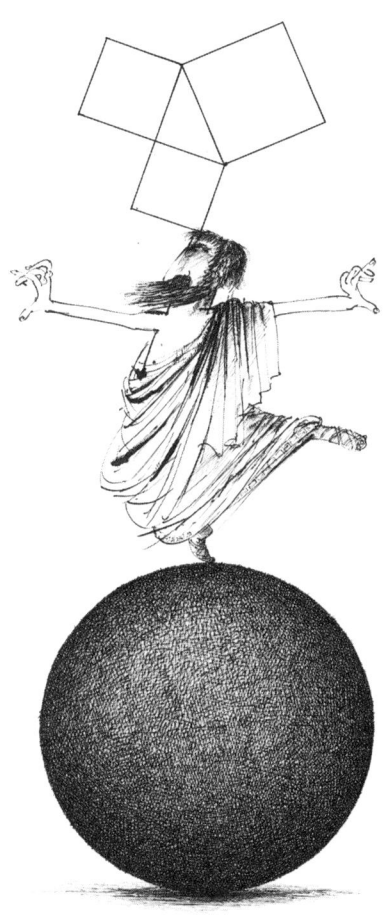

HIPPOKRATES
UND DIE FOLGEN

Versucht man, den Ursprung der hippokratischen Medizin zu fassen, sieht man
sich zuerst vor das komplexe Problem
gestellt, das sich an den Namen des Hippokrates knüpft. Der Arzt Hippokrates,
aus einem adeligen Asklepiadenge-
schlecht stammend, wurde 460 v.Chr.
auf der Insel Kos geboren. Sein Vater war
Arzt. Ob dieser allein ihn unterrichtete
oder ob Hippokrates dazu einen regel-
rechten Schulunterricht erhielt, läßt sich
nicht nachweisen. Sicher ist, daß er Griechenland bereiste und mit 83 Jahren in
Larissa in Thessalien starb. Hippokrates
wirkte in der glänzenden Periode zwischen dem Sieg von Salamis (480 v. Chr.),
der die Griechen vor der Gefahr der persischen Invasion rettete, und dem Beginn des Peloponnesischen Krieges (431
v.Chr.), in dem die Selbstzerstörung Grie-
chenlands begann. Es war jene Epoche
der Philosophie des Sokrates, der Staats-
kunst des Perikles und der Tragödien des
Sophokles. Von Hippokrates sind gegen
sechzig zum Teil mehrere Bücher umfassende Schriften erhalten, die – wie schon
Galen wußte – keinesfalls alle von dem-
selben Verfasser stammen können, da
sie sich inhaltlich teilweise widerspre-
chen, ja sogar bekämpfen und stilistisch

sehr verschiedene Verfasser-Individuali-
täten und Entstehungszeiten bezeugen.
Welche unter ihnen der Arzt Hippokrates von Kos verfaßt hat, den sein etwas
jüngerer Zeitgenosse Platon mit hoher
Achtung nennt, das zu bestimmen, ist
der Hippokrates-Forschung bis heute
nicht gelungen. Es läßt sich nicht einmal
mit Sicherheit sagen, ob die erhaltene
Sammlung überhaupt Schriften von
Hippokrates selbst enthält, sosehr man
geneigt ist, das anzunehmen. Bestimmt
umfaßt sie das Erbe verschiedener ärztlicher Schulen aus der Frühzeit der Medizin. Nicht zuletzt liegt ihr Reiz gerade
darin, daß sachlich und methodisch voneinander abweichende, einander be-
kämpfende Lehren es gestatten, den Ent-
stehungsprozeß jener neuen Denkweise
zu verfolgen, für die der Name Hippokrates zum Symbol geworden ist.

Die hippokratische Medizin, d.h. die
Medizin als Wissenschaft, ist an einem
Punkt der Geistesgeschichte entstanden,
dessen Koordinaten sich zeitlich und ört-
lich recht genau bestimmen lassen: im
letzten Drittel des 5. Jahrhunderts v.Chr.
auf den griechischen Inseln und in den
Küstenstädten des Ägäischen Meeres.

Stellt man die Frage nach den geistigen
Voraussetzungen, aus denen die hippokratische Medizin entstehen konnte,
nach den Gründen der neuen Haltung,

die sie trotz manch sachlicher Ähnlichkeiten von der ägyptischen und vorderasiatischen Heilkunde unterscheidet, so liegen diese auf der einen Seite in allgemeinen Eigentümlichkeiten des griechischen Denkens, auf der anderen in der besonderen geistigen Lage ihrer Entstehungszeit.

Jede Heilkunde, auch die vorwissenschaftliche des Medizinmannes, beruht auf einer bestimmten Vorstellung von der Welt, den in ihr wirkenden Kräften und dem Verhältnis des Menschen zu diesen. Zu den entscheidenden Voraussetzungen der entstehenden Wissenschaft gehört der Umstand, daß die Griechen die rein mythische Auffassung des Unerklärlichen früh überwanden. Schon die Götter Homers sind in ihrer menschlichen Art und bei all ihrer Leidenschaftlichkeit weit entfernt von den Dämonen der Primitiven, die überall und jederzeit unberechenbar den Lauf der Dinge beeinflussen können. Wohl sieht Homer hinter allem Geschehen Götter wirksam, aber ihr Walten hält sich in der Regel im Rahmen der Naturordnung: Sie lassen nicht Blut regnen, um die Menschen zu schrecken, oder Feuer und Schwefel, um ihre Städte zur Strafe zu zerstören. Auch ihre Macht ist begrenzt: Trotz seiner Göttlichkeit kann Poseidon seinem Sohn, dem Zyklopen, das geblendete Auge nicht wieder heilen.

Bezeichnend für dieses selbstverständliche Respektieren der naturgesetzlichen Grenzen ist besonders die Tatsache, daß Totenerweckungen im griechischen Mythos kaum eine Rolle spielen. Zwar weiß die archaische Dichtung zu berichten, daß Asklepios, der Sohn des Apollon und Heros der Heilkunde, auf den Ärztedynastien ihren Stamm zurückführten, mit seiner Kunst einst sogar Tote auferweckt habe. Aber sie erzählt auch, daß Zeus ihn für dieses Überschreiten der gesetzten Grenze mit seinem Blitz erschlagen habe. So fehlt der griechischen Gottesvorstellung das im eigentlichen Sinne Mirakulöse, und es liegt schon dem frühesten literarisch geformten Mythos eine wenn auch noch unausgesprochene Überzeugung von der Naturgesetzlichkeit zugrunde.

Seit dem frühen 6. vorchristlichen Jahrhundert versuchten einzelne Denker in den geistig aufgeschlossenen ionischen Koloniestädten der kleinasiatischen Westküste alle Phänomene, besonders auch die furchterregenden, wie Blitz und Donner, Erdbeben und Finsternisse, auf natürlich erklärbare Vorgänge zurückzuführen. Aristoteles hat in diesen Deutungen den Beginn der Philosophie gesehen, weil erstmals der Versuch unternommen wurde, über die Erklärung von Einzelphänomenen hinaus die gesamte Erscheinungswelt auf einen einheitlichen

Grund zurückzuführen, aus dem nach physikalischen Gesetzen alles entstanden sei, sich umgestalte und in den es wieder vergehe. Der Name Physiker oder Physiologen, mit dem Aristoteles diese ionischen Philosophen bezeichnet, enthält in sich den Begriff, der die Grundlage aller griechischen Naturwissenschaften und damit auch der Medizin geworden ist: Physis, das Wort, das die Römer später mit natura wiedergaben. Physis bedeutet zunächst das Werden oder Wachsen und bezeichnet dann das aus diesem Werden hervorgegangene Sein und Wesen. Mit Physis verband sich daher früh auch die Vorstellung des Gesetz- und Regelmäßigen, des Normalen.

Deutlich erkennt man die sich wandelnde Geisteshaltung, welche die Heilkunde auf eine rein rationale vernunftmäßige Grundlage zu stellen sucht, in einer der eindrücklichsten Schriften der hippokratischen Sammlung, der Abhandlung über „Die heilige Krankheit", die Epilepsie. Ihr Verfasser – es kann nach heutigen Erkenntnissen kaum Hippokrates selbst gewesen sein – setzt sich mit jenen Medizinmännern, Geisterbeschwörern und zauberkundigen Priestern auseinander, die in der Epilepsie dämonische Besessenheit oder göttliche Strafe sahen und sie daher mit Reinigungszeremonien, Speise- und Kleidungstabus und Beschwörungen zu heilen suchten. Solche

Verfahren gelten ihm als betrügerische Scharlatanerie. Er stellt ihnen seinen Grundsatz entgegen: „Keine Krankheit ist göttlicher als eine andere, alle sind gleichermaßen göttlich und gleichermaßen natürlich." Da diese Ordnung aber zugleich die der Physis ist, ist auch die von ihr ausgelöste Epilepsie natürlich. Der Hippokratiker sieht in ihr eine Erkrankung des Gehirns, im Anschluß an die Lehre Alkmeons aus Kroton, der kurz vorher im Gehirn das sensorische Zentrum erkannt hatte. Um seine Überzeugung zu begründen, daß selbst die unheimliche Epilepsie auf natürlich erklärbaren Vorgängen beruhe, verbindet der hippokratische Arzt sein noch bescheidenes physiologisches und anatomisches Wissen mit einer kühnen Konstruktion hypothetischer innerer Prozesse, die weniger von empirischer Beobachtung als von einer Gesamtvorstellung des Körpers und seiner Funktionen bestimmt ist. Ein differenzierter physiologischer Mechanismus, ausgelöst von einem Überfluß an Schleim (Phlegma), der aus dem Gehirn durch die Adern abfließt, und beeinflußt von den jeweiligen Wind- und Temperaturverhältnissen, dient ihm dazu, den epileptischen Anfall mit seinen Begleitumständen im einzelnen zu erklären.

Zeus erschlägt Asklepios mit dem Blitz ▷

16

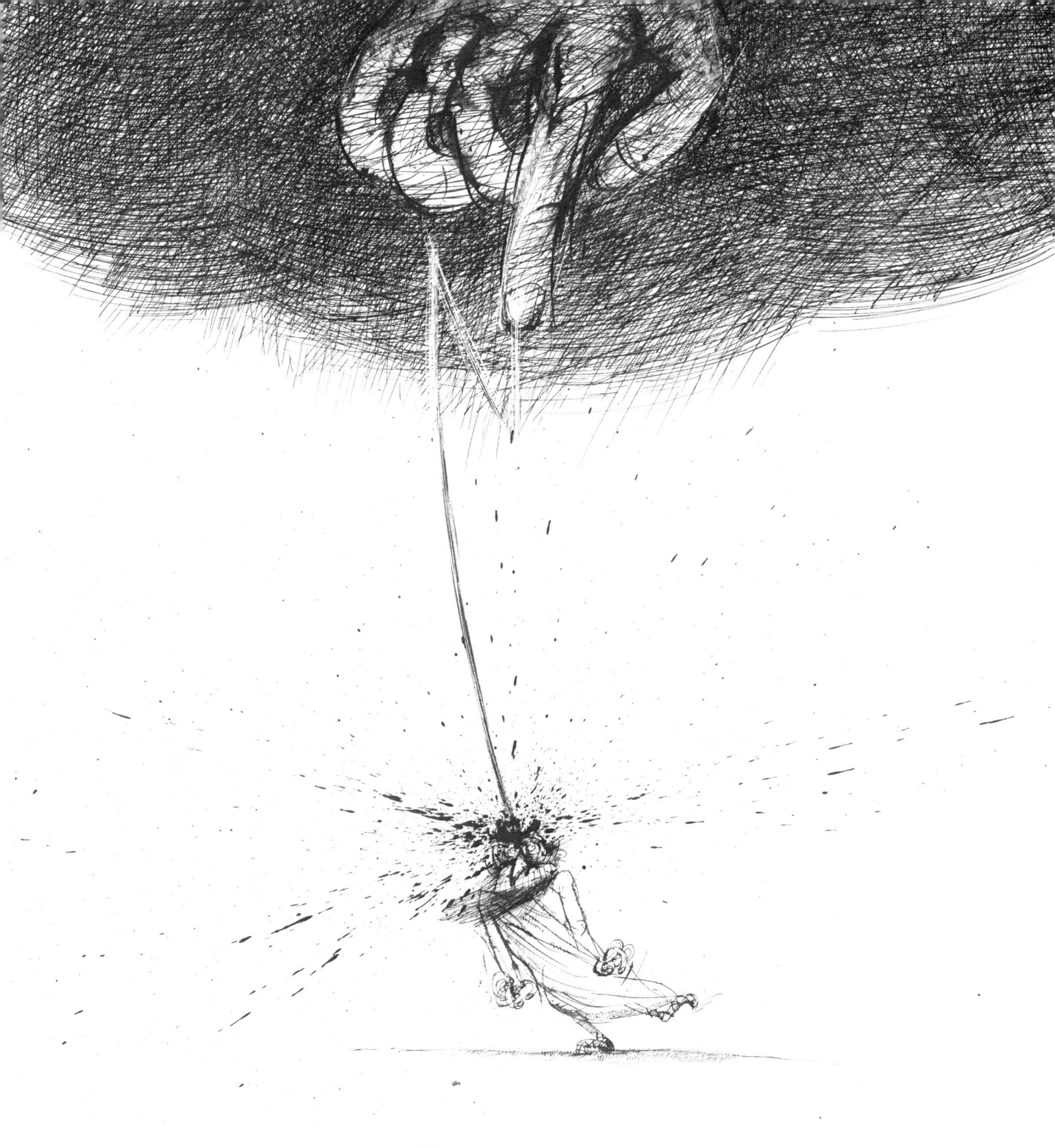

Diese Kraft der Hypothesenbildung, die der empirischen Verifikation weit vorauseilte, zeigt sich am eindrücklichsten in zwei vorsokratischen Konzeptionen, die die neuere Naturwissenschaft unter anderen Voraussetzungen wieder aufgenommen hat: einmal der Annahme der Kugelform der Erde, die im 5. Jahrhundert nicht aus Beobachtungen erschlossen, sondern deshalb postuliert wurde, weil die Kugel die vollkommenste aller geometrischen Formen ist. Daher könne der Gesamtkosmos und demnach auch die Erde nur kugelförmig sein. Das zweite ist die Atomlehre der Abderiten Leukipp und Demokrit. Auch sie ein Ergebnis spekulativen Denkens, nicht physikalischer Experimente oder mathematischer Berechnung. Demokrit war Zeitgenosse des Hippokrates.

Doch wäre aus der bisher gezeichneten Entwicklung der Naturphilosophie die wissenschaftliche Medizin nicht entstanden, ohne die besondere Wendung, die das griechische Denken um die Mitte des 5. Jahrhunderts nahm. Sie ist dadurch gekennzeichnet, daß sich das spekulative Interesse in zunehmendem Maße vom Kosmos weg auf den Menschen richtet. Das manifestiert sich unter anderem darin, daß sich in zwei einflußreichen Denkern dieser Zeit die Kosmologie in Personalunion mit der Medizin verbindet. So trat Empedokles aus dem sizilischen Akragas, dessen Welterklärung aus den vier Elementen in vielfach abgewandelter Form die spätere Humoralmedizin bis weit in die Neuzeit hinein beherrschen sollte, in den Städten Großgriechenlands als Prophet und Arzt auf. Diogenes aus Apollonia, dessen Lehre von der Luft als dem allesbeherrschenden Lebensträger manche Hippokratische Schriften beeinflußte, hat eine der ältesten Beschreibungen des Adersystems hinterlassen. Sie zeugt neben gewaltsamer Schematisierung auch von sorgfältiger anatomischer Beobachtung, diese war seit langem erleichtert und gefördert durch den in Griechenland hochentwickelten Sport.

Wenn die Leibesübungen nach der Überlieferung seit dem Jahre 720 in Olympia völlig nackt betrieben wurden, so äußert sich auch hierin das griechische Verhältnis zur Natur; bei den nichtgriechischen Völkern, den „Barbaren", blieb Verhüllung, mindestens der Genitalien, dauernd üblich, soweit sich dort überhaupt eine der griechischen vergleichbare sportliche Betätigung entwickelte. Der Sport bot nicht nur die Möglichkeit anatomischer Beobachtung am sich bewegenden Körper, er führte auch früh zur Ausbildung eines Standes von Sportärzten, die meist zugleich auch Trainer waren. Aus den Erfahrungen, die man beim trainierenden Athleten sammelte, erwuchs der wichtigste Zweig der hippokratischen Therapie und Hygiene, die Diätetik. Es ist kaum ein Zufall, daß sich die erste bekannte Ärzteschule von mehr als lokaler Bedeutung in einem Zentrum der Athletik und des Trainings entwickelte, in der süditalienischen Griechenstadt Kroton.

Die neue Wendung zum Menschen galt indes nicht nur seiner Physis, sondern ebenso seiner Psyche. Sie war getragen von der Bewegung der Sophisten, deren bedeutendster, Protagoras, die neue Epoche kennzeichnet mit dem Satz: „Aller Dinge Maß ist der Mensch, der seienden, daß sie sind, der nichtseienden, daß sie nicht sind."

Die Lösung des Menschen aus bisherigen Bindungen ging mit einer Entfaltung der individuellen Persönlichkeit einher. Die Sophisten entsprachen diesem gesteigerten Erfolgs- und Machtstreben, indem sie in ihren Lehrvorträgen eine praktische Anleitung zum Lebenserfolg zu geben verhießen. Dieses Unternehmen, das die traditionellen Formen der Elementarbildung sprengte, führte notwendig zur Frage, wieweit sich die menschliche Natur überhaupt durch Belehrung formen und, folgerichtig dann auch zu der weiteren, wie sich die äußere Welt vom Menschen technisch beherrschen lasse.

Damit war neben der vorgegebenen Physis neu die Möglichkeit und der Wert dessen zur Diskussion gestellt, was griechisch mit einem schwer übersetzbaren Ausdruck „Techne" heißt. Dieses Wort bezeichnet zunächst jede handwerkliche Geschicklichkeit, weiter jede Betätigung, ob handwerklicher oder geistiger Art, soweit sie sich nach bestimmten, systematisch und methodisch anzuwendenden und erlernbaren Regeln vollzieht, soweit sie „technisch" ist.

Mitte des 5. Jahrhunderts hatte sich die sophistische Lehre durchgesetzt, die postuliert, daß der Mensch mit Hilfe der Techne in der Lage sei, das ganze Leben überschaubar und verstandesmäßig beherrschbar zu machen. Dieses Programm zwang zur Besinnung auf das Wesen der Techne und trug entscheidend dazu bei, den Begriff der praktischen Wissenschaft, so wäre Techne nun etwa wiederzugeben, zu klären und abzugrenzen.

In den Büchern „Die Kunst", „Die alte Heilkunde" und „Die Diät in akuten Krankheiten" sind die Forderungen niedergeschrieben, die an eine praktische Wissenschaft zu stellen waren, wenn sie im Stande sein sollte, die Welt dem Menschen verfügbar zu machen. Das bedeutet, daß die Wissenschaft exakt sein muß, nur wenn sie Präzision erreicht, erfüllt sie wirklich ihre Aufgabe. Dafür müßte sie

19

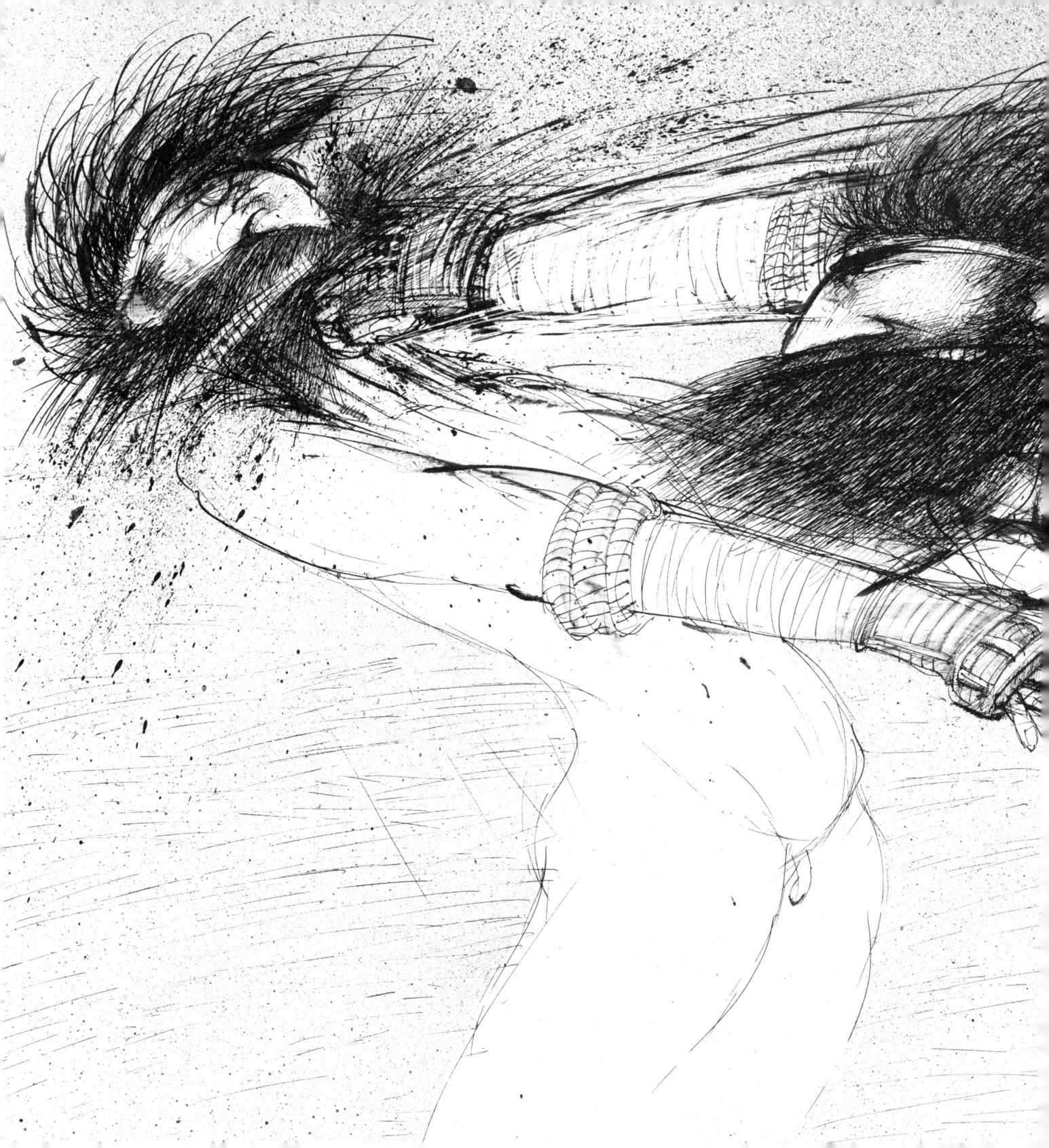

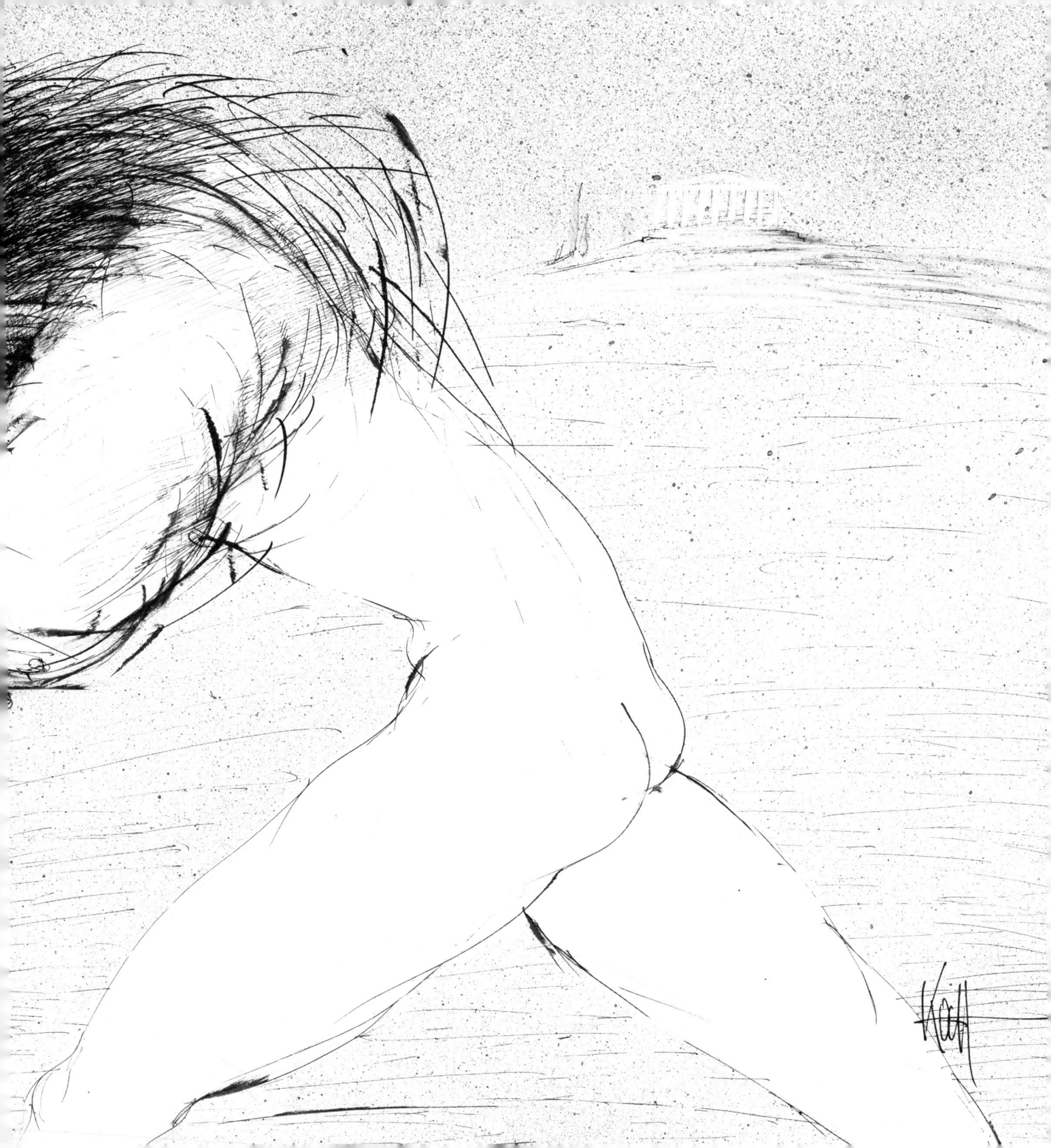

unveränderlich gültige Maßstäbe besitzen, also mit durch Messen, Wiegen und Zählen bestimmbaren Größen arbeiten.

Damit ist zum erstenmal der Grundsatz der exakten, quantifizierenden Wissenschaft ausgesprochen. Der hippokratische Arzt, der ihn kennt, weiß aber auch, daß die Forderung in der Medizin nicht erfüllbar ist, daß es dort nur ein immer erneutes Streben nach dem Richtigen gibt, daß die Medizin – wie es später Celsus im 1. Jahrhundert n.Chr. formulierte – eine ars coniecturalis ist. Und für dieses Zielen kennt er nur einen Maßstab, den er in jedem Fall neu für den einzelnen Patienten bestimmen muß.

Die Regeln, nach denen der Arzt diesen Maßstab gewinnt, verdankt er der Empirie des Praktikers. Sie hatte sich vorerst unbeeinflußt von naturphilosophischen Theorien entwickelt, und es war aus ihr allmählich eine von Generation zu Generation zunehmende Summe ärztlichen Könnens erwachsen. Als in hippokratischer Zeit kosmologische und anthropologische Hypothesen in den Bereich der ärztlichen Therapie einbrachen, war ihr Verhältnis zu jenen neuen Gedanken zunächst keineswegs freundlich. Gerade in der Schrift über „Die alte Heilkunst" setzen sich die beiden Richtungen in aller Schärfe auseinander: der diätetische Praktiker, der sich darauf beschränkt,

eine in langer Erfahrung gewonnene Therapie sorgfältig abgestimmt auf jeden Einzelfall anzuwenden, und der spekulative Naturphilosoph, der aller Behandlung eine physiologische Theorie über das Wesen des Menschen, seine Herkunft und die in ihm wirkenden Kräfte zugrunde gelegt wissen wollte. So überlegen dabei der Diätetiker die Hypothesenmedizin widerlegt, die als konstitutive Elemente des Menschen und als Grundlage ihrer Therapie abstrakte Größen wie das Warme, das Kalte, das Trockene oder das Feuchte ansetzt, so wenig kann doch auch er auf eine Arbeitshypothese verzichten, wenn er sich die physiologischen Vorgänge, von denen Krankheit und Gesundheit abhängen, konkret vorzustellen sucht. Dadurch, daß sich die ärztliche Erfahrung mit solchen Gesamtbetrachtungen der Physis verband und den Exaktheitsanspruch der Techne mit den Erfordernissen einer kasuistisch jedem Patienten gerecht werdenden Behandlung ausgleichen lernte, ist schließlich durch Hippokrates und seine Schule das geschaffen worden, was man als die erste wissenschaftliche Medizin bezeichnen darf.

Die alte griechische Medizin steht der modernen Medizin unvergleichlich näher als irgendeine andere Form der Medizin. Das überrascht kaum, da es die moderne Medizin ohne die griechischen

Vorläufer gar nicht geben würde. Die Hippokratiker haben sich als erste konsequent bemüht, die Erscheinungen der Krankheit als etwas Natürliches unvoreingenommen zu beobachten, rational zu ordnen und im Zusammenhang zu erfassen. Diesseits bezogen vertrauten sie der Technik (in einem allerdings sehr weiten Sinn des Wortes) und waren von einem ganz modern anmutenden Fortschrittsoptimismus erfüllt. Fundament für ihre ärztliche Tätigkeit war der berühmte Zunfteid, der bis in unsere Tage hinein zur Grundlage ärztlich-ethischer Haltung geworden ist. Änderungen und Einfügungen, Aktualisierungsbestrebungen, wie der Nürnberger Code und die Deklaration von Genf, haben inzwischen allerdings bewirkt, daß die klare Verbindlichkeit des Hippokratischen Eides mehr und mehr verlorenging.

DER EID DES HIPPOKRATES

„Ich schwöre, Apollon den Arzt und Asklepios und Hygieia und Panakeia und alle Götter und Göttinnen zu Zeugen anrufend, daß ich nach bestem Vermögen und Urteil diesen Eid und diese Verpflichtung erfüllen werde: den, der mich diese Kunst lehrte, meinen Eltern gleich zu achten, mit ihm den Lebensunterhalt zu teilen und ihn, wenn er Not leidet, mitzuversorgen; seine Nachkommen meinen männlichen Geschwistern gleichzustellen und, wenn sie es wünschen, sie diese Kunst zu lehren ohne Entgelt und ohne Vertrag; Ratschlag und Vorlesung und alle übrige Belehrung meinen und meines Lehrers Söhnen mitzuteilen, wie auch den Schülern, die nach ärztlichem Brauch durch den Vertrag gebunden und durch den Eid verpflichtet sind, sonst aber niemandem.

Meine Verordnungen werde ich treffen zu Nutz und Frommen der Kranken nach bestem Vermögen und Urteil; ich werde sie bewahren vor Schaden und willkürlichem Unrecht.

Ich werde niemandem, auch nicht auf eine Bitte hin, ein tödliches Gift verabreichen oder auch nur dazu raten. Auch werde ich nie einer Frau ein Abtreibungsmittel geben.

Heilig und rein werde ich mein Leben und meine Kunst bewahren. Auch werde ich den Blasenstein nicht operieren, sondern es denen überlassen, deren Gewerbe dies ist.

Welche Häuser ich betreten werde, ich will zu Nutz und Frommen der Kranken

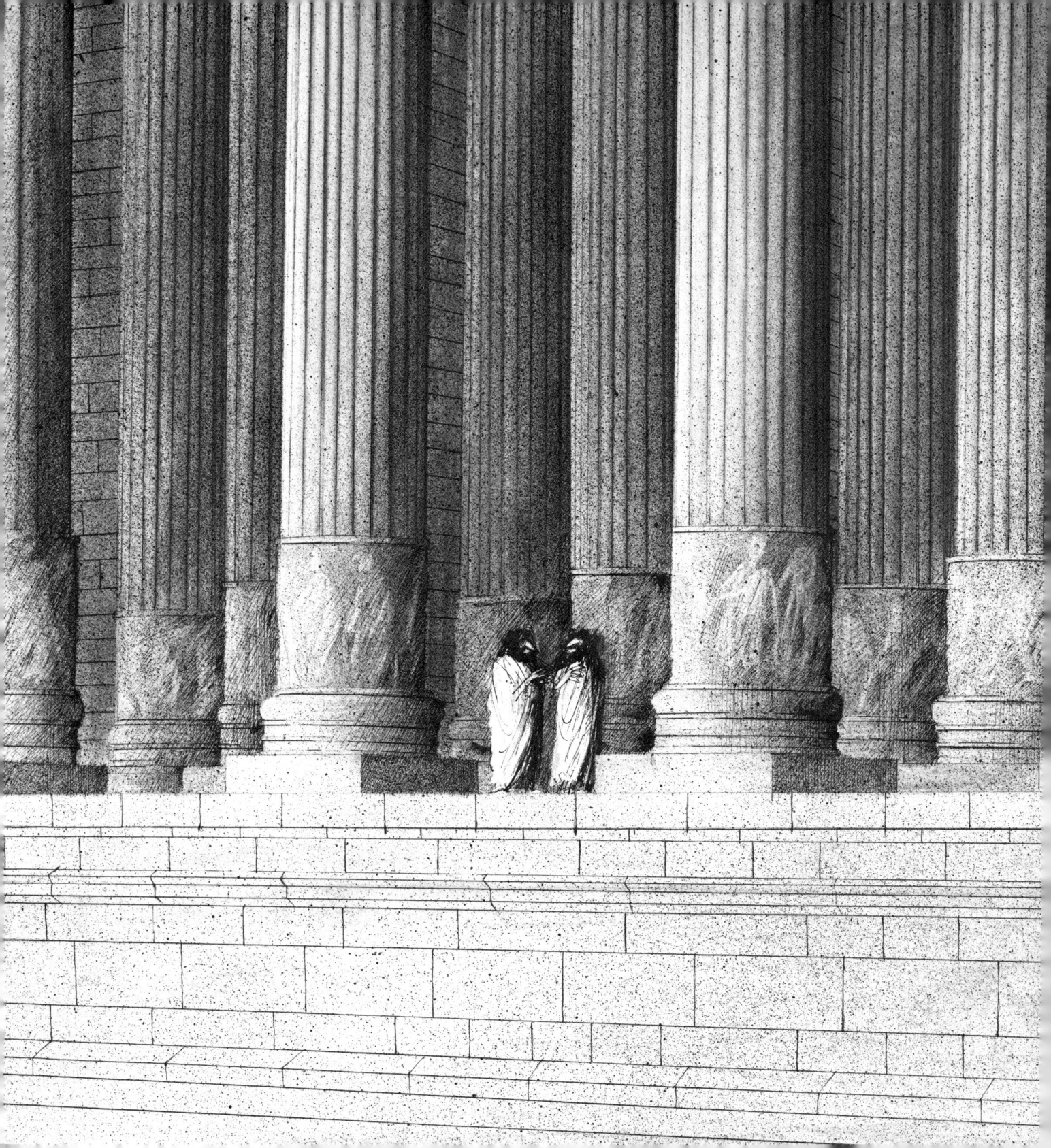

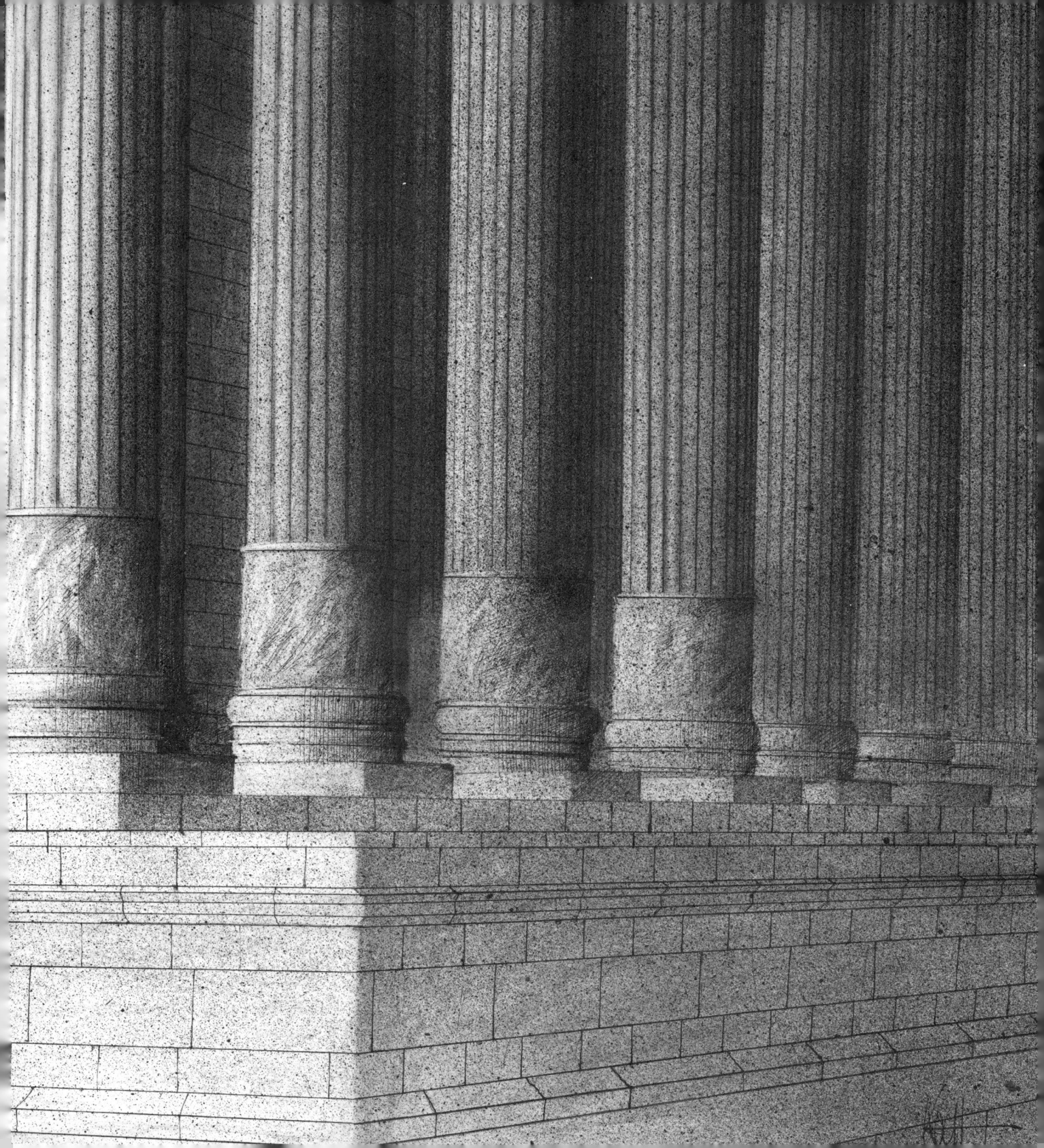

eintreten, mich enthalten jedes willkürlichen Unrechts und jeder anderen Schädigung, auch aller Werke der Wollust an den Leibern von Frauen und Männern, Freien und Sklaven. Was ich bei der Behandlung sehe oder höre oder außerhalb der Behandlung im Leben der Menschen, werde ich, soweit man es nicht ausplaudern darf, verschweigen und solches als ein Geheimnis betrachten.

Wenn ich nun diesen Eid erfülle und nicht verletze, möge mir im Leben und in der Kunst Erfolg zuteil werden und Ruhm bei allen Menschen bis in ewige Zeiten; wenn ich ihn übertrete und meineidig werde, das Gegenteil."

DIAGNOSE UND THERAPIE DES HIPPOKRATISCHEN ARZTES

Die wichtigste Leistung der hippokratischen Medizin besteht in der Schaffung einer wissenschaftlichen, physiologischen Konzeption, die in der Formulierung des sogenannten humoralpathologischen Viererschemas gipfelte. Vier Säf-

te – das Blut, die gelbe Galle, die schwarze Galle und der Schleim – bedingen bei guter Mischung (Eukrasie) Gesundheit, beim Überwiegen des einen oder anderen Saftes (Dyskrasie) die Krankheit. Durch das beständige Vorherrschen eines der Säfte, die zugleich den Elementen und ihren Qualitäten entsprechen, entsteht der Charakter eines Menschen, also der Sanguiniker, der Choleriker, der Melancholiker oder der Phlegmatiker. Der hippokratische Arzt war primär nicht an der Diagnose, sondern an der Progno-

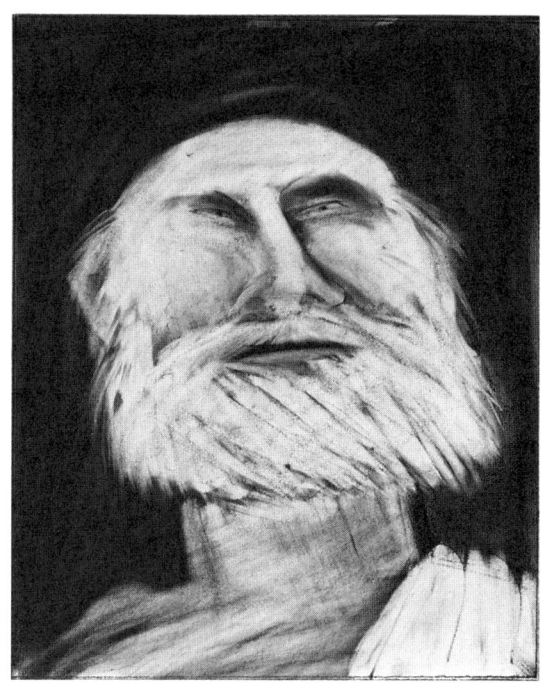

Hippokrates 460 – 377 v. Chr.

26

se und Behandlung interessiert. Sein erstes Interesse galt nicht der Krankheit als solcher, sondern dem Patienten, dem Träger derselben. Er beschäftigte sich mehr mit dem Körper als ganzem als mit Veränderungen einzelner Teile. Der hippokratische Arzt sah seine wichtigste Aufgabe in der Behandlung eines Individuums, nicht einer Krankheit, in der Behandlung des ganzen Körpers, nicht irgendeines Teiles. Die Therapie ging von der grundlegenden Voraussetzung aus, daß die Natur (Physis) selbst eine starke heilende Kraft besitzt und daß es die Hauptrolle des Arztes war, der Natur in ihrem Heilprozeß zu helfen, nicht aber ihr Gewalt anzutun. In der Unterstützung der Natur in diesem Prozeß war die Diät im weitesten Sinne der wichtigste Verbündete des Arztes. Stärkere Methoden zur Ausscheidung, wie z.B. Purgieren, Brechen und Aderlaß, wurden von den Hippokratikern selten angewendet. Nur wenn die Diät versagte, wurden Arzneimittel verwendet. Die Chirurgie galt als letztes Hilfsmittel.

Wegen seiner hervorragenden Krankenbeobachtung und Prognostik, seiner Betonung der Naturheilkraft und seiner plausiblen Krankheitstheorie ist Hippokrates das Symbol und Vorbild für zahllose Generationen von Ärzten geworden. Doch haben sie seine Lehren oft allzu wörtlich und dogmatisch vertreten und Verfahren verewigt, die lediglich ein erster und unvollkommener Versuch einer rational-wissenschaftlichen Heilkunde gewesen sind und auf gar keinen Fall mehr.

ZWEITES KAPITEL

DIE GRIECHISCHE
MEDIZIN NACH HIPPOKRATES

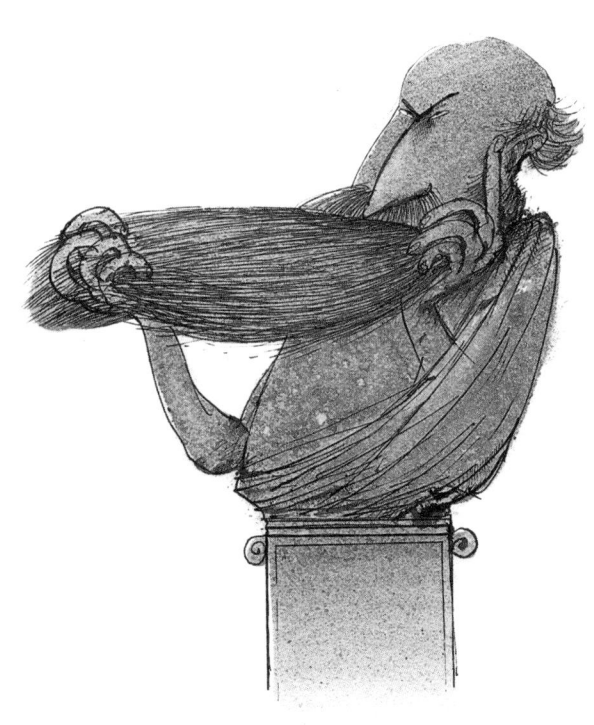

NEUES ZENTRUM ALEXANDRIA

Im 3. Jahrhundert v.Chr. verschob sich das Zentrum griechischer Medizin und Kultur von Griechenland nach Alexandria. Diese 331 v.Chr. von Alexander dem Großen gegründete Stadt im Nildelta wurde durch die Schaffung und Pflege des Museion und der unerhört reichen Bibliothek zum geistigen Mittelpunkt des Hellenismus. Die Medizinschule war an anatomischen und physiologischen Grundlagen der Krankheit interessiert, experimentierte und sezierte erstmals systematisch.

Ein konkurrierendes Zentrum der Wissenschaft gab es zur gleichen Zeit im kleinasiatischen Pergamon.

Die zwei hervorragendsten medizinischen Forscher in Alexandria waren Herophilos (um 280 v.Chr.) und Erasistratos (um 250 v.Chr.). Herophilos darf mit Recht als der größte Anatom des Altertums und Begründer der anatomischen Wissenschaft bezeichnet werden. Er war außerdem einer der bedeutendsten praktischen Ärzte. Wissenschaft und Praxis waren damals noch allgemein in Personalunion verbunden. Von Herophilos ist bekannt, daß er öffentlich Leichen

sezierte. Zahllose Entdeckungen sind ihm zu danken, dazu neue Methoden und eine neue Terminologie.

Herophilos unterschied vier Grundvorgänge im Organismus: die Ernährung mit der Leber als Hauptorgan, die Erwärmung mit dem Herzen als Organ, die Wahrnehmung mit den Nerven und das Denken mit dem Gehirn. Er machte der bis auf Aristoteles zurückgehenden Irrlehre vom Herzen als Sitz der Geisteskräfte den Garaus, indem er Herz und Gehirn ihre wahren Funktionen zuerkannte. Herophilos unterschied die Venen von den Arterien. Der Entdeckung des Blutkreislaufs kam er äußerst nahe. Er untersuchte und beschrieb die einzelnen Teile des Gehirns, sezierte und beschrieb auch das Auge und den Sehnerv und erkannte die Funktion der Nerven. Auch mit den Fortpflanzungsorganen befaßte er sich eingehend. Von den Organen der Ernährung untersuchte er besonders Leber und Milz. Für die Diagnose verwandte Herophilos als einer der ersten die Wasseruhr zum Messen des Pulses. Von Herophilos stammen drei Bücher über Anatomie und ein Handbuch für Hebammen.

Etwa eine Generation nach Herophilos wirkte in Alexandria Erasistratos. Er ist als praktischer Arzt und auch als Anatom seinem großen Vorgänger fast ebenbürtig. Er übertrifft ihn aber z.B. als Physiologe. Er gilt als Begründer dieser Disziplin als selbständige Wissenschaft. Außerdem wird er als Begründer der vergleichenden und der pathologischen Anatomie angesehen. Seine wichtigsten Entdeckungen betreffen Hirn und Nerven, Herz und Gefäßsystem. Er unterschied erstmals motorische und sensorische Nerven. Auch er kam der Entdeckung des Blutkreislaufs nahe. Doch nahm er an, die Arterien seien nicht mit Blut, sondern mit Luft gefüllt. Erasistratos verwarf und bekämpfte als erster die Lehre von den Säften.

DAS ERBE DES HIPPOKRATES

Nach Hippokrates spalteten sich Lehrer und Ärzte in eine Vielzahl verschiedener medizinischer Schulen auf. Die Ideen der Philosophen Platon und Aristoteles hatten darauf einen wesentlichen Einfluß. Platon beschäftigte sich vor allem mit der Natur der Seele und der Materie, und seine medizinischen Schlüsse, logisch zwar, aber ohne direkte Erfahrungen, führten zu einer Vielzahl falscher Vorstellungen über den menschlichen Körper. Platons Methode – mehr aus der Distanz

als im Anschluß an den Sektionstisch oder das Krankenbett Schlüsse zu ziehen – wurde im Mittelalter wieder zum Leben erweckt und fortgeführt.

Der Einfluß des Aristoteles (384–322 v.Chr.) auf die Medizin war nur indirekt. Seine Schriften warfen ihr Licht auf eine außerordentliche Vielzahl von Wissensgebieten. Zu nennen sind Logik, Metaphysik, Psychologie, Politik, Zoologie, Poetik, Dramatik. Er glaubte, daß die Lehre der Körpersäfte genügend begründet

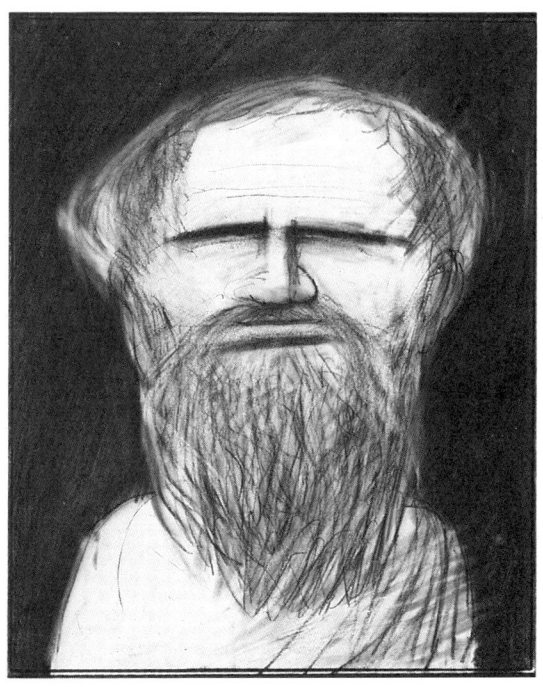

Platon 427–347 v.Chr.

31

sei, und sah im Herzen den Sitz der Intelligenz. Er verwechselte Nerven mit Ligamenten und Sehnen und verband die Venen von der Leber mit dem rechten, die von der Milz mit dem linken Arm.

Das Werk seines Schülers Theophrastos (370–286 v.Chr.), des Vaters der Botanik, setzte die Methode der Forschung und des Experiments fort und fügte eigene Ideen hinzu, um die verschiedensten Symptome wie Ohnmacht, Benommenheit und Schwitzen zu erklären. Unter seinen wichtigsten Studien zur Botanik sind Beschreibungen von mehr als 500 Pflanzen.

DIE DOGMATIKER

Die unmittelbaren Nachfolger des Hippokrates wurden Dogmatiker genannt. Für sie hatte die Schlußfolgerung gegenüber der Beobachtung Vorrang. Die Erfahrung stellte zwar ein Mittel der Prüfung dar, diente jedoch wesentlich dazu, die Richtigkeit einer Schlußfolgerung zu beweisen. Die Dogmatiker klassifizierten die Krankheiten nach den Körpersäften. So bezeichneten sie ein Leiden als schleimig oder gallig und verwandten ein geeignetes Mittel gegen den entsprechend überschüssigen Körpersaft. Sie

sahen ihre Praktiken als auf Hippokrates basierend an, aber sie betrachteten ihn nicht als Autorität, denn sie folgten nicht seinem Geist der Objektivität und seinen Behandlungsprinzipien.

Die Bezeichnung Dogmatiker, die steriles Imitieren des großen Vorbildes bedeuten könnte, trifft sicher nicht auf die besten, wie Praxagoras von Kos (um 340 v.Chr.) und Diokles aus Karystos (Mitte des 4. Jahrhunderts v.Chr.) zu.

Praxagoras von Kos unterschied als erster die Funktion von Arterien und Venen, glaubte jedoch, daß sich in beiden Systemen Luft befände. Er erweiterte die Zahl der Humores auf elf und wandte den Aderlaß extensiv an, betonte jedoch die Wichtigkeit des Pulses und zeigte, daß Krankheiten dessen Charakteristika verändern, womit er in der Tat seinen wichtigsten Beitrag zur Medizin leistete.

Diokles aus Karystos führte ausgedehnte anatomische Untersuchungen durch, die ihn jedoch nicht davon abhielten, das Herz als Zentralorgan des Körpers und als Sitz von Geisteskrankheiten anzusehen. Seine Werke befaßten sich mit klinischen Themen, Anatomie, Embryologie, Drogen und Diäten.

Griechische Krieger nach der Schlacht ▷

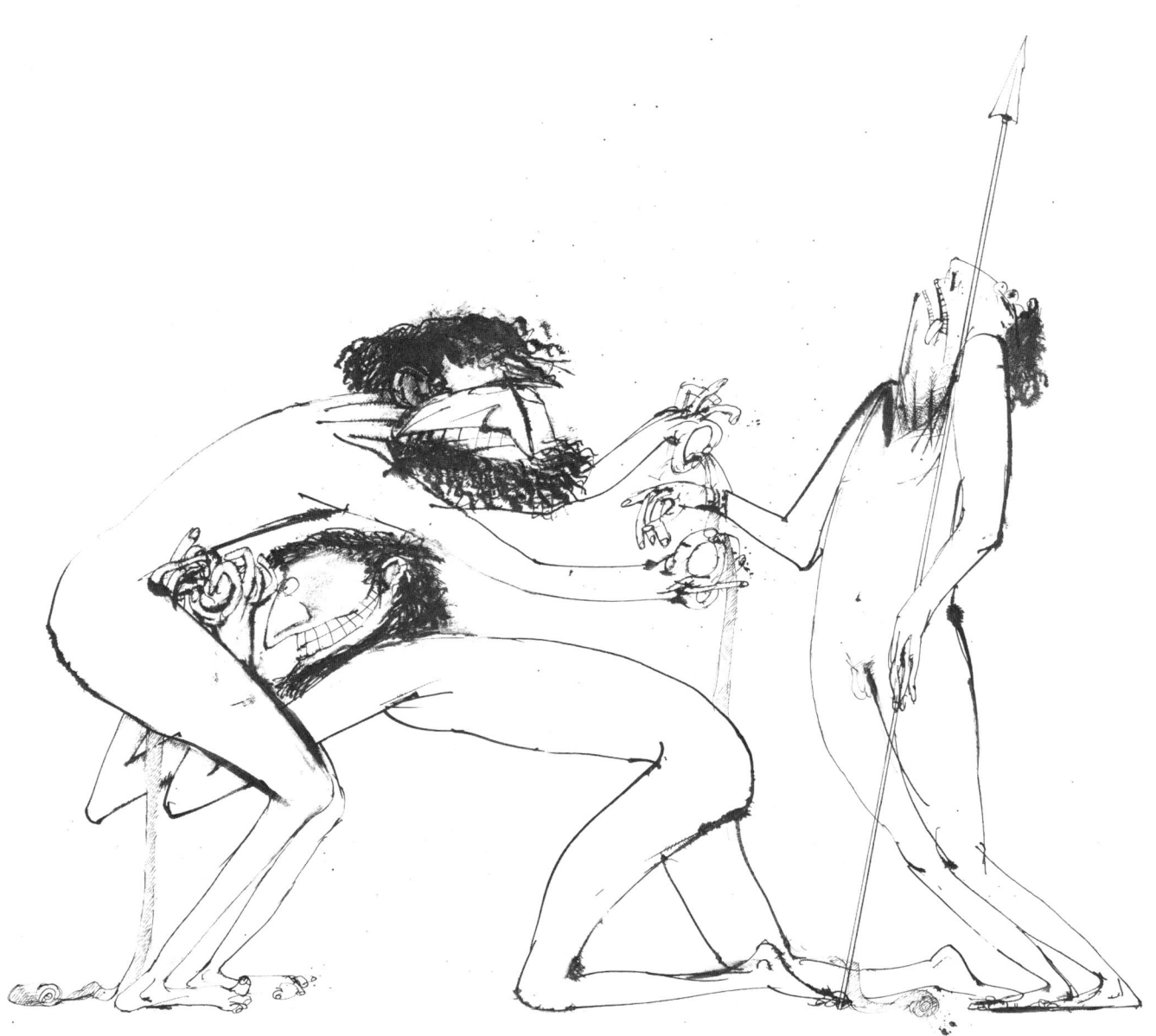

DIE EMPIRIKER UND DIE METHODIKER

Im 3. Jahrhundert v.Chr. formierte sich unter dem philosophischen Einfluß der Skeptiker eine Gruppe von Ärzten, die man Empiriker nannte. Für sie kam es auf die Heilung an und nicht auf die möglichen Krankheitsursachen. Die eigene Er-

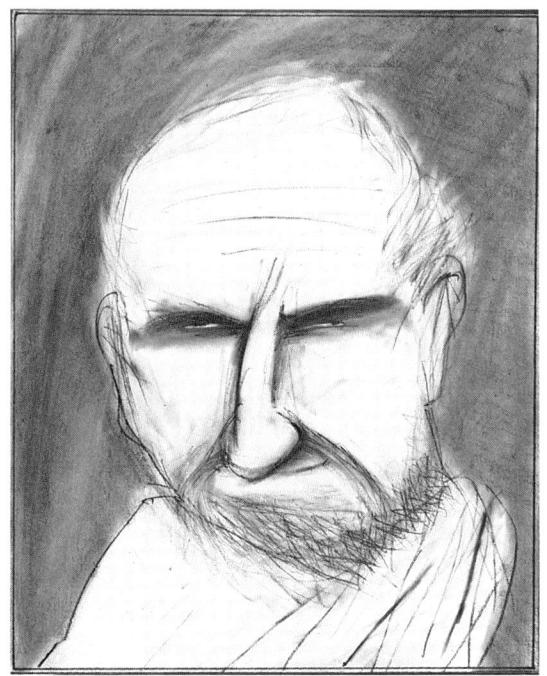

Heraklides aus Tarus

34

fahrung mit bestimmten Symptomen, die ein Patient schilderte, sollte den möglichen Ausgang der Krankheit und deren wirksamste Behandlung indizieren. Anhänger dieser Bewegung waren Philinos aus Kos (um 250 v.Chr.), Serapion aus Alexandria (um 220 v.Chr.) und Glaukias aus Tarus (um 170 v.Chr.). Der bedeutendste Empiriker war Heraklides aus Tarus, der zu Beginn des ersten Jahrhunderts v.Chr. lebte.

Der Schauplatz für das letzte große Geschehen der griechischen Medizin liegt in Rom. Dies ist vor allem einem Mann, Asklepiades, einem griechischen Arzt aus Kleinasien, geboren im Jahr 124 v. Chr., zuzuschreiben. Asklepiades öffnete den Weg für eine neue medizinische Richtung, die Methodiker.

DIE PNEUMATIKER UND EKLEKTIKER

Eine weitere Schule, die der Pneumatiker, stand im Widerspruch zu den Dogmatikern, Empirikern und Methodikern. Ebenfalls griechischen Ursprungs, erreichte sie ihren wesentlichen Einfluß im Rom des 1. und 2. nachchristlichen Jahrhunderts.

Athenaios von Attaleia, der Begründer der Pneumatiker, wandte das alles durchdringende kosmische Prinzip der antiken Stoiker auf eine allgemeine physiologische Betrachtung an. Für die Pneumatiker war das Pneuma eine flüchtige Substanz, Weltseele und zugleich Quelle des Lebens. Den Menschen nun angeboren, hat es seinen Sitz im Herzen. Durch die Atemluft wird es ständig im Körper erneuert. Vom Herzen gelangt es durch die Adern, die Arterien und Venen in den Körper. Die Krankheitsvorstellung umfaßte komplizierte theoretische Verbindungen zwischen dem Pneuma, der Wärme und der Feuchtigkeit im Körperinneren, und dennoch – trotz der verworrenen Theorien und der medizinischen Praxis, die aus einer Vielzahl von Heilmitteln bestand – waren die Praktiken der Pneumatiker häufig pragmatisch. So wurde der Aderlaß von ihnen selten und in geringem Ausmaß angewendet.

Aus dem Pneumatismus entwickelte sich bald der Eklektizismus, der allmählich immer mehr die Haltung der Ärzte der späten Antike bestimmte. Ihre Anhänger folgten keiner geschlossenen Lehre, sondern richteten ihre Vorstellungen nach den eigenen Bedürfnissen, um Krankheit zu erklären und zu behandeln.

Galen rechnete sich selbst zu den Eklektikern. Alle Lehrmeinungen der verschiedenen Medizinschulen – Dogmatiker, Empiriker, Methodiker, Pneumatiker und Eklektiker – besaßen vom vierten vorchristlichen Jahrhundert bis weit in die christliche Ära ihre Anhänger.

DRITTES KAPITEL

MEDIZIN ZUR ZEIT DER RÖMER

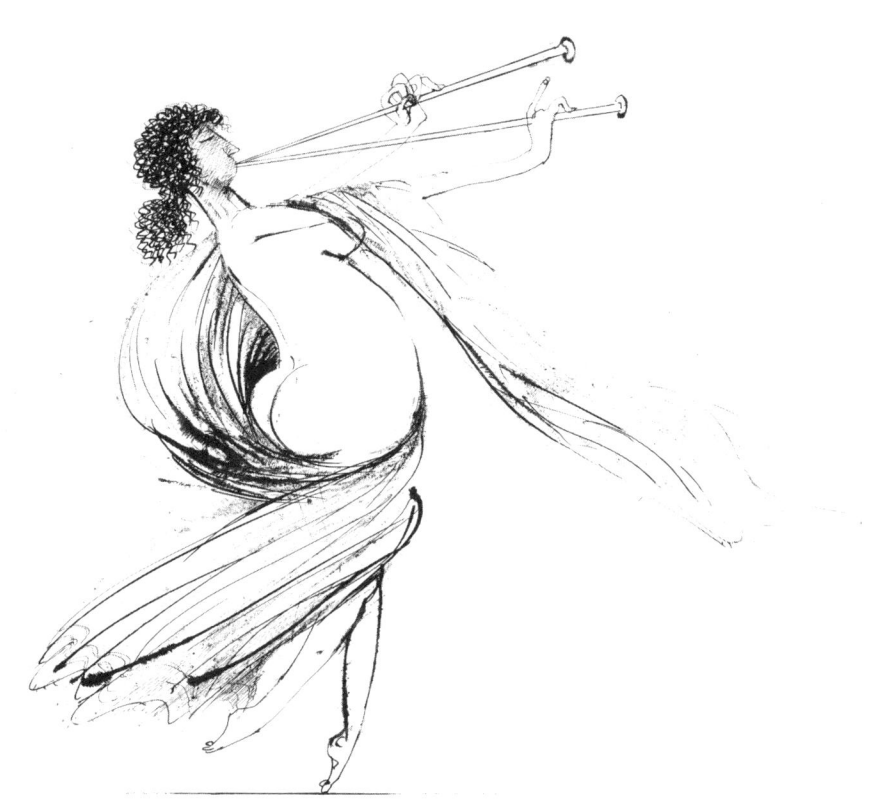

VON ALEXANDRIA NACH ROM

Um 200 v.Chr. beginnt die Abhängigkeit Ägyptens und damit auch die des hellenistischen Kulturzentrums Alexandria von dem aufsteigenden römischen Imperium, unter dem sich noch einmal griechische Medizin zu höchster Blüte entfaltet.

Mit der Beendigung des Zweiten Punischen Krieges (218 – 201 v.Chr.) gelangte das Römische Reich zur nationalen Einheit und Unabhängigkeit. Die Medizin der Römer besaß eine weit zurückreichende eigene Geschichte, die ihr Erbe sowohl in weltlichen als auch in religiösen Aspekten auf die Etrusker zurückführte.

Der Einfluß hellenistischer Medizin auf das römische Kulturleben vollzog sich langsam, zuerst unter starkem Widerstand von seiten der Römer. Ein Grund mag verletzter nationaler Stolz gewesen sein, ein anderer aber lag im niedrigen medizinischen Niveau der Neuankömmlinge. Da jedoch die Römer selbst auf dem Gebiet der Medizin keinerlei originelle Leistungen aufwiesen, siegte schließlich die griechische Medizin auch in Rom.

Der erste bekannte griechische Arzt, der nach Rom kam, war Archagathos aus Sparta (etwa 219 v.Chr.). Asklepiades von Bithynien (124–56 v.Chr.), der durch die Lehren des Erasistratos beeinflußt war, gab der Anerkennung griechischer Ärzte im ersten vorchristlichen Jahrhundert einen entscheidenden Impuls. Die Lehren des Asklepiades stellen eine klare Absage an Hippokrates dar, denn er glaubte, daß der Arzt – und nicht die Natur – die Krankheit heilte. Er wandte sich völlig von der Doktrin der vier Körpersäfte ab und erstellte statt dessen eine neue Theorie, eine Erweiterung der frühen Lehren des Demokrit und des Heraklit, indem er den Körper aus einer nahezu unbegrenzten Zahl verschiedener, stets in Bewegung befindlicher und unterschiedlich großer Teilchen zusammengesetzt glaubte, zwischen denen die Körperflüssigkeiten strömten. Gesundheit hing von der reibungslosen Bewegung der Atome ab, Krankheit trat auf, wenn diese in Unordnung geriet. Er war gegen Aderlaß und Purgieren, vertraute vorwiegend auf Diät, Bäder und sorgfältig entwickelte Gymnastik.

Von Asklepiades nahm die sogenannte Schule der Methodiker ihren Ausgang. Hauptvertreter war der Schüler Asklepiades', Themison von Laodikea (um 50 v.Chr.), der aber im Gegensatz zu Asklepiades nur die Poren allein für Gesundheit und Krankheit verantwortlich machte, also nur die festen Teile. Krankheit beruht auf Spannung („status strictus") oder Erschlaffung („status laxus") oder auf einem gemischten Zustand der Porenwände. Dadurch gewinnt die Nosologie differentialdiagnostische Möglichkeiten innerhalb dieser Grundtypik der Pathologie. Wenn die Poren verstopft waren, verordnete der Arzt eine kärgliche Diät, warme Bäder, Umschläge, feuchte Luft, Aderlaß und Medikamente, um die Entleerung hervorzurufen. Gegen das andere Extrem, den Zustand der Erschlaffung, verschrieb der Arzt eine vermehrte Nahrungsaufnahme, kalte Bäder und Luft sowie blutstillende Medikamente, um das Zusammenziehen der Poren zu bewirken.

Die Abwendung von den Autoritäten, von der Lehre der vier Humores, die Vermeidung teleologischer Erklärungen und die Propagierung einer materialistischen Anschauung in bezug auf die körperlichen Vorgänge waren wesentliche Schritte zum Rationalismus.

Die meisten Kenntnisse über die alexandrinische und römische Medizin basieren auf den Schriften zweier Enzyklopädisten, Cornelius Celsus und Gaius Plinius d.Ä., die beide im ersten Jahrhundert n.Chr. lebten. Celsus († um 50 n.Chr.) war ein Laie, der versuchte, das Wissen seiner Zeit zu sammeln, einschließlich der Landwirtschaft, der Gesetze, der militärischen Wissenschaft, der Philosophie, der Rhetorik und der Medizin. Während Celsus sehr wählerisch in dem war, was er berichtete und billigte, hatte Gaius Plinius (23–79 n.Chr.) einen ungeheuerlichen, alles fressenden intellektuellen Geltungshunger. Seine monumentale „historia naturalis" enthielt auch das kleinste Quentchen Wissen, das er aus Vergangenheit oder Gegenwart zusammentragen konnte.

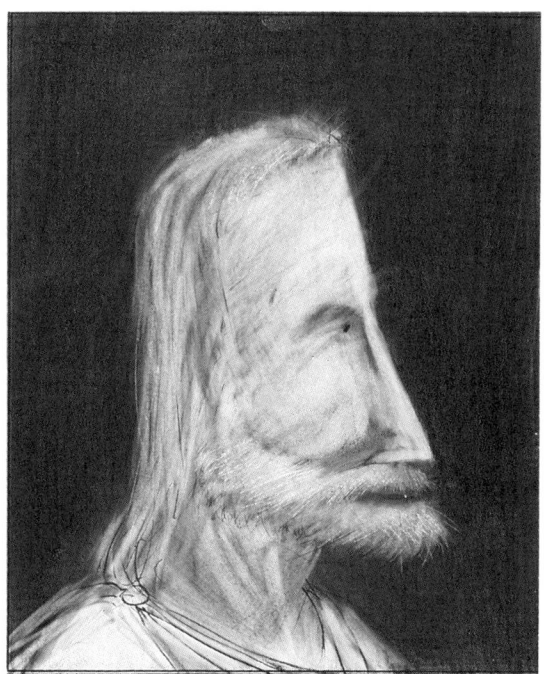

Celsus † um 50 n.Chr.

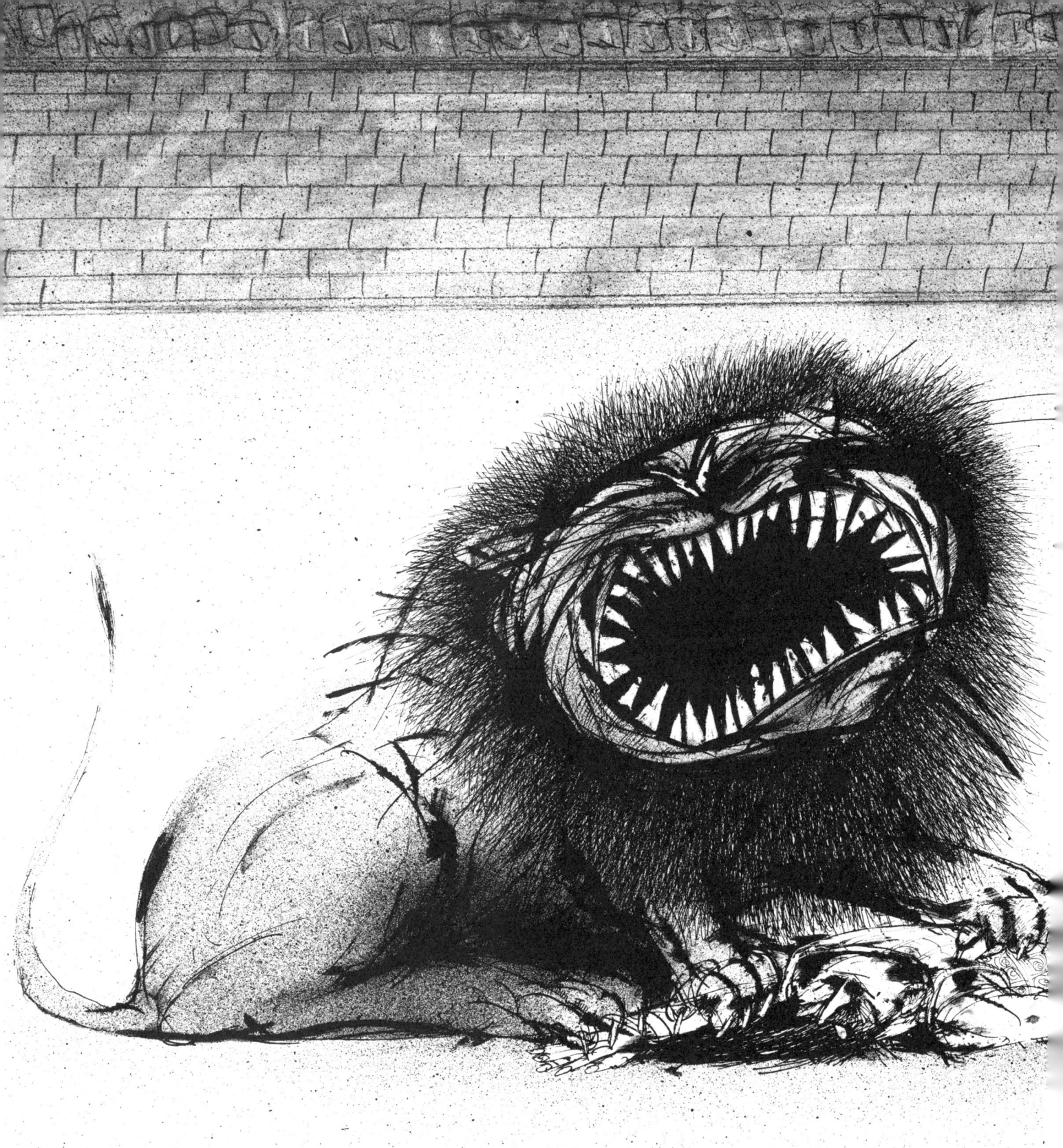

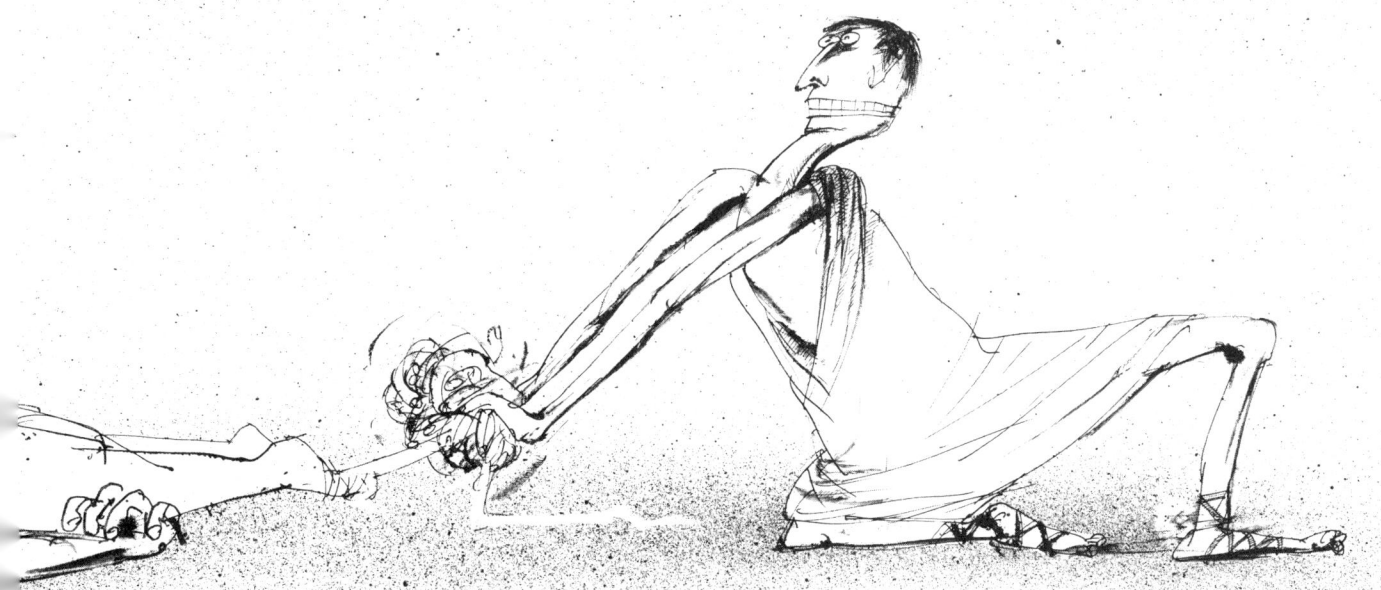

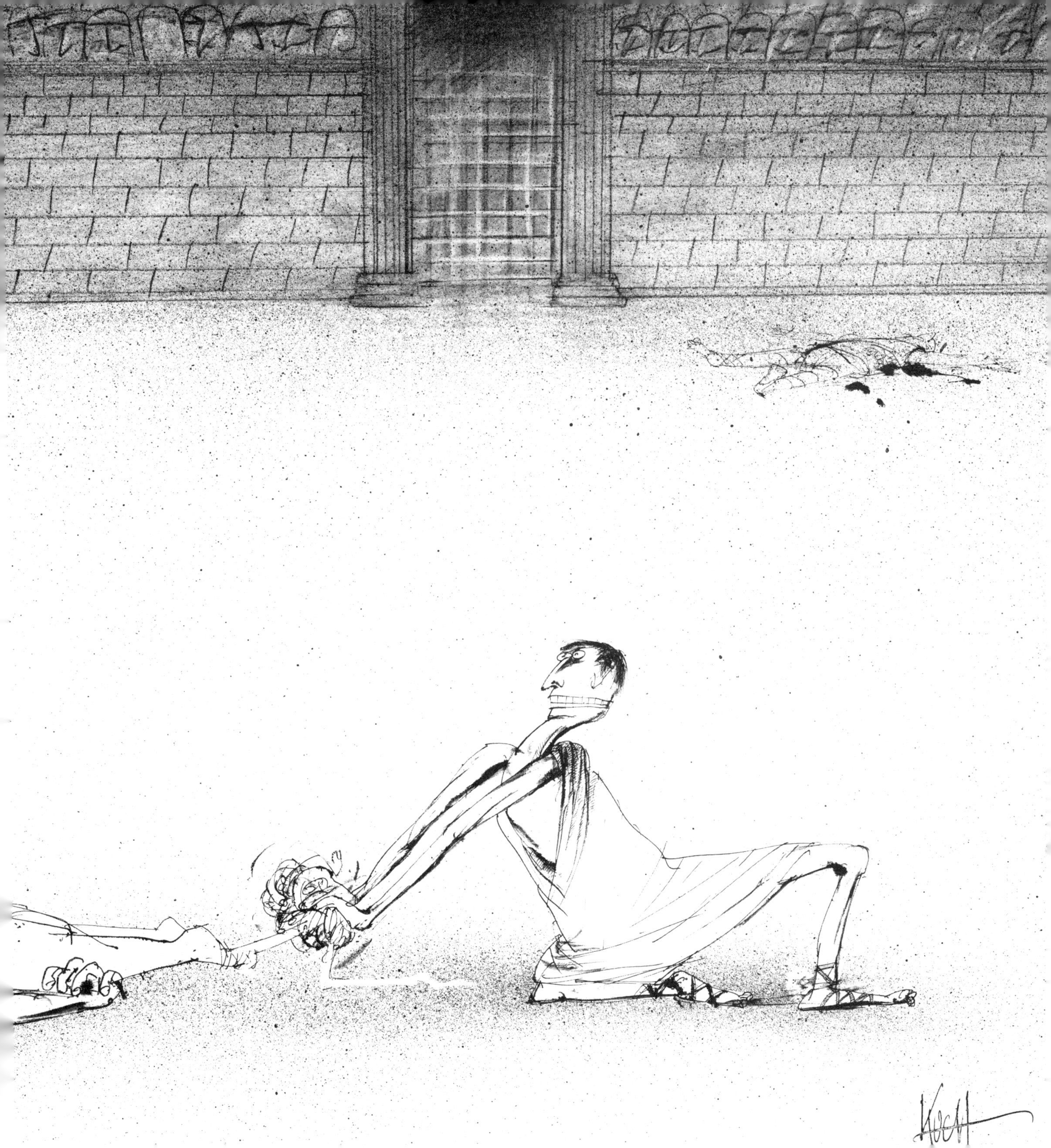

GALEN

Alle Ärzte Roms überragt die Gestalt des Galenos von Pergamon (129–199 n.Chr.), nicht nur wegen der Fülle der von ihm verfaßten und alle Teile der Heilkunde systematisch behandelnden Schriften, sondern auch wegen seiner Überlegenheit an Einsicht, Kenntnis und System. Er verband die Gedanken der Humoralpathologie und der Solidarpathologie mit einer dynamischen Pneumalehre. Er baute seine Krankheitslehre auf anatomischen und physiologischen Vorstellungen auf und entwarf ein System der Medizin, das sich als Vermächtnis der Antike und als Richtschnur der abendländischen Ärzte bis zum Beginn der Neuzeit gehalten hat, obgleich es doch in vielem fehlerhaft war. Das blieb aber das ganze Mittelalter hindurch verborgen.

Bemerkenswert war Galens Bemühen, die Idee der Naturgesetzlichkeit mit dem Gedanken der Zweckmäßigkeit zu verbinden. Jedenfalls werden hier am Ende der Antike erstmalig „die Umrisse des Hauses", der Medizin, sichtbar, um dessen Ausbau wir uns heute noch bemühen.

Galen schrieb ein gigantisches Werk, das sowohl bibliographische, anatomische, physiologische, pathologische als auch pharmazeutische, therapeutische und hygienische Lehrbücher und Monographien umfaßte.

Galen teilte die alte Anschauung von der Übereinstimmung des Makrokosmos mit dem Mikrokosmos, d.h. dem Menschen. Die vier Elemente – Feuer, Wasser, Luft und Erde – und die vier primären Qualitäten – warm, kalt, feucht und trocken – stehen in Übereinstimmung mit den vier Kardinalsäften des Körpers – Blut, Schleim, schwarze und gelbe Galle. Das Blut ist warm und feucht, der Schleim kalt und feucht, die gelbe Galle ist warm und trocken, die schwarze Galle kalt und trocken. Die Ausgewogenheit der Säfte und Elementarqualitäten bedeutet Gesundheit. Vorherrschen eines einzelnen Saftes, Ungleichgewicht der Qualitäten verursacht Krankheit.

Nicht alle Krankheiten entspringen jedoch einer Störung des humoralen Gleichgewichtes oder dem Überwiegen einer der elementaren Qualitäten. Sie können ihre Ursache auch in einer Veränderung organischer Strukturen haben, die zu Funktionsstörungen führt. So kann die Verletzung eines kleinen, umschriebenen Bezirkes des Zervikalmarks den Verlust der Empfindung allein in einem oder zwei Fingern zur Folge haben. Eine motorische oder sensorische Lähmung des Auges kann auftreten, wenn der nervus oculomotorius oder der nervus opticus entzündet, „verstopft" oder durch eine Geschwulst komprimiert ist. Gelbsucht kann von einem verschlossenen Gallengang kommen, nicht bloß von einem zu hitzigen, cholerischen Temperament.

Die organische Materie, so betonte Galen, bildet ein zusammenhängendes Ganzes und ist ständiger Veränderung unterworfen. Eine der wirksamsten Kräfte, die die Materie verändern, ist die Körperwärme. Heftig befehdete Galen die epikureischen Atomisten. Er bestritt die Existenz einer unveränderlichen Materie, aufgeteilt in winzige, voneinander durch leeren Raum getrennte Körperchen. Die Lebenserscheinungen, das hob Galen hervor, können nicht rein mechanische Prozesse sein, sie lassen sich nicht auf das zufällige Durcheinanderwirbeln unzähliger Atome zurückführen.

Drei Kardinalorgane, drei vitale Zentren, regieren den lebenden Organismus. Das erste, die Leber, herrscht im vegetativen Bereich. Sie ist das Zentrum der Ernährung; hier werden die Nährstoffe aus den Därmen durch den „spiritus naturales" in Blut umgewandelt, das in den Venen nach der Körperperipherie fließt. Das zweite vitale Zentrum ist das Herz. Es ist die Quelle der Körperwärme und des belebenden, pneumatischen Blutes, das durch die Arterien den verschiedenen Organen zugeführt wird. Das Hirn, schließlich das dritte Hauptorgan, ist der Sitz der geistigen, sensorischen und motorischen Fähigkeiten. Von ihm gehen die Nerven aus. Jedes dieser drei Kardinalorgane besitzt besondere Kanäle, um sein spezifisches vitales Agens nach der Peripherie zu leiten. Die Leber verteilt das ernährende Blut durch die Venen und ihre Verästelungen, das Herz treibt das heiße, vitale, pneumatische Blut in die Arterien, das Hirn leitet sein psychisches Fluidum durch die motorischen und sensorischen Nerven dem Körper zu.

Um die Funktionen der Organe aufzuklären, bediente Galen sich des Experiments. Er war ein hervorragender Sezierer, der große Fortschritte in der Kenntnis von Muskeln und Knochen, weniger in der von Gefäßen, Nerven und Eingeweiden brachte. Er erwarb sein Wissen in der Hauptsache durch die Sektion von Affen und Schweinen. Er sezierte sogar einmal einen Elefanten, doch offenbar nie einen Menschen, so daß seine Beobachtungen für die menschliche Anatomie nur begrenzt gültig waren. Immerhin merzte er grundlegende überlieferte Irrtümer aus, wie den Glauben, daß das Herz Ursprung der Nerven und das Gehirn Ursprung der Blutgefäße sei.

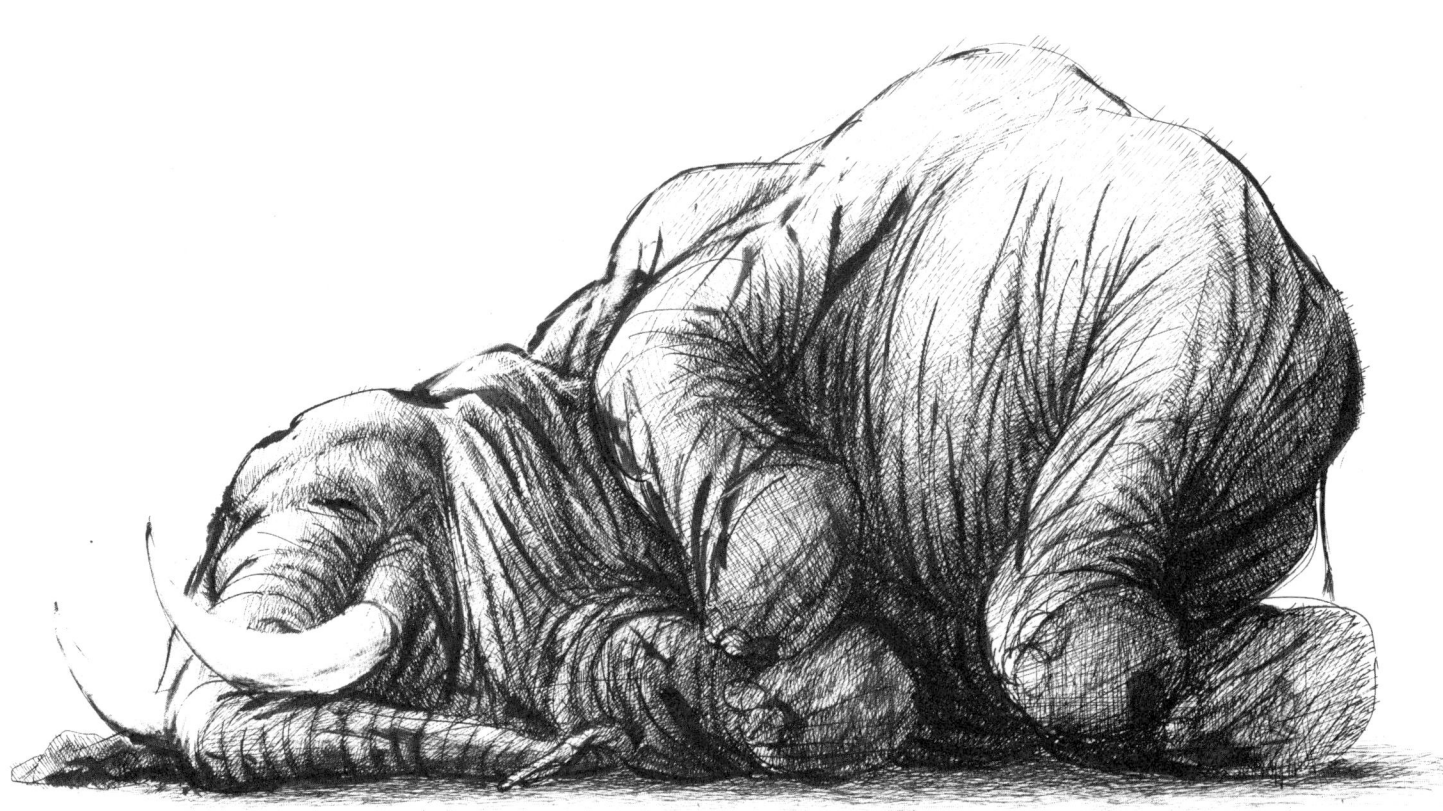

Er beschrieb das Gehirn, seine Ventrikel und stellte die Medulla als einen Teil des Gehirns dar. Er zeigte den Unterschied zwischen sensorischen und motorischen Nerven, die er weiche und harte Nerven nannte.

Als experimenteller Physiologe war Galen noch bedeutender. Galens physiologisches System trug den Stempel seiner Naturphilosophie. Es war sehr spekulativ und vitalistisch, aber es schloß eine differenzierte Kenntnis der Morphologie und eine bewundernswerte experimentelle Komponente in sich. Nach Galens Auffassung bestimmen die vier Qualitäten warm, kalt, feucht und trocken Physiologie wie Pathologie. Wärme bedeutet Leben, Kälte führt zum Tod, löscht das Leben aus. Zuviel Wärme oder Kälte verursacht Krankheit.

Galen durchtrennte Nerven und demonstrierte den Verlust von Empfindung und Bewegung. Er durchschnitt das Rückenmark an verschiedenen Stellen und beschrieb die jeweils sich ergebenden sensorischen und motorischen Ausfälle. Durch Durchschneiden des „nervus recurrens", dem Stimmverlust folgte, stellte er die Funktion dieses Nervs fest. Seine berühmteste physiologische Theorie, die Theorie der Blutbewegung, be-

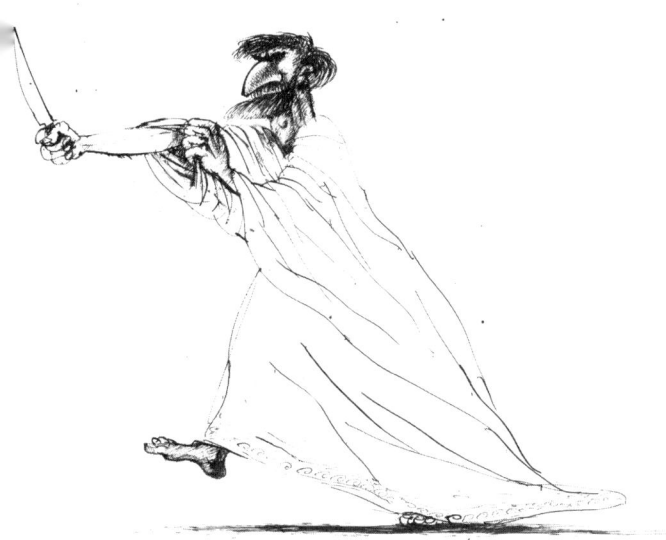

◁ Galen seziert Elefanten

45

herrschte die Medizin bis zur Zeit Harveys. Das Herz ist das Zentralorgan der Atmung und die Quelle der Lebenswärme. Die durch die Lungen eingeatmete Luft gelangt in die Lungenvenen und wird von der linken Herzkammer angesogen. Hier kühlt die Luft die Lebenswärme, zugleich vermischt sie sich mit feinem, durch enge, unsichtbare Poren der Herzscheidewand aspiriertem Blut. Diese Mischung von Luft und filtriertem Blut wird nun in der heißen linken Herzkammer, man nennt sie die pneumatische, zu einem dünnen, warmen, lebensspendenden und lebenserhaltenden Pneuma aufgearbeitet, dem Lebensgeist (spiritus vitalis). Dieses vitale Pneuma wird vom Herzen ausgeworfen und von den Arterien angezogen. Durch die Zweige des Arteriensystems erreicht es jeden Teil des Körpers.

Wenn der zentrale Sitz der Wärme, das Herz, experimentell geschädigt wird, so hört die Verteilung der Lebenswärme im Körper auf, und das Tier stirbt.

Der ganze Prozeß von Wachstum, Ernährung, Verdauung, Assimilation und Ausscheidung wird durch die stoffumwandelnde Kraft der tierischen Wärme ermöglicht. Die Verdauung der Speisen besteht in einer Kochung (pepsis), bewirkt durch die Wärme des Magens. In Galens Augen sind Verdauung und Kochung ge-

radezu identisch. Die blutbildende Leber besitzt ebenfalls natürliche, vegetative Wärme, welche alle Stoffwechselprozesse begünstigt und zur Erzeugung von Blut und Galle beiträgt.

Galens Therapie war schematisch, methodisch. Innere Krankheiten sind nach Galen zur Hauptsache die Folge einer Störung der Ausgewogenheit der Säfte und Elementarqualitäten. Übermäßige Hitze verursacht Fieber, Entzündungen, Abszesse und Delirien. Fieber entsteht, wenn die Hitze über den ganzen Körper verteilt ist. Ein Übermaß an gelber Galle, dem potentiell brennenden und trockenen Saft, verursacht Gelbsucht, Entzündungen und ebenfalls Fieber.

Krämpfe, Epilepsie, Lähmungen, Betäubung und komatöse Zustände treten auf, wenn Kälte vorherrscht.

Der kalte, zähflüssige, wäßrige Schleim, der die Nervenkanäle verstopft, vermag Epilepsie zu verursachen. Wird zuviel schwarze Galle produziert, so übermannt Schwermut den Menschen, denn die erdige und kalte schwarze Galle weckt düstere, schwere Gedanken. Die angenommene humorale Genese dieser Art von Depression kommt im Namen

Kopfverbände nach Galen ▷

46

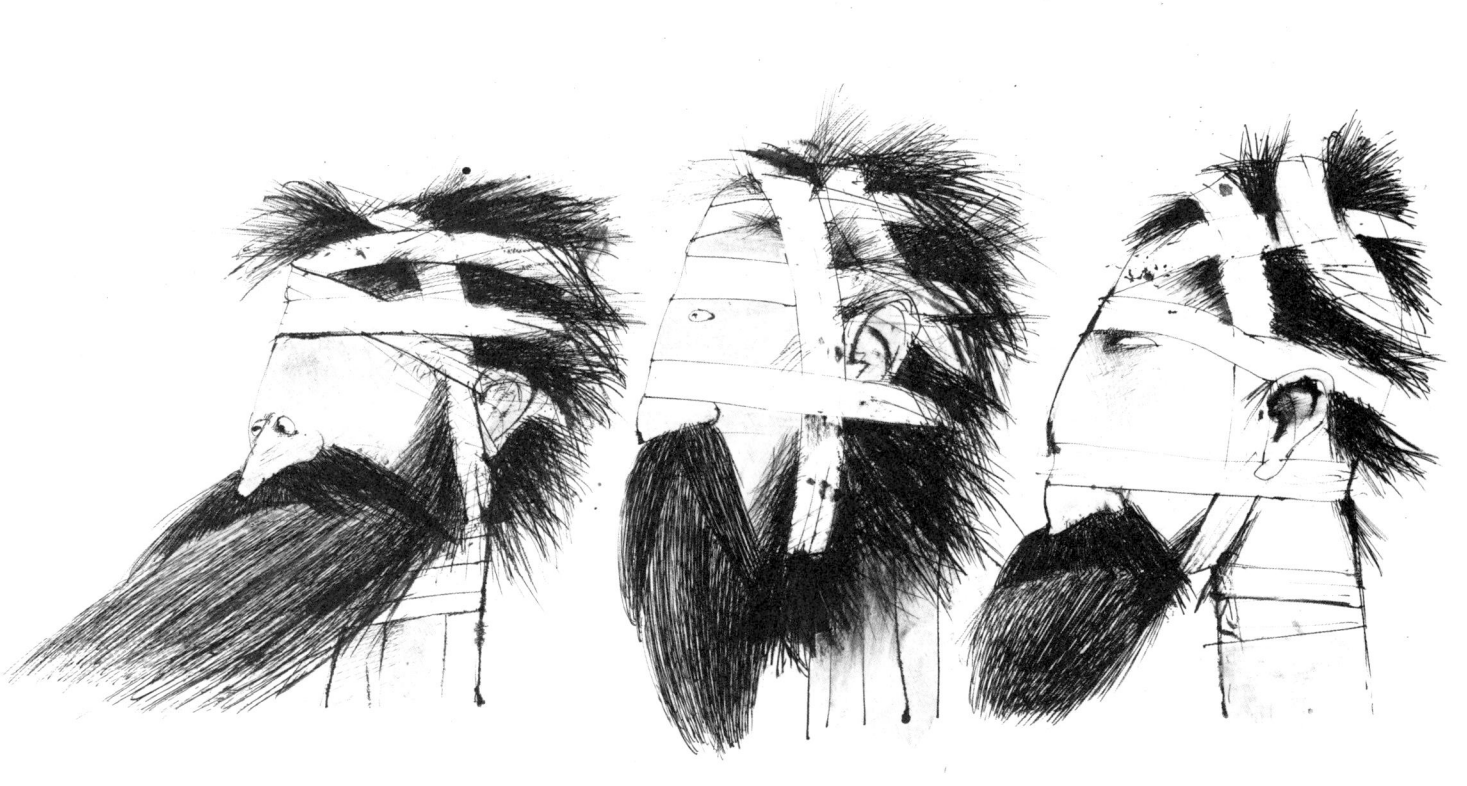

Melancholie (eigentlich „Schwarzgallig-keit") zum Ausdruck.

Galens therapeutische Grundregel war: „Contraria contrariis". So sind beispiels-weise bei heißen Krankheiten kühlende Medikamente angezeigt, während durch Kälte bedingte Leiden mit wärmenden Mitteln behandelt werden müssen. Viele Arzneien wirken durch ihre Elementar-qualitäten: warm, kalt, feucht oder trocken. Die elementare Qualität des Heißen beispielsweise ist aktuell im

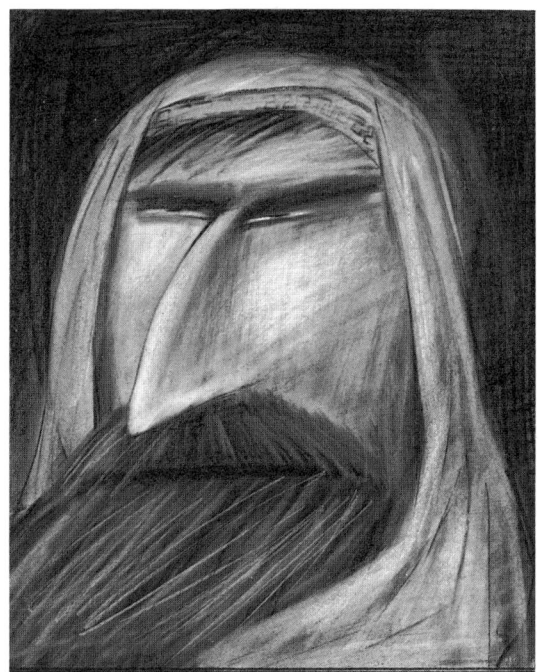

Galen 129–199 n.Chr.

Feuer, potentiell im Pfeffer vorhanden. Galen beschreibt für jede Dyskrasie und jede Krankheit ein Mittel, dessen Eigen-schaften auf raffinierte Weise der zugrun-deliegenden Störung im Gleichgewicht der Säfte und Qualitäten entgegenwir-ken und den harmonischen Zustand der Gesundheit wiederherstellen sollten.

Im Gegensatz zur Therapie der Hippo-kratiker war Galens Therapie in der Hauptsache aktiv. Er war Polypragmati-ker. Gelegentlich wurden bis zu 25 Mit-tel in einem einzigen Rezept verwendet. Aus diesem Grunde wurden später kom-plizierte Rezepte „galenisch" genannt. Aderlaß und Abführen wurden häufig durchgeführt. Bei Tuberkulose verordne-te er klimatische Behandlung. Galen be-schäftige sich eingehend mit Hygiene und stellte damals schon fest, daß die Vorbeugung der Behandlung vorzuzie-hen ist.

Die ausgiebige Beschäftigung Galens mit der Forschung, der Klinik und der Phar-makologie überschattet gelegentlich sei-ne Fähigkeiten und genauen Beobach-tungen bei chirurgischen Maßnahmen. Außerordentlich scharfsinnig waren seine Ratschläge zur Plazierung von Inzi-sionen und deren Verschluß, zur Behand-lung der offenen Bauchhöhle und zur Drainage von Abszessen. Er entfernte kühn infizierte Knochen und Tumore und ließ es dabei nicht an Sorgfalt mangeln. Er zeigte, wie wichtig anatomische und physiologische Kenntnisse für die Erkennung der Krankheitszeichen, die Beurteilung des Verlaufs der Leiden und die Behandlung der Operationswunden sind. Auf Galen geht die Theorie des „lobenswerten Eiters" zurück, die besagt, daß jede Wunde im Heilungsprozeß Eiter produziert. Aus dieser Theorie wurde eine Tradition, die bis ins 19. Jahrhundert die aseptische Behandlung von Wunden verhinderte.

Galen steht in der Geschichte der Medizin einzigartig da. Sein Werk umfaßt das gesamte medizinische, biologische und naturphilosophische Wissen des Altertums. Alles, was seit Aristoteles in Medizin und Biologie geleistet wurde, spiegelt sich darin wider. Ganz einzigartig war auch Galens Nachwirken. Sein medizinisches Denken beherrschte die Heilkunde bis ins 17. und 18. Jahrhundert. Die christliche wie die islamische Medizin übernahm seine Lehren in einem unglaublichen Ausmaß. Selten hat ein Arzt einen so großen Einfluß während so langer Zeit ausgeübt. Daß sein System schließlich dogmatisiert wurde und

geradezu in Versteinerung erstarrte, war nicht Galens Schuld, sondern die nachfolgender Generationen.

ÖFFENTLICHES GESUNDHEITS- WESEN UND HYGIENE

In manchen Aspekten ähnelten die Anschauungen der Römer über Gesundheit und Krankheit denen der Griechen. Um die hoffnungslos Kranken und Verkrüppelten kümmerte man sich wenig. Die Armen beider Länder lebten in primitiven, übervölkerten Behausungen, doch waren die römischen „Slums" besser konstruiert und mit Abwasserleitungen, Frischwasserzufuhr und gepflasterten Straßen ausgestattet. Die Häuser der reichen Römer waren wesentlich großzügiger gebaut als die der gleichgestellten Griechen. Zur größten Ehre gereichten der römischen Hygiene die Wasserversorgung und die sanitären Anlagen.

VIERTES KAPITEL

MEDIZIN IM MITTELALTER

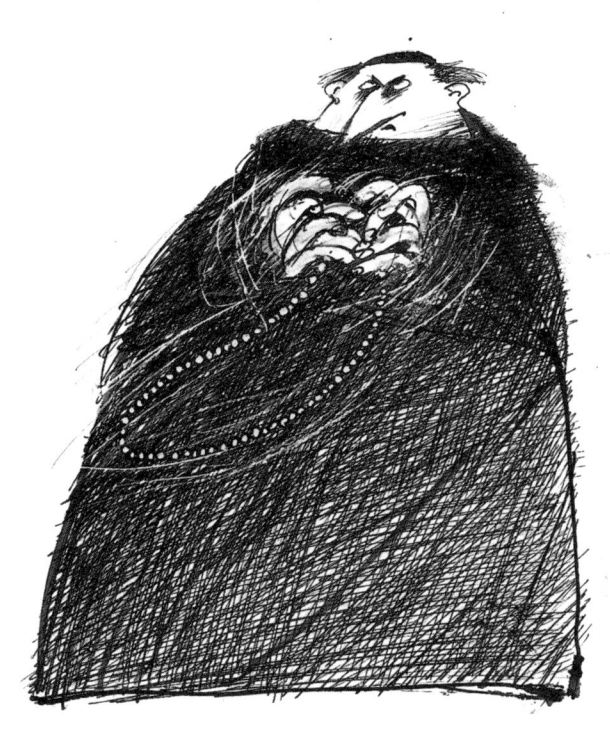

MÖNCHSMEDIZIN

Mittelalterliche Medizin war zunächst einmal „Mönchsmedizin". Mönche spielten die vorherrschende Rolle in der ärztlichen Praxis und in der Sammlung und Erfassung medizinischer Texte. Daneben gab es auch Laienärzte, besonders in Italien und Frankreich. An den Höfen der weltlichen und kirchlichen Fürsten gab es zahlreiche jüdische Ärzte, die die Griechen der Antike als Hofärzte im Mittelalter ersetzten. Nach der großen Pest, die in Europa während der Herrschaft des byzantinischen Kaisers Justinian (483 – 565) von 531 bis 580 wütete, und nach der Eroberung Italiens durch die Langobarden wurden die Klöster aber immer mehr die letzten Zufluchtsstätten der Gelehrsamkeit. Die Medizin kehrte in die Hände der Priester zurück.

Das Kloster Monte Cassino, gegründet 529, zerstört 1944, war berühmt für seine tüchtigen Mönchsärzte. Der römische Staatsmann Cassiodorus (480 – 573), der sich in dieses Kloster zurückzog, hinterließ der Bibliothek Zusammenfassungen der Werke von Galen, Oreibasios und Alexander von Tralles. Die Mönche hielten die Kontinuität der abendländischen Medizin aufrecht und brachten eine gewisse Verbindung wissenschaftlicher und christlicher Gesichtspunkte zustande.

52

Die Bedeutung der monastischen Medizin darf jedoch nicht überschätzt werden. Bei den Schriften der Mönche handelt es sich vorwiegend um Übersetzungen der Werke von Hippokrates, Galen und Dioskurides. Sie waren vor allem praktische Abhandlungen, die Anweisungen für die Klosterkrankenabteilungen und die Bestellung der Kräutergärten enthielten. Im Zentrum dieser Medizin stand die Hilfeleistung am Kranken um Gottes willen, die sich der Mittel der überlieferten antiken Medizin, aber auch brauchbar gefundener Mittel aus der Volksmedizin und theologischer Mittel bediente.

Ein gewisser Widerspruch in dieser erneuten Verbindung der Medizin mit der Priesterschaft ist erkennbar. Die auf Errettung der menschlichen Seele ausgerichtete Tätigkeit der Mönche war eigentlich mehr auf eine Vernachlässigung körperlicher Leiden und Vorgänge eingestellt. Erst recht gab es ernste Konflikte für die Mönchsärzte, wenn sie chirurgisch tätig waren.

Das Christentum hatte ursprünglich auch so etwas wie eine eigene Krankheitstheorie: Krankheit war entweder Strafe für Sünden, Besessenheit durch den Teufel oder Folge von Hexerei. Es besaß darum auch seine eigenen therapeutischen Methoden, nämlich Gebet, Buße und Beistand der Heiligen.

Unter diesen Voraussetzungen wurde jede Heilung letztlich als Wunder angesehen. Mönchsärzte, wie Hrabanus Maurus († 856) und Strabo (808–849), lehnten zwar die Verbindung von Sünde und Krankheit nicht grundsätzlich ab, sie suchten aber nach einem Kompromiß mit einer naturalistischen Auffassung. Ein derartiger Kompromiß zeigt sich am besten in den Lehren der Hildegard von Bingen, einer Äbtissin des 12. Jahrhunderts. Sie betont, wie wichtig es sei, den kranken Körper physisch zu stärken,

damit er den Attacken des Teufels und seiner Gehilfen besser widerstehen könne.

Die Periode der monastischen Medizin endete offiziell mit dem Konzil von Clermont (1130), das den Mönchen die Ausübung ärztlicher Tätigkeit untersagte, weil sie eine zu starke Störung für das weltabgewandte Mönchsleben bedeute. Die Medizin ging damit noch nicht in die Hände von Laien über, sondern fiel nun in die Hände des Weltklerus.

KLEINASIEN

Anders verlief die Entwicklung in Byzanz, welches sich – im Gegensatz zu Rom – erfolgreich gegen die Barbaren wehren konnte. Hier fanden nicht nur griechische Sprache und Kultur, sondern auch griechische Medizin jahrhundertelang eine lebendige Pflege. Um 500 war Byzanz die bedeutendste Stadt der damaligen Welt, zumal unter Kaiser Justinian.

Aus dem Geiste der christlichen Agape entstanden in Byzanz die ersten öffentlichen Fremdenunterkünfte (Xenodochien) und Krankenhäuser (Nosokomien). Basilius errichtet 372 in Kleinasien eine berühmte Krankenanstalt mit medi-

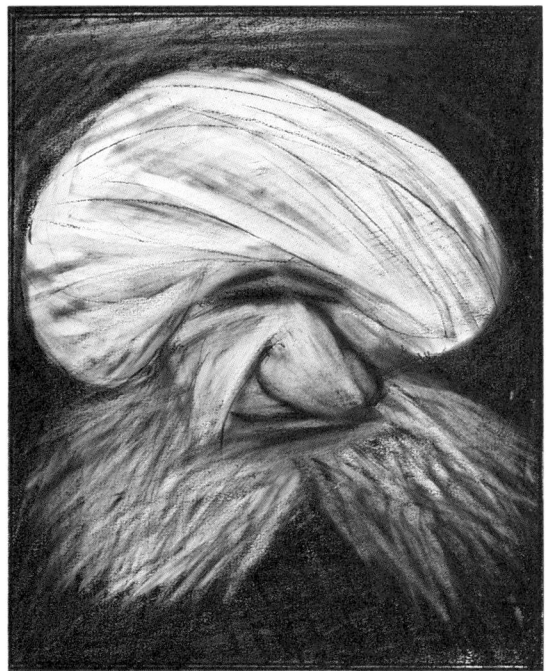
Rhazes 865–932

53

zinischer Lehrstätte. Der Ausdruck „Hospital" entsteht erst um 800.

Bedeutende Ärzte wie Oreibasios (325–403), Alexander von Tralles (6. Jahrhundert) und Paulus von Ägina (625–690) retten in ihren Sammelwerken größere Teile der antiken Medizin vor dem Vergessen. Eine Weiterentwicklung aber fand weder in West-Rom noch in Byzanz statt. Die Rettung des verlorenen antiken Geistesgutes für das Abendland und die Erhaltung der griechischen Medizin nahm den seltsamen Weg über den islamischen Kulturkreis.

DIE AUSBREITUNG DES ISLAM

Im Jahre 489 wurden die Nestorianer, welche in Odessa in Kleinasien eine bedeutende Medizinschule besaßen, vertrieben und flüchteten nach Persien. Dort gründeten sie die Medizinschule von Gondischapur. Als Persien im 7. Jahrhundert von den Arabern erobert wurde, geriet diese Schule unter deren Einfluß.

Im Verlauf der nächsten hundert Jahre verbreitete sich der Islam über den Nahen und Mittleren Osten bis nach Afrika, Spanien und Teile Frankreichs. Gefördert von den Kalifen, entfaltete sich der kulturelle Reichtum in großartigen Gebäuden und allgemeinem Luxus. Griechische und lateinische Texte wurden über syrische Übersetzungen der Nestorianer und hebräische der Juden ins Arabische übertragen. In späteren Jahrhunderten wurden diese Werke rückübersetzt; diesmal von westlichen Schriftgelehrten ins Lateinische.

In der Medizin und Naturwissenschaft waren es Werke von Aristoteles, Hippokrates und Galen, die man am häufigsten übersetzte. Überall in der Welt des Islams entstanden Akademien, Schulen und Bibliotheken als selbständige Institutionen oder als Ergänzungen zu Moscheen und Hospitälern.

Gondischapur war ein Schmelztiegel arabischer, nestorianischer, byzantinischer, indischer und jüdischer Medizin. Im achten Jahrhundert n.Chr. brachte die nestorianische Familie der Bastishua berühmte Ärzte hervor.

Unter den vielen hervorragenden Medizinern kann hier nur eine geringe Auswahl getroffen werden. Im östlichen Kalifat waren es Rhazes (865–932), Avicenna (um 980–1037), Haly Abbas (vor 950–994) und Isaac Judaeus († um 900). Zum westlichen spanischen Islam gehörten Albucasis (936–1013), Avenzoar (1091–1162), Averroes (1126–1198) und Maimonides (1135–1204).

Aus unserer modernen Sicht verdient die meiste Anerkennung der Perser Rhazes. Man rühmte seine Großzügigkeit und seine stetige Bereitschaft, den Armen zu helfen und sie zu behandeln. Rhazes' Ruhm begründete sich auf klar umrissenen, klinischen Krankheitsbeschreibungen von Leiden, auf eigenen Beobachtungen und einer pragmatischen Be-

handlungsweise. Dennoch war er ein Anhänger der galenischen Humoralpathologie, praktizierte den Aderlaß, hielt Edelsteine für therapeutisch wertvoll und glaubte, daß die Falten einer schwangeren Frau die Zahl ihrer Kinder vorhersagten.

Den größten arabischen Einfluß auf die Medizin hatte Avicenna, dessen Position im Islam und im Christentum der von Galen glich. Obwohl er auch praktische medizinische Erfahrung besaß, lag sein wesentlicher Beitrag jedoch im Sammeln und Kommentieren von Wissen. Das berühmteste seiner etwa hundert Bücher war der „Chanon", auf den ungezählte Übersetzer, Lehrer, Studenten und Ärzte ihre medizinischen Gedanken und Behandlungsweisen jahrhundertelang stützten.

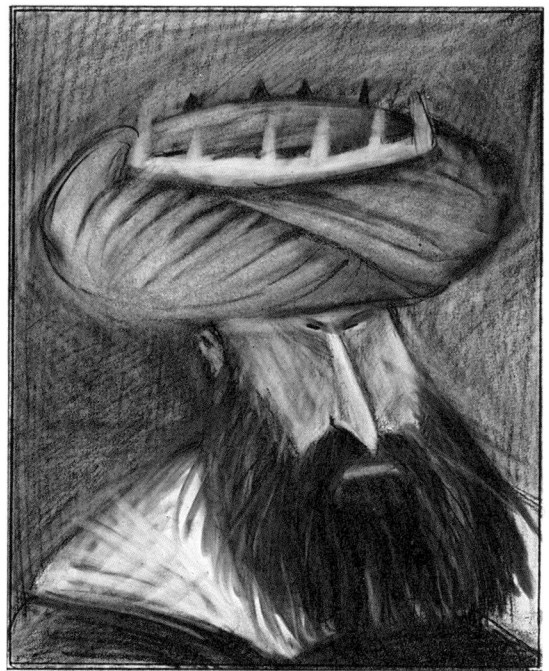

Avicenna um 980–1037

Die libido sentiendi, die libido sciendi und die libido dominandi waren es, die das Leben und Wirken des Avicenna bestimmten. Vor allem jedoch die libido sciendi, die Liebe zur Wissenschaft. Von feuriger Natur, die seine geistige Leistungsfähigkeit nur steigerte, besaß er eine einflußreiche politische Stellung am Hofe von Buchara. Er zählte zu den persischen Gelehrten, die das Erbe der hellenischen Kultur übernahmen, um es später dem im Werden begriffenen Abendland zu übermitteln: Schon mit 16 Jahren

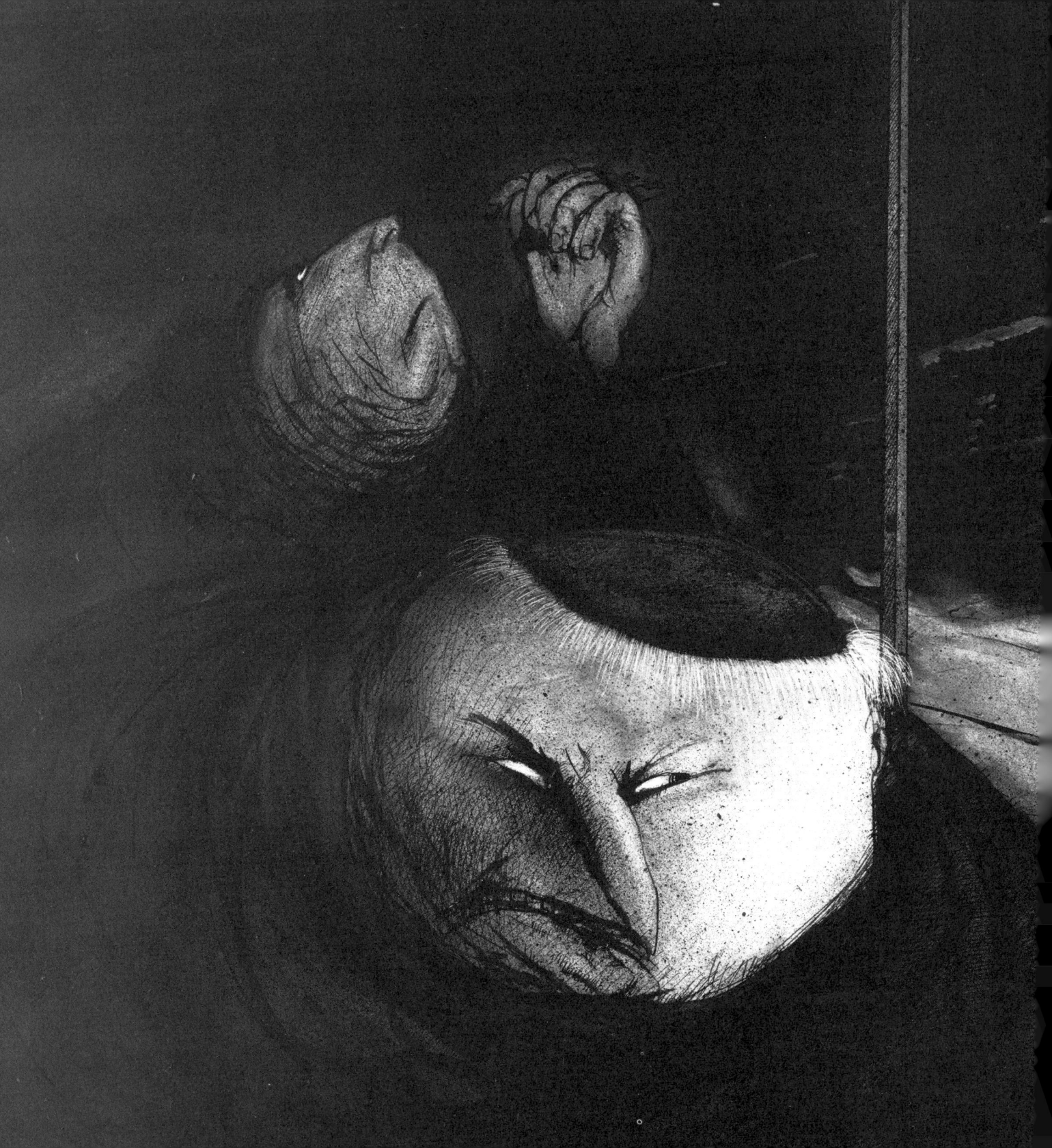

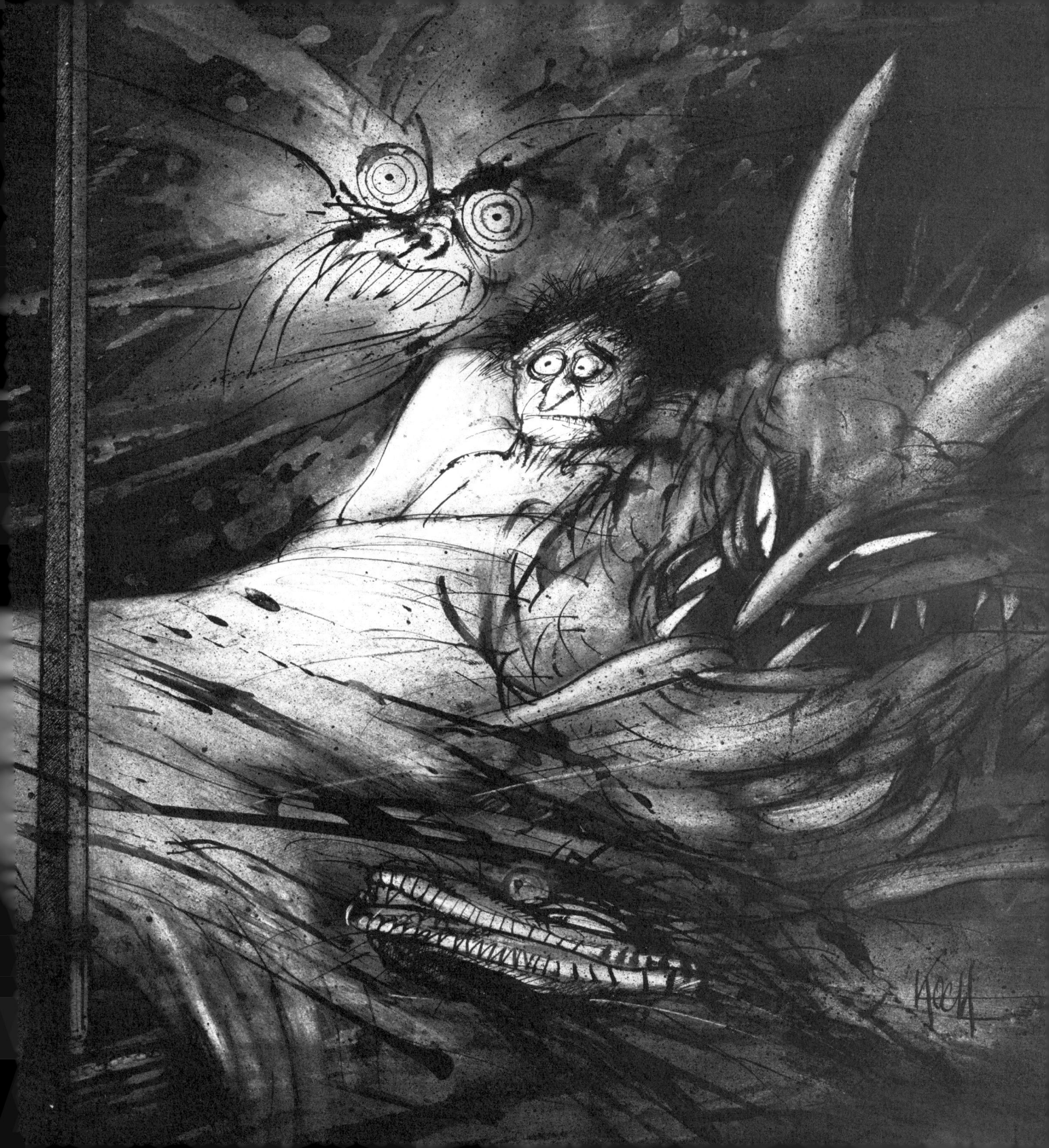

hatte sich Avicenna fast die gesamte Wissenschaft und Philosophie seiner Zeit, also Platon, Aristoteles und Plotin, angeeignet. Darüber hinaus hatte er sich einen beachtlichen medizinischen Ruf erworben, den er durch die Heilung eines Emirs noch vergrößerte. Es folgte eine Zeit als Wanderarzt, in der er sich in der Heilkunde weiter vervollkommnete und eine Vielzahl von Schriften verfaßte. In Isphahan, wohin er schließlich gelangte, verfaßte er Arbeiten zu verschiedenen Disziplinen, darunter das berühmte „Buch des Chifa" und sein medizinisches Hauptwerk, den erwähnten „Chanon". Immerhin ist die Bedeutung des schriftstellerischen Werkes von Avicenna nicht unumstritten. Manche sprechen ihm jegliche eigene Erkenntnis ab und sehen ihn nur als fleißigen Kompilator. Andere würdigen sein Streben, gegensätzliche Lehren zu vereinigen. In der Tat erscheint die Philosophie des Chifa, wo Gedanken von Platon und Aristoteles neben Lehren des Koran stehen, als ein Versuch, die Wahrheiten des Glaubens und der Vernunft in Einklang zu bringen. Der Chanon hingegen will die Lehren von Hippokrates und Galen verbinden. Avicenna war der erste, der die Netzhaut als das wesentliche Organ zum Sehen bezeichnete.

Albucasis, der bedeutendste islamische Verfasser von Texten zur Chirurgie, hatte großen Einfluß. Sein „Al Tasrif" enthielt ein chirurgisches Kapitel, das den ersten illustrierten, systematischen Text seiner Art darstellte.

Avenzoar stammte aus Sevilla. Als Sohn eines jüdischen Arztes negierte er viele der Theorien des Aristoteles und Avicenna, schloß Astrologie und Mystizismus in der Medizin aus und widersprach leidenschaftlich einigen Lehren Galens. Sein klinischer Scharfsinn erbrachte genaue Beschreibungen von Skabies und Perikarditis, einer Krankheit, an der er selbst litt. Averroes, ein Schüler Avenzoars, war Philosoph, studierte jedoch auch Recht und Medizin. Er schrieb ein medizinisches Kompendium, das sich auf Aristoteles stützte, aber bekannter sind seine kritischen Veröffentlichungen über die etablierte Religion und die Autorität. Zumindest in einem Punkt stellte das allgemeine Gesundheitswesen des Islams die christliche Gesellschaft in den Schatten: im Krankenhauswesen. Obwohl christliche Hospitäler im Westen existierten, gab es nur wenige, die sich in Sanitätswesen, Krankenversorgung, Ausstattung und Medikation mit den Zentren in moslemischen Städten messen konnten, denn die Christen legten mehr Wert auf die Rettung der Seele als auf die Wiederherstellung des Körpers. Die bekanntesten Hospitäler im Mittelalter befanden sich in in den Städten Bagdad, Damaskus und Kairo.

732 war es zum militärischen Zusammenstoß zwischen Arabern und dem Abendland gekommen; in den ersten Jahrhunderten des zweiten Jahrtausends kam es zur geistigen Kollision. Dieser Vorgang wird gewöhnlich als arabische Rezeption bezeichnet, da das Abendland dabei einen großen Teil der Lawine neuen Wissens integrierte, das ihnen die Araber vermittelten. Die positive Rezeption erstreckte sich einerseits auf die klassisch-antike Naturwissenschaft und Philosophie, die mittlerweile im Abendland weitgehend vergessen und verlorengegangen war, andererseits bescherte sie den großen Komplex von Kultur- und Wissensgut mehr orientalischer Herkunft, der Gegenstände der Pharmazie, Chemie, Alchemie samt der Methode des Experiments umfaßt. Geographisch fanden die Kontakte des Abendlandes mit arabischem Kulturgut, abgesehen von den Kreuzzügen, vor allem in Süditalien und Spanien statt. Nicht zufällig waren die beiden für die Medizin wichtigen, ältesten Lehrstätten gerade im süditalienischen Salerno und in Montpellier, nahe der spanischen Grenze, beheimatet. Ihren eigentlichen Beginn erfuhr die medizinische Ausbildung weder in den klösterlichen Gemeinschaften, wie etwa der Benediktiner, noch in den Kirchenschulen des Heiligen Römischen Reiches, sondern in diesen neu gegründeten Universitäten.

TRENNUNG VON DER CHIRURGIE

Der Tiefpunkt der mittelalterlichen Medizin lag offensichtlich auf dem Gebiet der Chirurgie. Mit der Erklärung „Ecclesia abhorret a sanguine" (Die Kirche vergießt kein Blut) nahm das Konzil von Tours 1163 die Chirurgie endgültig aus den Händen der Ärzte, denn die meisten Ärzte waren Geistliche. Die für beide Disziplinen so unglückselige Trennung von Chirurgie und Medizin war seit den Zeiten Galens ständig fortgeschritten und durch den arabischen Einfluß noch gefördert worden. Schon im 11. Jahrhundert wurde der Aderlaß zunehmend von Badern ausgeführt. Chirurgische Bücher verschwanden aus den Universitätsbibliotheken. Die Konzilserklärung sanktionierte also nur eine Situation, die rund 700 Jahre fortbestehen sollte. Die Chirurgie wurde jetzt den Badern, Barbieren, und Quacksalbern überlassen. Nur in Italien und Südfrankreich, wo die klassische Tradition nicht ganz ausstarb, gab es auch weiterhin Ärzte, die chirurgisch tätig waren. In auffallendem Gegensatz zu dem allgemeinen niedrigen Stand der Chirurgie steht das Werk der vier Magister von Salerno und von Hugh von Lucca (Mitte 12. bis 13. Jahrhundert) sowie seines Schülers Theodoric.

FÜNFTES KAPITEL

DIE SCHOLASTISCHE MEDIZIN

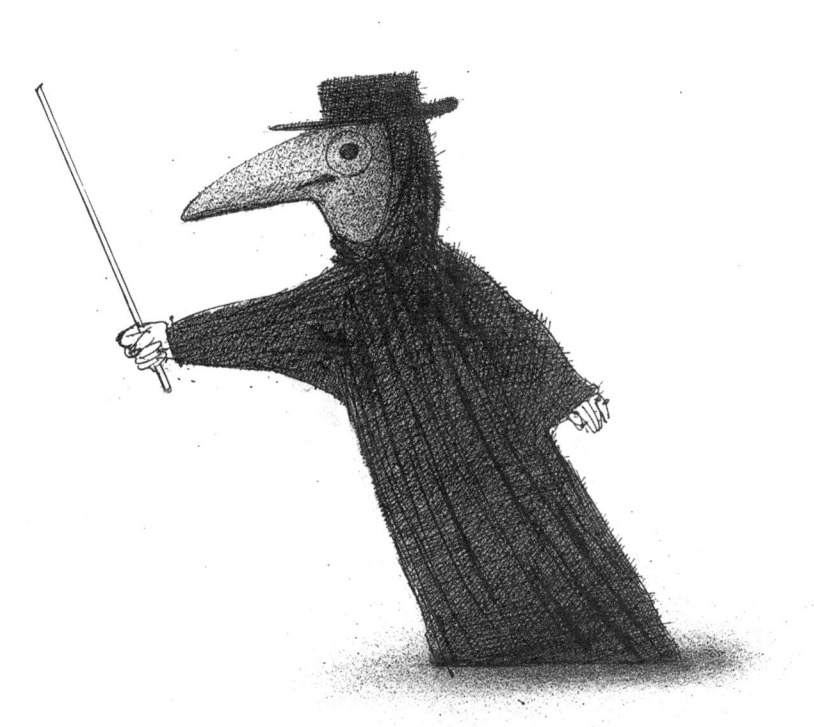

DIE SCHOLASTISCHE MEDIZIN

Die neue Berührung mit Aristoteles und den vielen anderen Schriften der griechischen Antike wurde für das Abendland zur belebenden Flamme, die auf das Geistesleben der Zeit ungeheuer anregend wirkte. Es ist die Zeit der Scholastik und der Gotik, eine erste Zeit geistiger Blüte unter den jungen Völkern Mitteleuropas und der Gründung der Universitäten. Sie dauert etwa von 1200 bis 1400 und zeichnet sich durch das Bemühen aus, die Widersprüche zwischen Glauben und Vernunft durch Dialektik und Auflösung von Diskordanzen aus der Welt zu schaffen.

Genau das ist auch das Vorgehen der scholastischen Ärzte. Man sucht die Widersprüche und Unterschiede zwischen den verschiedenen Schriften und Überlieferungen dialektisch zu bewältigen. Doch kommt man nicht auf den Gedanken, daß sich in diesen Schriften auch Lücken oder sogar Irrtümer befinden könnten. Das Seinsgefühl des Menschen jener Zeit ist ganz von der religiösen transzendenten Welt- und Gottesschau geprägt. Der Mensch als Mikrokosmos ist die Krönung der Schöpfung, daher Spiegel des Universums, des Makrokosmos.

Die Welt ist Schauplatz überirdischer Kräfte. So sieht und fürchtet der Mensch des hohen Mittelalters hinter dem Vordergründigen überall das Transzendente, das Wirken Gottes oder böser Geister. Die Geheimnisse der Magie beginnen den rationalen Kern der Medizin zu überwuchern. Astropathologie und Mantik, Alchemie blühen wie nie zuvor. Papst Bonifaz VIII. trägt ein Bildnis des Löwen als Symbol der Sonne als Mittel gegen Nierensteinkoliken auf den Lenden.

Viele Seuchen suchen die Menschheit heim, die in ihnen Strafgerichte Gottes erblickt. Die Lepra breitet sich über ganz Europa aus und zwingt dazu, überall Isolierhäuser (Leprosorien) zu bauen. Die bedauernswerten Kranken werden ausgesegnet und aus dem Kreise der Mitmenschen verbannt. Mit einer Klapper ausgerüstet dürfen sie dann und wann einen Bettelgang in die Stadt machen und eine milde Gabe erbitten. Die Kribbelkrankheit (Ergotismus), hervorgerufen durch Mutterkornvergiftung, fordert in feuchten Jahren Tausende von Opfern. Die Ärzte sind machtlos, und man fleht um Hilfe zum hl. Antonius.

Um die Mitte des 14. Jahrhunderts bricht auf der Krim die Pest, der schwarze Tod, aus. Ende 1346 steigt sie in den italienischen Hafenstädten an Land. Sie mordet 1347 in Florenz allein 80 000 Menschen.

Boccaccio hat darüber berichtet. Die Ärzte sind machtlos und ratlos. Man glaubt, daß die Juden die Brunnen vergiftet haben, und es kommt zu einem der schauerlichsten Judenpogrome der Geschichte. Wer kann, flieht vor der Seuche. Die Städte schließen ihre Tore. Man fleht zum hl. Rochus und zum hl. Sebastian, aber nichts hilft. Europa verliert in diesen Jahren einen großen Teil seiner Bevölkerung durch die Pest.

DOKTOREN UND BEHANDLUNGS-METHODEN

Zu den wichtigsten Entwicklungen in der Medizin des Mittelalters gehörte, daß Ausbildung und Organisation der Ärzteschaft geregelt, der Begriff der Anstekkung definiert, Maßnahmen zur Volksgesundheit ergriffen und ständige Einrichtungen geschaffen wurden, die sich die Pflege, wenn nicht gar Heilung der hoffnungslos Erkrankten, der Alten und der Ausgestoßenen angelegen sein ließen. Das gemeine Volk kam mit Ärzten wenig in Berührung. Die Bezeichnung „Doktor" war im Mittelalter denjenigen vorbehalten, die hohen Rang und akademische

Verbindungen hatten und mehr Zeit mit philosophischer Reflexion über Krankheiten verbrachten als mit deren Behandlung. War er erst einmal über die Einzelheiten einer Krankheitssituation unterrichtet, pflegte der Doktor ein Konsilium zu geben, gewöhnlich gegen hohes Entgelt. Nur in wenigen Fällen erwartete man von ihm, daß er seine Ratschläge auch in die Tat umsetzte.

Die mittelalterliche Diagnostik war weitgehend auf Harnschau beschränkt. Galens Autorität und das arabische und christliche Vertrauen in den Analogieschluß zur Wahrheitsfindung stehen hinter dieser Entwicklung. Das Harnglas bzw. der Destillationskolben waren das genaue Analagon des menschlichen Körpers. Die alchimistischen Harndestillationen können wohl kaum als Vorläufer einer naturwissenschaftlichen Harnuntersuchung gedeutet werden. Wohl waren Destillation und Wägung im Grunde naturwissenschaftliche Methoden und ihre Einführung in die Diagnostik eine großartige neue Idee, doch wurden sie so völlig in das magische Analogiedenken integriert, daß diese ersten Versuche, sie direkt auf die Medizin anzuwenden, eher phantastisch als sinnvoll erscheinen.

Berthold Schwarz wird die Erfindung ▷ des Schießpulvers zugeschrieben

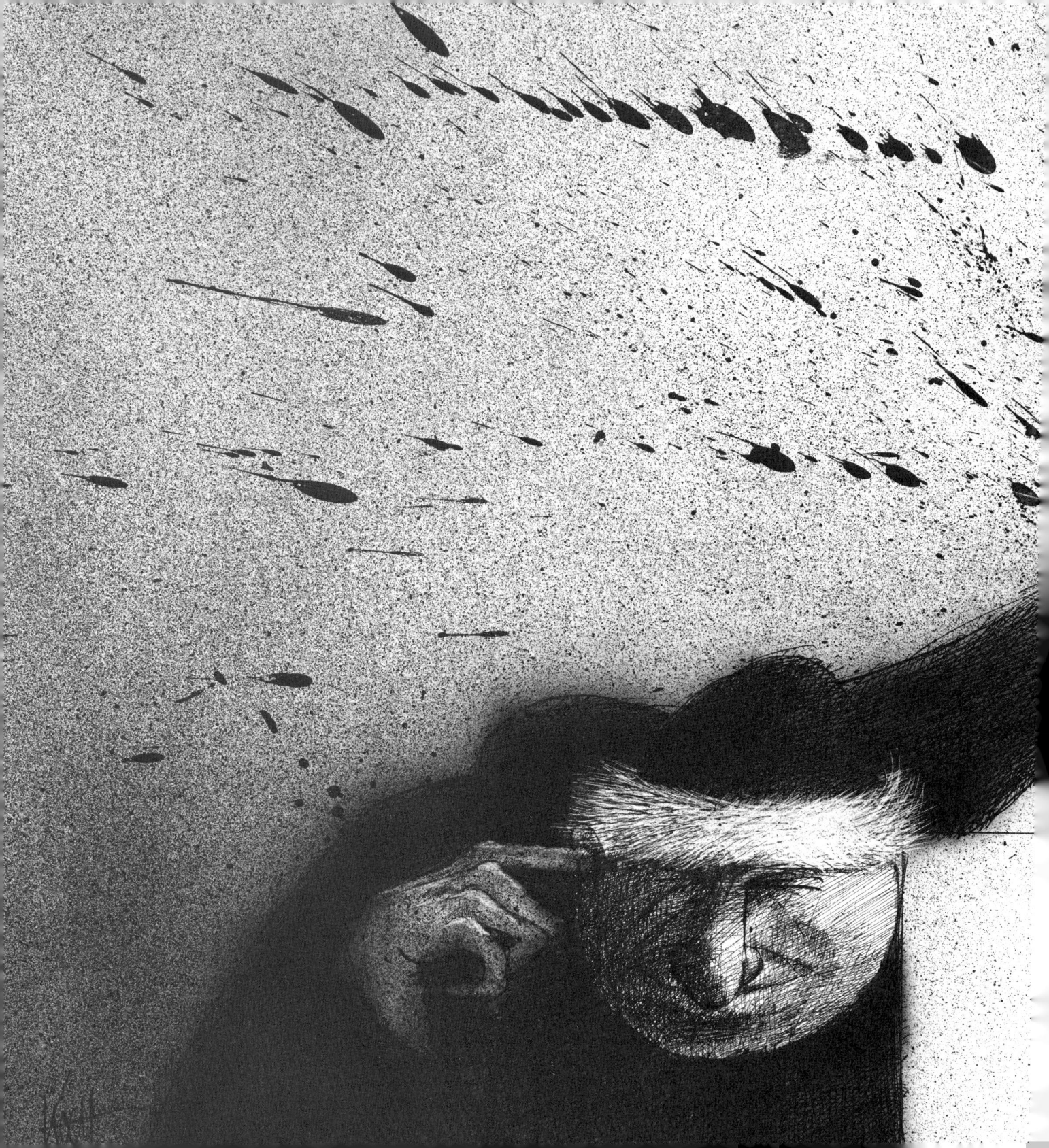

Das ganze Mittelalter hindurch wurden Drogen reichlich zur Herstellung von Verdauungs-, Abführ- und Brechmitteln benutzt, ferner von harn- und schweißtreibenden sowie blutstillenden oder ähnlichen Arzneien. Das am häufigsten verschriebene Medikament war Theriak, das schon in der Antike bekannt gewesen war.

CHIRURGIE

Die Chirurgie kam, wie bereits erwähnt, ursprünglich aus der griechischen und byzantinischen Tradition, die von den arabischen Gelehrten und den Schulen von Salerno und Montpellier überliefert wurde. Im allgemeinen beschränkte sie sich auf die Behandlung von Wunden, Knochenbrüchen und Verrenkungen sowie auf Amputationen und das Öffnen von Abszessen und Fisteln, alles Gebrechen, die sich nicht ignorieren ließen, wenigstens nicht lange. Meist griff man zu den denkbar einfachsten und direkten Methoden, abschneiden oder ausschneiden. Der arabische Brauch des Ausbrennens anstelle des Abbindens hielt sich. Komplizierte Verfahren vermied man soweit wie möglich. Das Beheben von Hernien und Entfernen von Blasensteinen war ungebräuchlich.

Wundnähen – oft mit Menschenhaar als Faden – war bekannt, jedoch selten angewendet. Einige Fortschritte machte man indes in der Behandlung von Augenkrankheiten. Staroperationen und der Gebrauch von Brillen verbreiteten sich weiter.

Das allgemeine Niveau der Chirurgie war aber niedrig. Die Chirurgen begannen sich in zwei Gruppen zu spalten, in diejenige, die eine bessere Ausbildung hatte, und diejenige, die man immer mehr mit den Badern in einen Topf warf. Nur in Italien und Südfrankreich, wo die klassische Tradition nicht ganz ausstarb, gab es auch weiterhin Ärzte, die chirurgisch tätig waren. Zu nennen ist Saliceto von Bologna (1201–1277). Er verteidigte das Messer gegen das arabische Ausbrennen der Wunden. Sein Schüler Lanfranc von Mailand brachte die italienische Chirurgie nach Frankreich. Sein Zeitgenosse Mondeville (1260–1320) betonte die Notwendigkeit des Anatomiestudiums und widersetzte sich der Vorstellung der „coctio" und des „lobenswerten Eiters".

Bedauerlicherweise folgte die chirurgische Tradition nicht ihm, sondern Guy de Chauliac (1300– 1370), der wieder für die „coctio" und den „lobenswerten Eiter" eintrat. Im Werk dieser Männer bewahrte die Chirurgie bis zum 16. Jahrhundert ein gewisses Niveau.

Es kam so zum Außenseitertum der chirurgisch orientierten Heilkunst im Mittelalter, der Heilkunst, der ein sehr großer Teil der medizinischen Versorgung der Bevölkerung anheimfiel. Dies mußte kein Nachteil sein, denn ein Patient war bei diesen wandernden Spezialisten mit handwerklichem Geschick oftmals besser aufgehoben als bei einem Gelehrten, der das Leiden nur als eine Äußerlichkeit verstand.

GESETZLICHE REGELUNGEN

Die gesetzlichen Regelungen des Mittelalters erstreckten sich ebensosehr auf die Berufsorganisation wie auf das Gebiet der öffentlichen Gesundheitspflege. Mit welch gemischten Gefühlen der heutige Arzt auch an die Medizin im Mittelalter denken möge, so muß er doch immerhin zugeben, daß das rauhe Zeitalter den heutigen Doktortitel schuf. Mit dem Titel verbunden waren gesellschaftlicher Rang, angemessene Ausbildung und Entwicklung wertvoller Berufsorganisationen, wie Universitäten, Berufskollegien und Gilden.

Während der arabische Kalif Al Mugtadir bereits 931 medizinische Gesetze erlassen hatte, wurden die ersten medizinischen Gesetze des Abendlandes 1140 von König Robert II. von Sizilien geschaffen. Sie schrieben ein Staatsexamen für diejenigen vor, die den Arztberuf ausüben wollten. König Friedrich II. erweiterte 1224 diese Gesetze. Es wurden Regelungen für ein neunjähriges Studium, Staatsexamen, Lizenz, Taxenschema, Apothekenpraxis und Kontrolle der Stadthygiene getroffen.

Ähnliche Gesetze wurden in Spanien im späten 13. Jahrhundert und in Deutschland Mitte des 14. Jahrhunderts erlassen.

Die vielleicht größte medizinische Leistung des Mittelalters war die Einrichtung von Krankenhäusern. Das Christentum übte in dieser Richtung den gleichen stimulierenden Einfluß aus, den der Buddhismus tausend Jahre früher in Indien bewiesen hatte.

Obgleich es unter den Römern bereits Einrichtungen zur Pflege der Sklaven und Soldaten gegeben hatte, die den Hospitälern ähnlich waren, so konnten sie doch an Größe und Bedeutung nicht mit den christlichen Hospitälern verglichen werden, die ihren Ursprung unter Konstantin hatten.

Eine zweite Welle der Hospitalgründung begann 1145 mit der Verbreitung der

Heilig-Geist-Hospitäler von Montpellier. Im Laufe weniger Jahrzehnte war ganz Europa von einem weitverzweigten Netz von solchen Hospitälern bedeckt.

Diese christlichen Hospitäler waren primär nicht medizinische, sondern philanthropische Einrichtungen, in denen Alte, Krüppel und heimatlose Pilger – gleichgültig ob es sich bei diesen Menschen um Kranke oder Gesunde handelte – aufgenommen wurden.

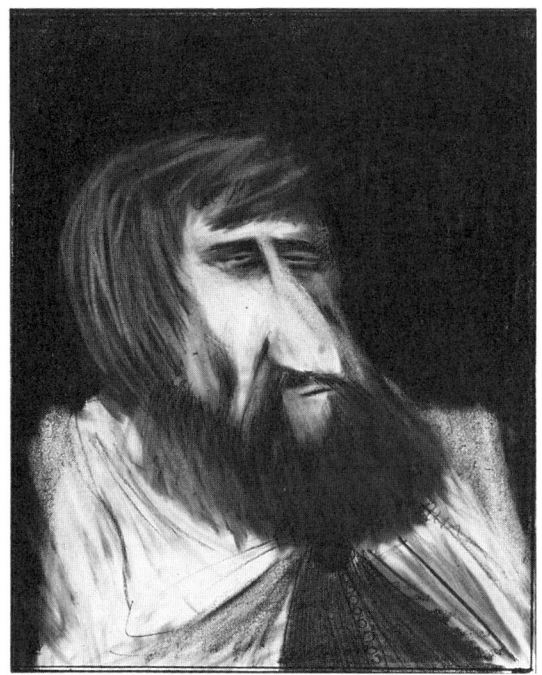

Arnold von Villanova 1240–1311

ARNOLD VON VILLANOVA

Eine der herausragenden Persönlichkeiten der Medizin des 13. Jahrhunderts ist der Spanier Arnold von Villanova (1240–1311), Leibarzt des Königs von Aragon und des Papstes Bonifaz VIII. Über hundert Bücher werden ihm zugeschrieben. Nur zum Teil haben sie Medizin zum Gegenstand. Daneben übersetzte er auch medizinische Werke aus dem Arabischen. Arnold war außerdem Alchemist und Astrologe, Diplomat und Sozialreformer. Gleich Roger Bacon erkannte er den Wert des Experiments und die Bedeutung der Naturwissenschaften. Für seine Anschauungen wurde er von der Inquisition verfolgt.

ROGER BACON

Roger Bacon (1214–1292) war zwar nicht praktischer Arzt, aber medizinisch gebildet und schrieb über medizinische Themen. In einem Traktat über die Irrtümer der Ärzte griff er die Schulmedizin an, zählte 36 Grundirrtümer der zeitgenössischen Heilkunde auf und verwies wiederum auf den Wert von Erfahrung und Experiment.

ANATOMIE –
MONDINO
DE LUZZI

Die anatomischen Darstellungen des Mittelalters waren kläglich. Eine Ausnahme bildete Mondino de Luzzi (1275–1326), der in Bologna Medizin lehrte. Sein Hauptwerk mit lateinischem Titel „Anatomia Mondini" blieb das anatomische Standardwerk bis zum Beginn der Neuzeit. Die Sektion zweier weiblicher Leichen, die Mondino 1315 in Bologna vornahm, ist die erste öffentlich durchgeführte und mit Lehrzweck verbundene Sektion menschlicher Körper in Europa. Für gerichtsmedizinische Zwecke, also zur Feststellung der Todesursache bei vermuteten Verbrechen, waren Sektionen auch schon früher vorgenommen worden.

Nach Mondino breitete sich die Übung des öffentlichen Sezierens stetig, aber sehr langsam weiter aus. Ärzte überwachten zwar die Sektionen, doch beobachteten sie in Wirklichkeit nicht, was seziert wurde; sie sahen vielmehr nur, was im Galen stand. So wurden zahlreiche anatomische Irrtümer der antiken Autoren übernommen. Erst ganz allmählich erst begann man sich aus dem Bann ihrer Autorität zu lösen.

SECHSTES KAPITEL

DIE RENAISSANCE

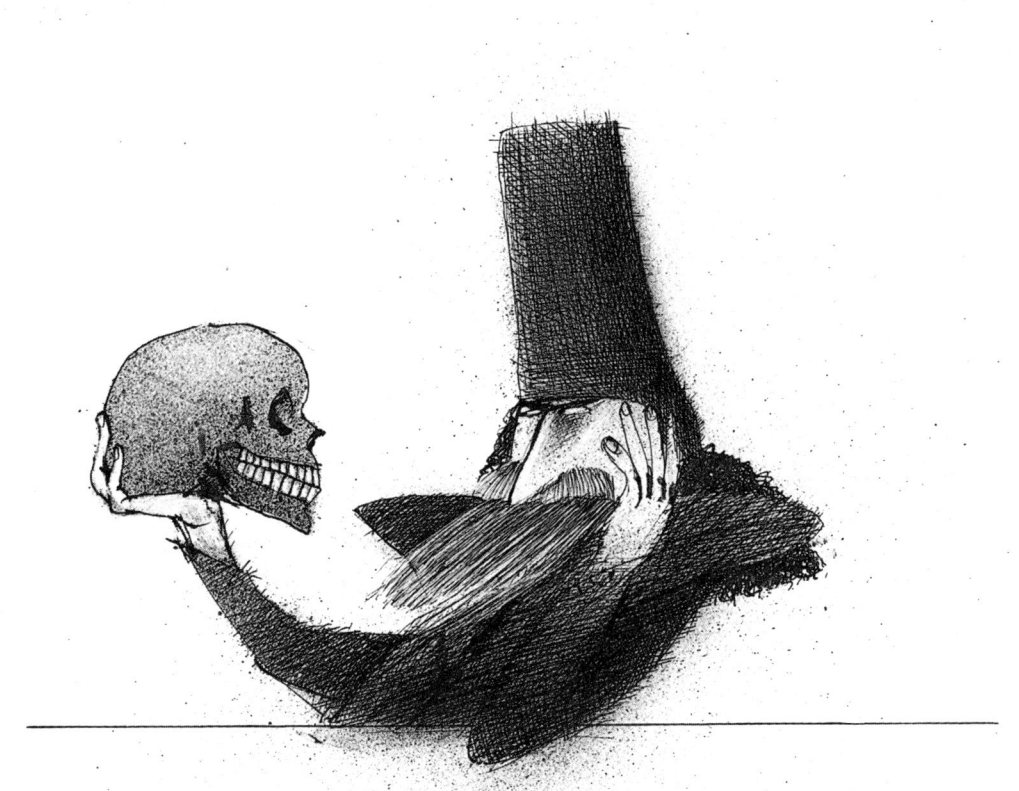

NEUPLATONISCHE EINFLÜSSE

Mit der Renaissance beginnt eine neue Geschichtsperiode, die Neuzeit. Langsame Veränderungen waren bereits im Leben des späten Mittelalters aufgetreten; sie waren jetzt nicht mehr aufzuhalten und zeigten explosiven Charakter. Jeder der folgenden Faktoren ist für die Bildung der neuen Ära als entscheidend angesehen worden: die ausgedehnte Einführung des Schießpulvers mit der entsprechenden Änderung in der Kriegführung, die Erfindung des Buchdrucks, die Entdeckung des Seeweges nach Indien durch die Portugiesen und die Entdeckung Amerikas durch Kolumbus, die Einführung der Geldwirtschaft, die Eroberung Konstantinopels durch die Türken im Jahre 1453 mit der anschließenden Verbreitung griechischer Gelehrter über ganz Europa. Die Kreuzzüge hatten den mittelalterlichen Horizont erweitert, geographische Entdeckungsfahrten, möglich geworden durch die Erfindung des Kompasses, hatten das geschlossene Bild des mediterranen Kulturraumes endgültig gesprengt. Es kam Kunde von fremden Ländern, andersartigen Menschen, von seltenen Pflanzen und Tieren. Man wendet sich mit erwachender Neugier allem Neuen zu, man entdeckt die Schönheiten der diesseitigen Welt. Die italienischen Städte werden durch den wiedererstarkenden Mittelmeerhandel reich und mächtig. Es entstehen die Stadtstaaten mit einem selbstbewußten Bürgertum, welches ebenso gerne die antiken heidnischen Dichter wie die alten Philosophen und Ärzte liest und pflegt.

Die frühesten humanistischen Ärzte wirkten zumeist an den oberitalienischen Universitäten oder waren zumindest deren Absolventen. Besonders nach der Ankunft der griechischen Gelehrten aus Konstantinopel nahm die italienische Philosophie andere, nämlich neuplatonische Züge an, und das aristotelische Denken verfiel. Das übertrug sich unmittelbar auf die Medizin und bedeutete, daß das Studium des Hippokrates und eine unvoreingenommene Betrachtung natürlicher Erscheinungen die Oberhand gewannen, während Galenismus und Scholastik zunehmend in Mißkredit gerieten. Intensiver Individualismus und ein neuer Realismus charakterisieren das Neue auf allen Gebieten.

Die Zeit war jedoch voller Widersprüche. Die Renaissance war nicht nur das Zeitalter glänzenden künstlerischen Schaffens und die Wiege der modernen Medizin und Wissenschaft, sie war auch das Zeitalter extremen Schmutzes in den Städten und unter den Menschen, der weiten Verbreitung von Krankheiten, intensiven Aberglaubens und einer der beschämendsten Episoden unserer Kultur, den Hexenverbrennungen. Die Kunst war eines der ersten Gebiete, auf das der neue Realismus Einfluß gewann, und die Medizin empfing starke Impulse aus der Kunst. So wurden gegen Ende des 15. Jahrhunderts die tausend Jahre alten schematischen Illustrationen in den Anatomiebüchern durch neue realistische Abbildungen ersetzt.

Leonardo da Vinci (1452–1519), gleichermaßen begabt als Künstler, Wissenschaftler und Ingenieur und wahrscheinlich eines der größten Genies, die die Menschheit je hervorbrachte, hinterließ eine Vielzahl anatomischer Zeichnungen von beispielloser Qualität, die sich auf zahlreiche Sektionen gründeten. Dieses Universalgenie unter den Künstlern der Renaissance kam zunächst ganz aus dem traditionellen Makrokosmos-/Mikrokosmos-Denken zur Sektion von Leichen, später suchte er in dem Bau von Menschenkörpern die Erklärung für die Leistungen der Organe und ihre Arbeitsweise zu finden. Er zieht erstmalig physikalische Gesichtspunkte zum Verständnis der Atmung, der Herztätigkeit und der Wärmebildung heran; ein ganz moderner Ansatz, weit entfernt von den ähnlichen Versuchen, die erst wieder im 17. Jahrhundert unternommen wurden.

Leonardos Aufzeichnungen wurden erst mehr als zweihundert Jahre nach seinem Tode veröffentlicht, und sein wissenschaftlicher Einfluß während seiner Lebenszeit beschränkte sich auf persönliche Kontakte.

Die Wiedergeburt griechischer Lehre und Wissenschaft – oft Humanismus genannt – wurde möglich durch das Einströmen griechischer Gelehrter, die aus den türkisch besetzten Ländern geflüchtet waren. Diese Wiedergeburt gab den westlichen Gelehrten Gelegenheit, ihre mangelhaften Übersetzungen aus dem Arabischen mit den griechischen Originalquellen zu vergleichen. Soweit solche philologische Forschung überkommene Ansichten erschütterte, hatte sie einen progressiven Einfluß auf die Entwicklung der Medizin. Andererseits blieb die drückende Autorität Galens, wenn auch in neuem Gewande, bestehen.

Die Botanik gehörte zu den ersten Gebieten, die aus der neuen Situation Nutzen zogen. Diese Entwicklung war in einer Zeit, in der die Therapie im wesentlichen auf pflanzliche Arzneimittel gegründet war, für die Medizin von größter Bedeutung. Die ersten medizinischen Bücher, die gedruckt wurden, waren Kräuterbücher. Die Grundlage für die neue Botanik wurde im 16. Jahrhundert durch die deutschen Protestanten

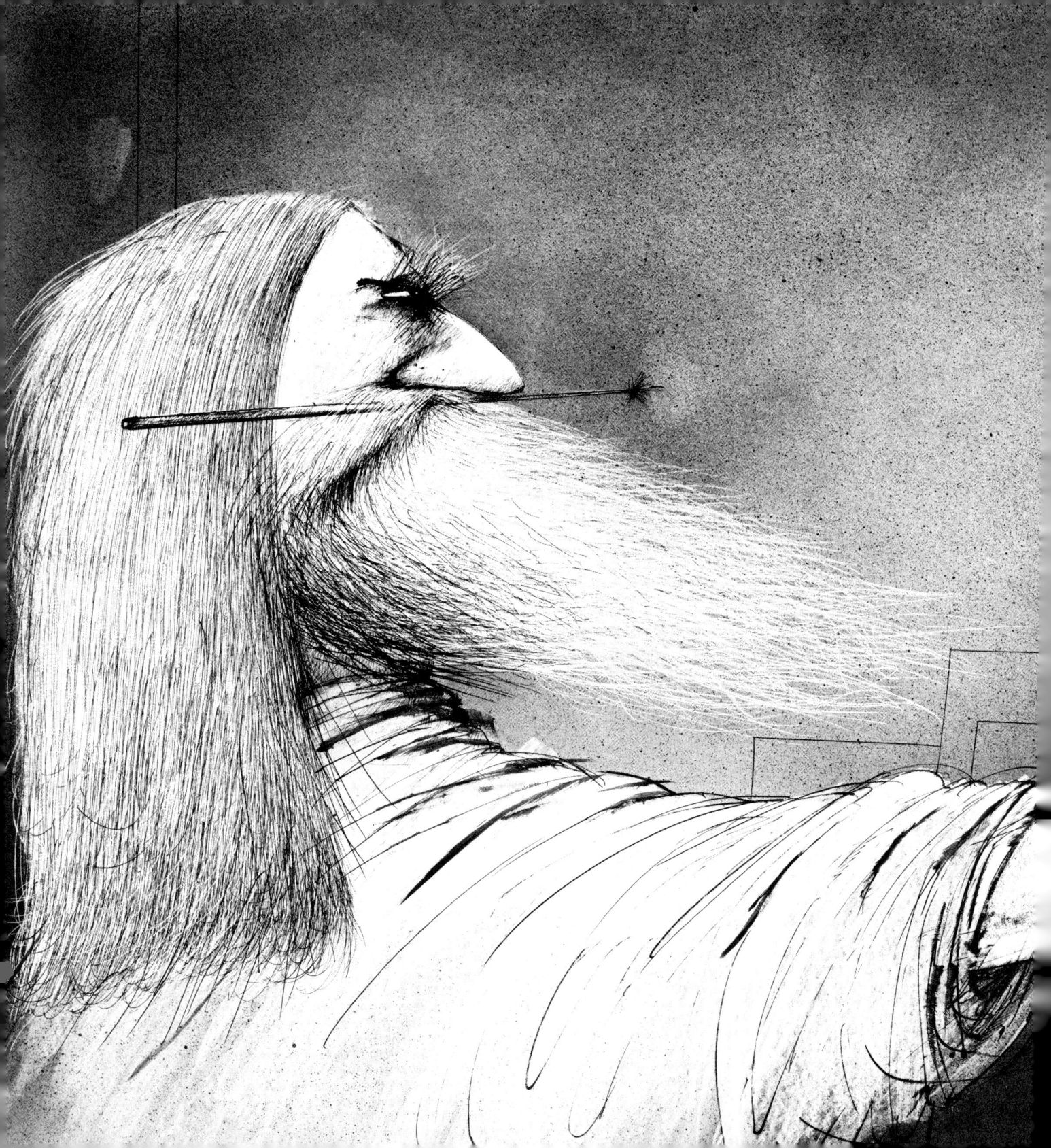

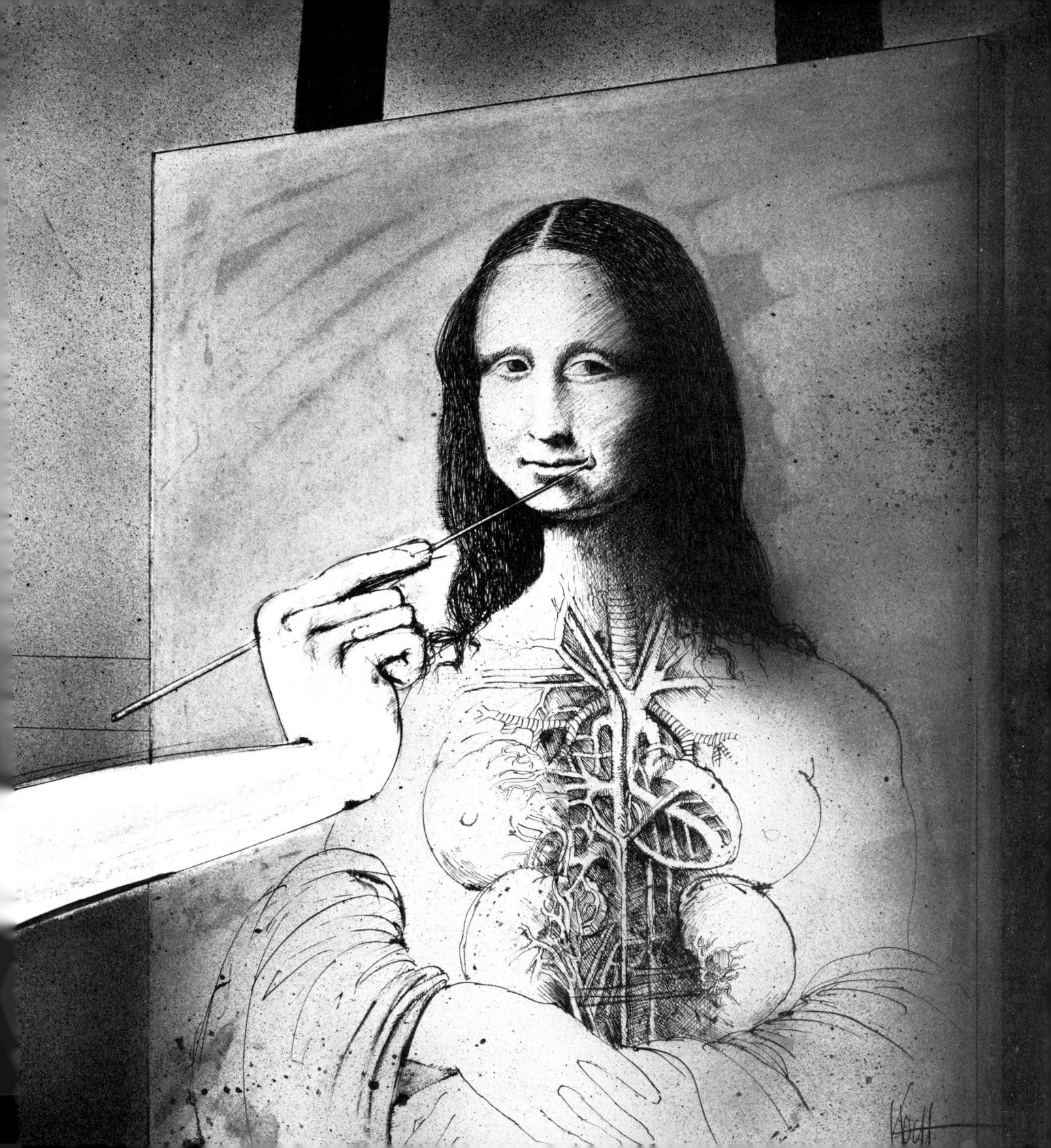

Otto Brunfels (1488–1534), Leonhard Fuchs (1501–1566), Hieronymus Bock (1498–1554) und dem Züricher Conrad Gesner (1516–1565) gelegt. Der größte deutsche Renaissance-Botaniker war zweifellos Valerius Cordus (1515–1544), der 500 neue Pflanzenarten beschrieb und die erste neuzeitliche Pharmakopoe verfaßte.

Von großer Bedeutung für die weitere Entwicklung der Medizin im 16. Jahrhundert waren die neuen Gesichtspunkte in der klinischen Beobachtung und Epidemiologie. Der erste Schritt war die Kritik gegen die Araber und ihre Methoden, die berühmteste Episode dieses Kampfes, die Auflehnung Pierre Brissots (1478–1522) in Paris gegen die üblichen arabischen Methoden des Aderlasses zugunsten hippokratischer Behandlungsmethoden.

EPIDEMISCHE KRANKHEITEN

Die Medizin sieht sich im Jahre 1495 vor ein neues Rätsel gestellt. In Neapel bricht nach der Eroberung durch die französisch-spanischen Söldnerheere

Karls VIII. eine bisher unbekannte Krankheit aus, die Franzosenkrankheit oder die spanische Lustseuche. Mit Quecksilber und Quajakholz versucht man, der schnell um sich greifenden Krankheit Herr zu werden, ohne Erfolg. In England tritt eine weitere, bisher unbekannte Seuche auf, der Englische Schweiß. Die Ärzte beginnen zu erkennen, daß die antiken Meister der Medizin augenscheinlich nicht alle Krankheiten gekannt haben. Es werden Zweifel laut, und das Postament, auf dem sie autoritativ wie die Kirchenväter stehen, beginnt zu wackeln. Ein Veroneser Arzt, Girolamo Fracastoro (1493–1553), beschreibt die Franzosenkrankheit unter dem Namen der Syphilis in lateinischen Hexametern. 1546 verfaßt er eine bedeutsame Schrift über die kontagiösen Krankheiten, mit dem Versuch, die einzelnen Formen schärfer als bisher zu trennen. Man kommt langsam über die alte Medizin hinaus zu eigener Beobachtung, zur Kritik am Arabismus und den scholastischen Autoritäten.

Der größte Kliniker der Zeit war der französische Hofarzt Jean Fernel (1506–1588), gleichzeitig ein bedeutender Mathematiker und Astronom. Fernels Hauptwerk „Universelle Medizin" bestand aus drei Büchern, einer „Physiologie", einer „Pathologie" und einer „Therapeutik". Guillaume de Baillou

(1538–1616) beschrieb als erster die klinischen Symptome des Keuchhustens, führte den Begriff des Rheumatismus ein und ließ die epidemiologischen Theorien des Hippokrates wieder aufleben.

DIE ANFÄNGE DER NEUEREN ANATOMIE

Als ein Ungeheuer von Unwissenheit, Undankbarkeit und Anmaßung beschimpfte Jakobus Sylvius seinen Schüler Andreas Vesalius. Man müsse ihn exemplarisch bestrafen, damit er mit seinem Pesthauch nicht das übrige Europa vergifte. Der Urheber dieser Tiraden aber wurde zunächst verachtet und später mehr und mehr vergessen. Zu Unrecht! Denn abgesehen von seinen menschlichen sind die wissenschaftlichen Qualitäten des Jacques Dubois, der sich latinisiert Jakobus Sylvius nannte und 1478 geboren wurde, unbestreitbar. Vor allem durch zwei Leistungen hat er sich seinen Rang in der Medizingeschichte erworben. Er hat als einer der ersten Anatomen die Ablösung der „Schweineschneiderei", der Tiersektion, zugunsten der Sektion des menschlichen Körpers

durchgesetzt, um Kenntnis von dessen tatsächlichem Bau zu erhalten, und er hat die moderne anatomische Nomenklatur begründet, indem er für die arabischen Bezeichnungen Namen aus dem Lateinischen und Griechischen einführte.

Im Jahre 1543 erscheint von Kopernikus (1473–1543) das Werk „De revolutionibus orbium coelestium". Es bedeutete das Ende des mittelalterlichen Weltbildes. Erde und Mensch verlassen die Mitte der Welt. Im gleichen Jahr kommt in

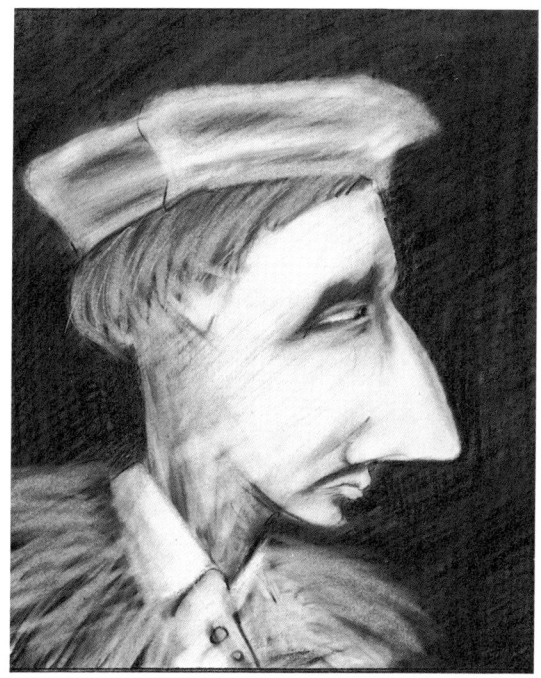

Jean Fernel 1506–1588

Basel jenes Werk des 28jährigen Andreas Vesalius (1515–1564) heraus, welches die wiedererwachte Zuwendung der Medizin zur Naturbeobachtung dokumentiert.

Seinen Nachbarn muß der Knabe fast als ein kleiner Unhold erschienen sein: Ratten und Mäuse vom Speicher, von den Dachrinnen gefallene Katzen, Maulwürfe aus dem Garten wurden von ihm auf das feinste zerstückelt. Jedoch ein Unhold war er keineswegs, auch wenn er später in seinem Leben Skelette von Galgen und Schädel aus Gräbern holen sollte. Im Gegenteil, zu all diesen „grauenhaften Aussagen" muß ihm die Ehre erwiesen werden. Als der Senat von Venedig Vesalius einen Lehrstuhl anbietet, ahnt das sonst voraussehende Gremium wahrscheinlich nicht, daß es neben einem großen Wissenschaftler der Medizin auch einem großen Förderer der Kunst das Lehramt übertrug. Er schuf mit seiner späteren Arbeit ein unschätzbares Hilfsmittel für die großen Maler, die kurz nach ihm die Weltbühne beherrschten. Es gibt sogar Kunsthistoriker, die die Fleischeslust eines Rubens mit den Vorarbeiten des Vesalius in Verbindung bringen. Wie lange nach ihm Harvey, so hatte auch Vesalius die Lehren Galens wenigstens teilweise ad absurdum geführt

Girolamo Fracastoro (1493–1553) beschreibt ▷
die Syphilis in Hexametern

78

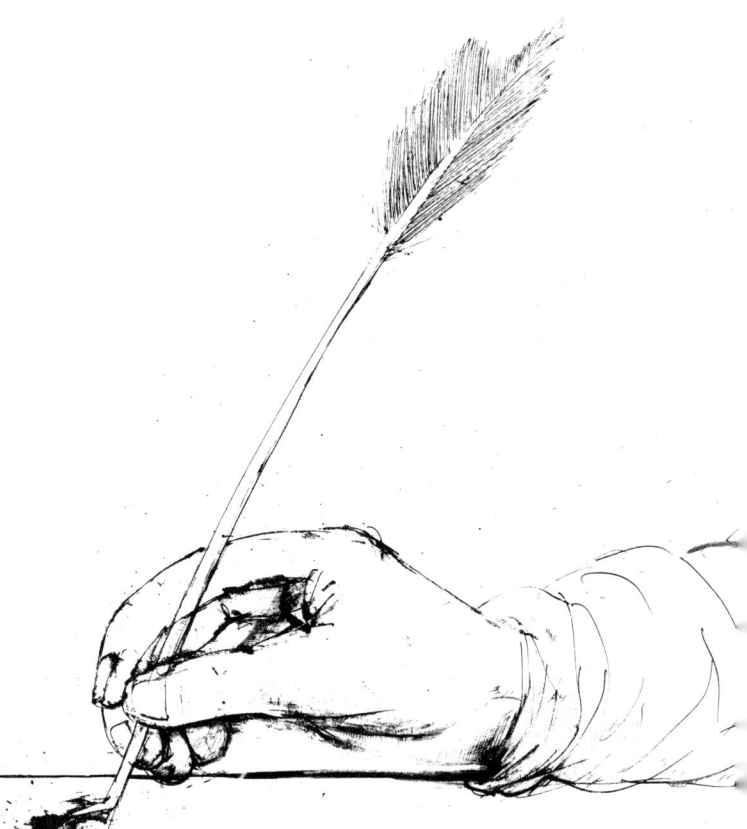

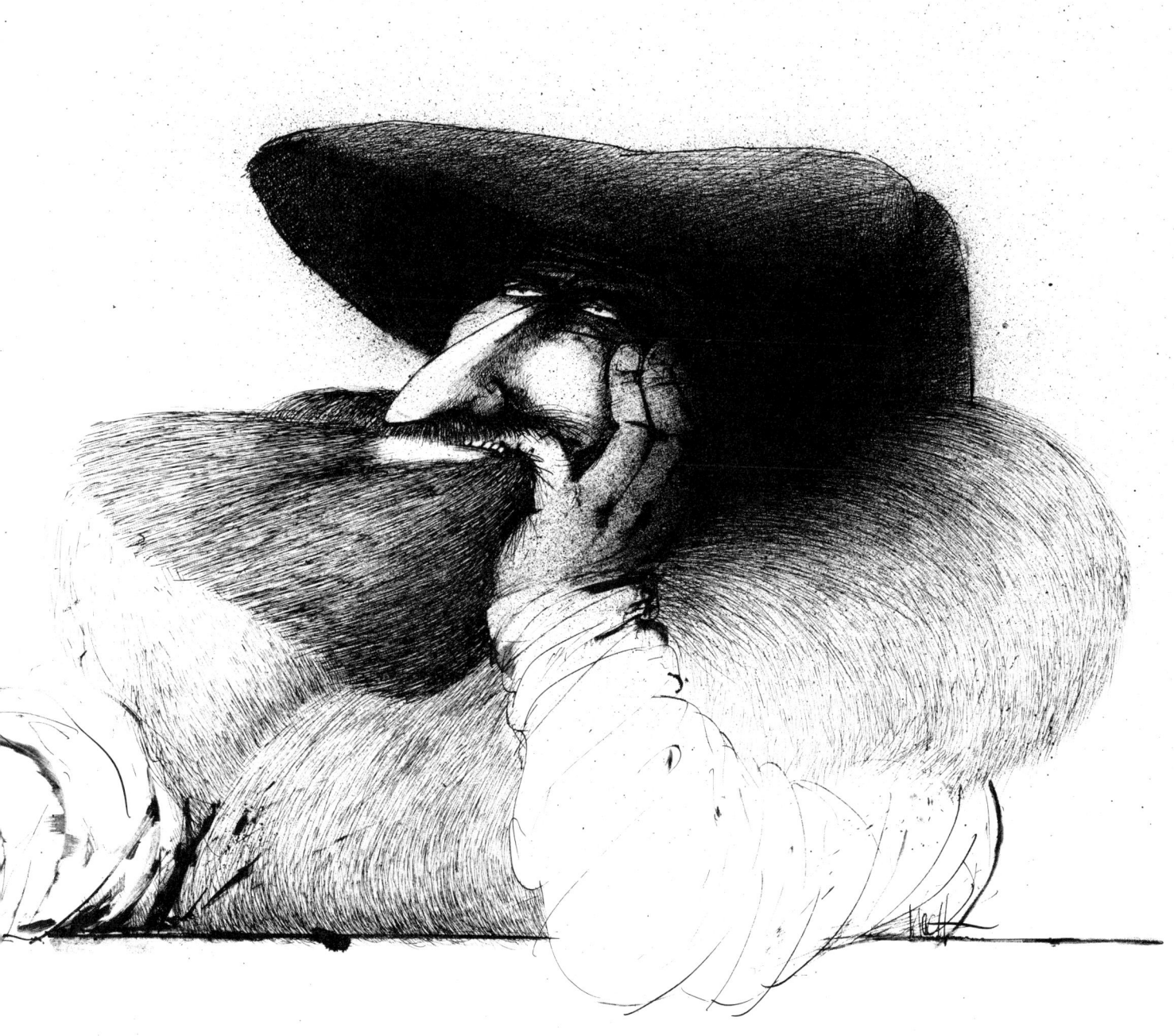

durch genaues Beobachten, Messen, Ordnen. Am Vorabend der Reformation des Martin Luther geboren, gab er der Medizin nach eineinhalb Jahrtausenden voller Irrtümer und falscher Lehrmeinungen eine neue Dimension. Neid und Mißgunst begleiteten den genialen Mann, der, als Kämpfer dem Paracelsus nicht unähnlich, die Medizin von überlieferten Lehrmeinungen und erstarrten Traditionen befreite.

Zu dem alles verändernden Schlag gegen Galen war er ins neutrale Ausland gezogen, begleitet von Maultierladungen mit Druckstöcken, die über die Alpen transportiert werden mußten.

663 Seiten umfaßte das Werk und mehr als 300 Illustrationen. Doch auch dieses Mammutwerk: „De humani corporis fabrica", „Über den Bau des menschlichen Körpers" konnte die Mauern des Medizingebäudes, das der Mann aus Pergamon errichtet hatte, nicht endgültig einreißen. Vesalius weist in diesem mit über 300 ausgezeichneten Holzschnitten illustrierten Werk über die Anatomie nebenbei nach, daß Galen in vielen Fällen nicht nur unvollständig war, sondern auch Falsches gelehrt hat. Obgleich man schon vor Vesalius viele Sektionen ausgeführt hatte, kam man – gebannt durch die Autorität Galens – nicht zu eigener Beobachtung. Man mußte erst lernen,

daß Glauben und Wissen in der Medizin etwas Verschiedenes bedeuten.

Vesalius war der größte Anatom des 16. Jahrhunderts, doch war er keineswegs der einzige von Bedeutung. Zu nennen sind: Eustachius (1524–1574), der die Tuba Eustachii, die Nebennieren, den Ductus thoracicus und den Nervus abducens beschrieb. Des weiteren ist Fallopius (1523–1562) zu nennen, der die weiblichen Geschlechtsorgane und die Bogengänge des Ohres beschrieb.

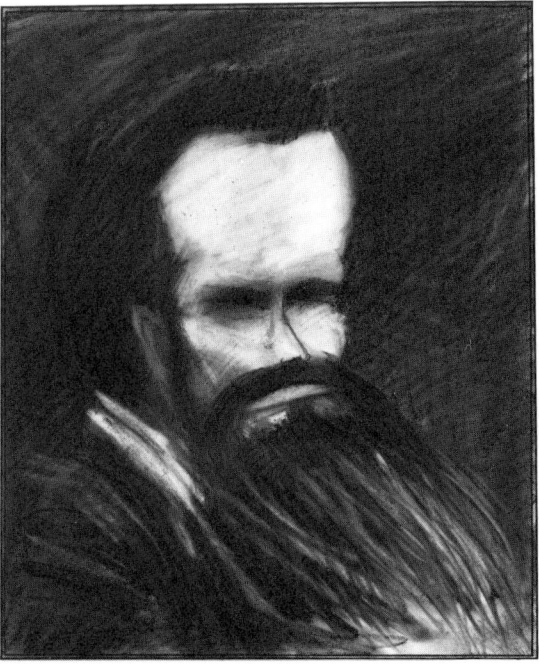

Andreas Vesalius 1515–1564

Fabricius ab Aquapendente (1547–1619) beschrieb die Venenklappen, die später als wichtiges Argument für die Harveysche Theorie des Blutkreislaufes dienten.

Das 16. Jahrhundert wird oft zutreffend als das Jahrhundert der Anatomie bezeichnet. Aber es war mehr als das: Es war ein Jahrhundert des schöpferischen Handelns, des Glaubens, der überströmenden Begeisterung. Alles Erreichte ist lediglich Ausgangspunkt zu neuem Streben, Forschen und Wagen.

DIE CHIRURGIE

In den sehr gelehrten Disputen, welche das Mittelalter und die Scholastik erfüllen, hatte die klinische Medizin wenig Fortschritte gemacht. Sie mußte erst wieder das Niveau der Antike erreichen. Das dürfte etwa um 1500 der Fall gewesen sein. Allerdings hatte, wie bereits geschildert, die Tätigkeit der Kleriker in der Medizin zu einer Abtrennung der ganzen Wundmedizin, Chirurgie und Geburtshilfe von der restlichen (inneren) gelehrten Medizin geführt. Wundärzte, Bader, Feldchirurgen und Scharfrichter besorgten das Aderlassen, Schröpfen, die Hautbehandlung, das Amputieren, Operieren, das Einrenken und dergleichen. Hebammen sorgten recht und schlecht für das Wohlergehen der Mütter während der Geburt. Mit der Wiederbelebung der Anatomie wächst auch das Interesse an der Chirurgie, die aufgrund der Bemühungen der einfachen Barbierchirurgen auf ein höheres Niveau gelangte.

Die Einführung des Schießpulvers führte zu einer gesteigerten Nachfrage nach Chirurgen und stellte diese vor neue Probleme, die nicht durch philologische Studien der Alten gelöst werden konnten.

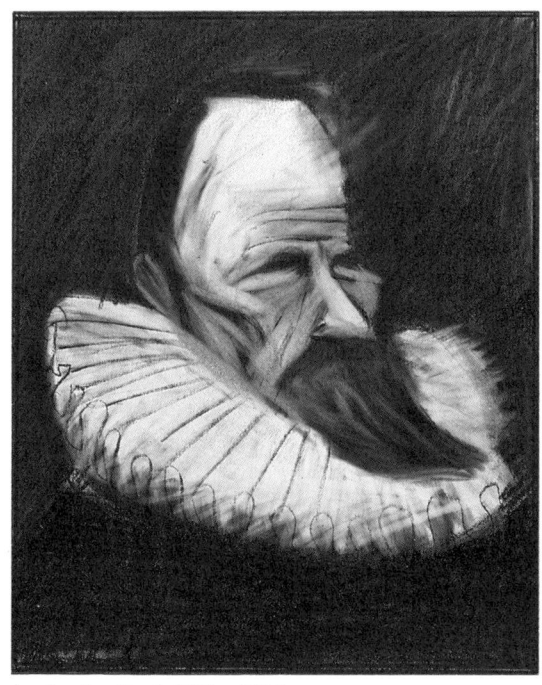

Ambroise Paré 1510–1590

81

Die Heereschirurgen Brunschwig (1450–1512) und Gersdorff (Ende 15., Anfang 16. Jh.) gingen in ihren chirurgischen Schriften, die sie in ihrer Muttersprache verfaßten, ausführlich auf Schußwunden ein. Auch der größte Chirurg der Renaissance, Ambroise Paré (1510–1590), erntete auf diesem Gebiet seine ersten Lorbeeren.

1510 als Sohn eines Kammerdieners und Barbiers geboren, waren die Weichen für sein Leben gestellt: Der Knabe mußte zu einem Barbier in die Lehre, um später den kleinen väterlichen Laden übernehmen zu können. Der ganz außerordentlich intelligente und schwache Junge lernte nur allzu schnell, was noch zum Handwerk gehörte: Geschwüre ausschneiden, Aderlassen, Schröpfköpfe ansetzen und Warzen ausbrennen. Lesen und Schreiben hatte er, ungewöhnlich für einen Handwerksburschen, ebenfalls schnell gelernt. Der von ersten Erfolgen beflügelte Wissensdurst und seine Begier zu lernen ließen ihn alsbald nach Paris ziehen, wo er am Hôtel Dieu als Bader arbeitete. Genauer: als Chirurg zweiter Klasse. Ein Vorzug, den er nicht nur seiner ungemein geschickten Hand, sondern auch dem Wohlwollen des Spitalvorstehers verdankte.

Paré war gerade 26 Jahre alt, als der Krieg zwischen Franz I. und Karl V. ausbrach.

Von nun an sollte das Leben des Barbierchirurgen sich ändern zum aufregenden Leben des Feldschers. Statt auszubrennen, salbt er, statt die Wunden mit heißem Öl zu begießen, verschafft er Linderung und Heilung. In nur wenigen Jahren avanciert er zum Heereschirurgen und wird von der Truppe abgöttisch verehrt. Er wird sogar von Vesalius' Lehrer Dubois einer ausführlichen Disputation für wert befunden und veröffentlicht schließlich ein Werk über die Behandlung von Schußwunden. Nachdem er so hervorragende Ideen wie die Gefäßunterbindung bei Amputation oder die Substitution durch geschmiedete Prothesen auch realisiert hatte, wurde er auf königlichen Befehl als Meisterchirurg in die Gesellschaft der Chirurgen aufgenommen.

PARACELSUS

Der entscheidende Vorstoß gegen die galenische Tradition kam von einem Mann, der die Humoraltheorie selbst angriff, von Philippus Aureolus Theophrastus Bombastus von Hohenheim oder, wie er sich selbst nannte, Paracelsus.

Verband nach Nasenersatzoperation ▷
aus der Armhaut (16. Jahrhundert)

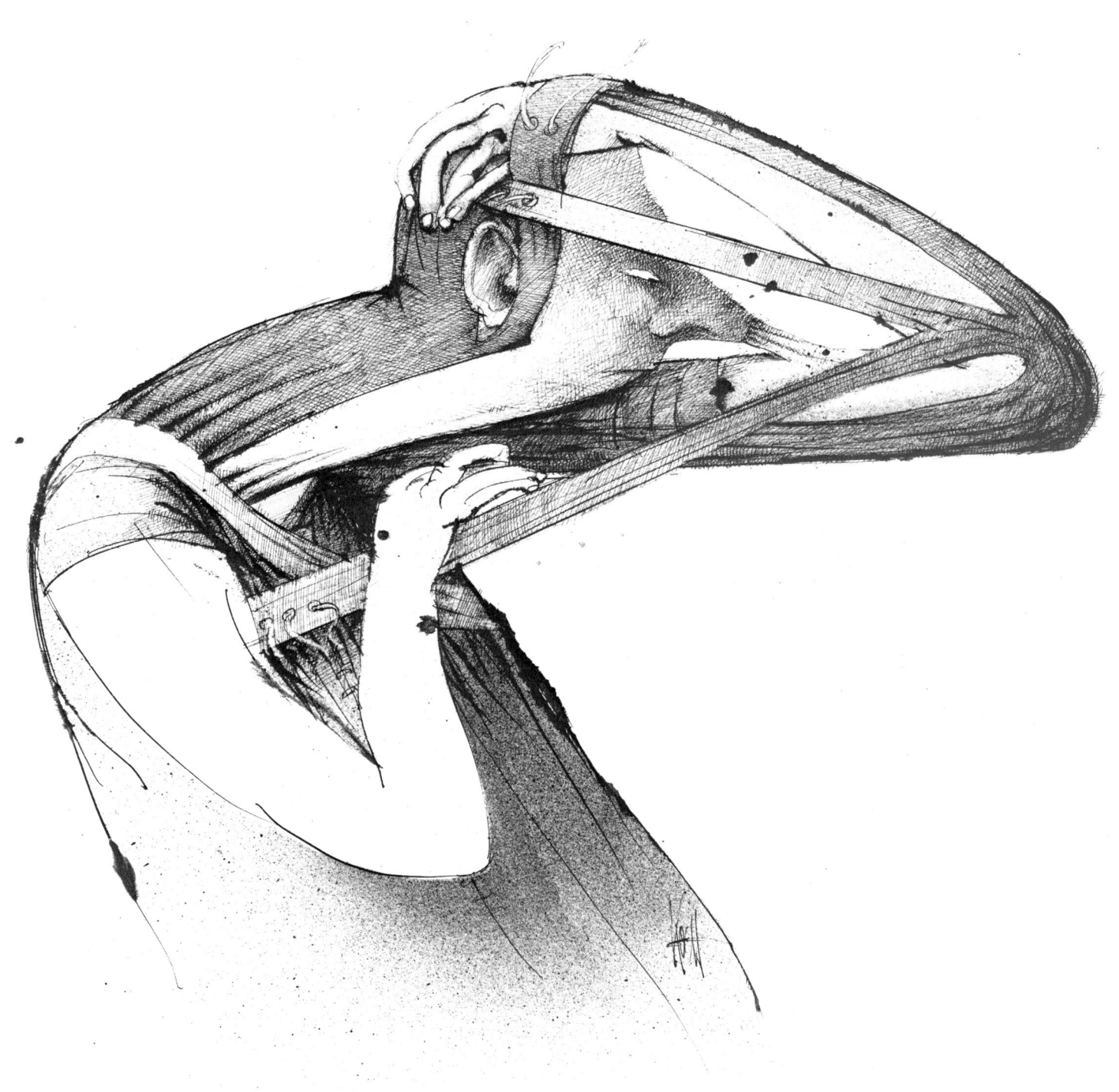

1493 in Einsiedeln in der Schweiz geboren, groß geworden in Villach, studiert und promoviert in Italien, durchzieht dieser Mann sein Leben lang als Arzt, Gesundheitsprediger, Rebell der Medizin und Schriftsteller den süddeutschen Raum. Verfolgt von den Ärzten, die er schmäht und deren Meisterwerke er 1527 auf dem Marktplatz zu Basel öffentlich den Flammen übergibt, schreibt er Werk um Werk. Seine Lehre baute auf naturphilosophischen und alchemistischen Vorstellungen auf. Er glaubte, daß

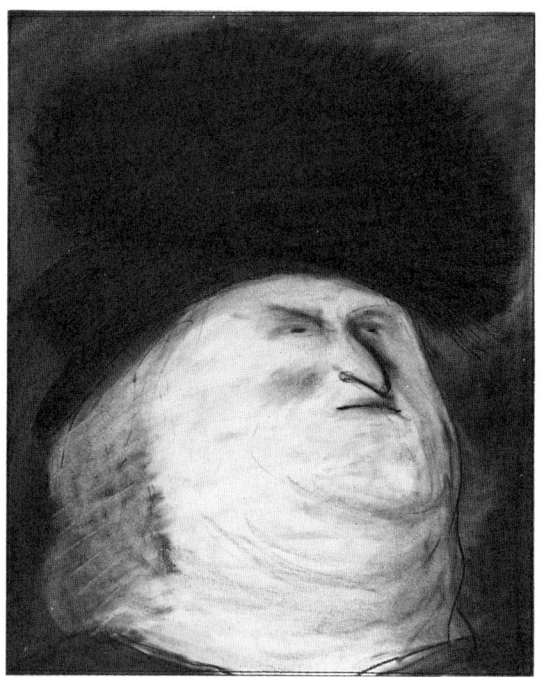

Paracelsus 1493–1541

84

bestimmte chemische und vitalisierende Kräfte im menschlichen Organismus wirken, die er mit Schwefel, Salz und Quecksilber bezeichnete. Sie sollen vom „Geist des Lebens", dem „Archaeus", gesteuert werden, während in der Atmosphäre eine weitere Kraft, das „Chaos", existiert.

Als Anhänger der Makro-/Mikrokosmos-Idee postulierte er drei Seinszustände, die „Entia" der göttlichen, seelischen und materiellen Sphäre. Krankheiten konnten nach ihm von astralen Bedingungen abhängen. Von seinen Krankheitsgruppen wurden die „tartarischen Krankheiten", insbesondere degenerative und Steinleiden, die bekanntesten. Seine spirituelle Krankheitsauffassung versucht, auch in den Hilfsmitteln deren geistige Wirksamkeit zu enträtseln. Er spricht daher von „Arcanis". Sie beseitigen die Krankheitsbedingungen. Neben Aderlaß und Steinschnitt sind es die okkulten Qualitäten der Mittel, die wirksam sind. In seinem Therapieschatz bevorzugte er einfache, einheimische Heilmittel, weil er glaubte, daß Gott in jedem Land auch die Heilkräuter wachsen lasse, die gegen dort auftretende Krankheiten wirksam wären. Seine Forderung war, aus Pflanzen und Mineralien die wirksamen Essenzen (Wesenhaftigkeiten) zu isolieren. Zu den Arcanis gehören Quecksilber, Spießglanz, Blei, Eisen, Kupfer, Arsen,

Schwefel, Borax. Besonders hoch schätzte er die Opiate (Laudanum) ein. Paracelsus bekämpfte die Polypragmasie der arabischen Rezepturen zugunsten der Simpliciaverwendung. Aus den früheren Dekokten, Extrakten und Sirupen wurden die Essenzen und Tinkturen.

Seine medizinischen Erfolge waren außerordentlich. 1530 legte er dem Rat der Stadt Nürnberg eine klinische Abhandlung über die Syphilis vor, in der er die Ansicht vertrat, die Krankheit könne durch kleine, sorgfältig dosierte Mengen Quecksilber geheilt werden. Auch wies er nach, daß die Staublunge der Bergarbeiter auf das Einatmen von Metallstaub zurückzuführen sei. Unter den zahlreichen medizinischen Arbeiten des Paracelsus ist die „Chirurgia magna" zu nennen, ein voluminöses, an empirischen Erkenntnissen reiches Buch, das in mehreren Fassungen, der letzten 1536 in Augsburg, erschien. Da Paracelsus wohl die anatomischen Grundlagen fehlten, ist in der „Chirurgia magna" von keiner einzigen Operation die Rede. Allerdings werden zahlreiche Neuerungen in der Behandlung von Geschwüren und Wundinfektionen angeführt. So lehnte Paracelsus die Säuberung der Wunden mit Ätzmitteln ab wie auch das Kauterisieren mit dem Brenneisen.

Im Weltbild des Paracelsus erneuert sich noch einmal der Makrokosmos-/Mikrokosmos-Gedanke der Antike und der Scholastik, wenn auch erweitert durch Hinwendung zur Naturbeobachtung, zum Studium der Heilwirkungen der Metalle, der Pflanzenarcana. So steht Paracelsus auf der einen Seite tief im Denken des Mittelalters mit seinem von Transzendenz und Magie beschwerten Weltbild, aber auf der anderen Seite verwirft er die alten Autoren, ohne einen brauchbaren Ersatz zu bieten. Ja er verwirft Anatomie und Physiologie und verkennt in tragischer Weise all jene wichtigen Ansätze, die in seiner Zeit in dieser Hinsicht schon gemacht wurden. So steht er schließlich als ebenso anziehende wie erschütternde Kämpfergestalt vor uns. Ein Rebell, der auf falscher Front kämpft.

Im Jahre 1541 starb Paracelsus in Salzburg. Er verkörperte das Ende des Mittelalters in der Medizin und war ein Licht für die beginnende Neuzeit. Mit Paracelsus beginnt Hippokrates wieder zum Lehrmeister zu werden, und die ärztliche Wissenschaft fängt wie andere Wissenschaften an, sich an den Geist der Alten statt an die Buchstaben ihrer Werke zu halten.

SIEBTES KAPITEL

DAS 17. JAHRHUNDERT

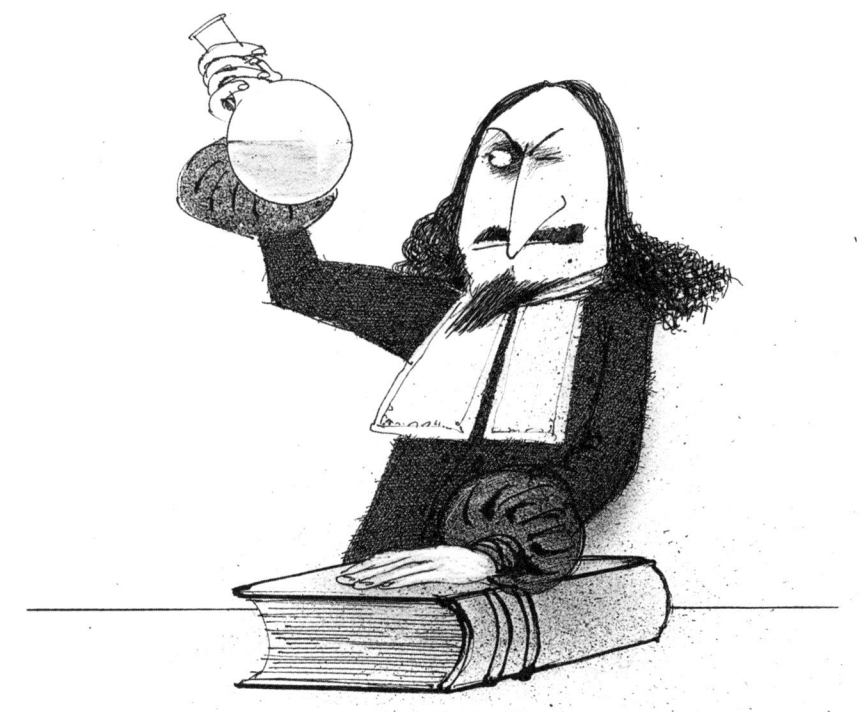

DER BEGINN DER PHYSIOLOGIE UND DIE ENTDECKUNG DES BLUTKREISLAUFS

Das 17. Jahrhundert – die Zeit des Barock, des 30jährigen Krieges, der Gegenreformation, der Vollendung des fürstlichen Absolutismus – ist zugleich ein Jahrhundert intensiver naturwissenschaftlicher Bemühungen und großer Erfolge, z.B. in der Physik, Chemie und Physiologie. Ein Hinweis auf Galilei (1564–1642), Kepler (1571–1630), Boyle (1627–1691), Descartes (1596– 1650), Pascal (1623–1662), Newton (1642–1727) mag das belegen. Man wendet sich mit Eifer dem Experiment, den quantitativen Messungen zu. Man gründet wissenschaftliche Akademien und Zeitschriften. Die Neuzeit bricht an, und neben Staat, Religion, Philosophie und Wirtschaft tritt als neue geschichtliche Kraft die Wissenschaft. Die Medizin hat dieser Zeit Wesentliches zu verdanken. William Harvey (1578–1657) gelingt es, die antike Blutbewegungslehre Galens durch die Kreislauflehre zu ersetzen. Schon Servetus (1511–1553), den man in Genf auf dem Scheiterhaufen verbrannte, dann Colombo (1516–1559) in Padua und Cesalpino (1519–1603) hatten erkannt, daß das Blut, entgegen der Meinung Galens, nicht durch die Herzscheidewand, sondern durch die Lunge fließt. Aber erst Harvey schloß aus vielen Beobachtungen, Experimenten und Überlegungen, daß das Blut durch die Arterien zur Peripherie und durch die Venen zurück zum Herzen fließt.

Wie kam Harvey zu seinen Schlußfolgerungen? Zum einen befaßte er sich allein mit dem Fluß des Blutes, nicht mit den Vorgängen im Herz, der Leber und dem Gehirn. Er stellte auch keine Versuche über die Rolle der natürlichen vitalen und animalischen Kräfte an, die zu der galenischen Physiologie gehörten (dennoch glaubte er weiterhin, das Herz bringe Lebensgeist hervor, der im Blut wohne und der Menschenseele gleichkomme). Seine Argumente beruhten auf morphologischen Beispielen, die er aus Sektionen und physiologischen Tierexperimenten gewann. So zeigte er beispielsweise, daß das Blut wegen der Klappen im Herzen und der Venen nur in eine Richtung strömen könne. Aus der Beobachtung, daß beide Herzkammern sich zugleich zusammenzogen und ausdehnten, folgerte er, daß es zwischen ihnen keinen Druckunterschied gab, der Blut durch die dicke Scheidewand treiben könne. Zudem besaß das Septum sein eigenes Arterien- und Venensystem, das überflüssig wäre, wenn Blut durch die Wand sickerte. Ferner stellte er fest, daß sich das Herz eines Tieres nach der Entfernung weiter dehnte und zusammenzog wie ein Muskel. Anhand von Versuchen an einer lebenden Schlange demonstrierte Harvey die Richtung der Strömung zum Herzen hin in der großen Vene (Vena cava) und vom Herzen weg in die Hauptschlagader (Aorta). Neben anatomischen Sektionen, physiologischen Beobachtungen am Menschen und direkten Versuchen mit Tieren zog Harvey auch quantitative Daten zu Rate.

Wenn das menschliche Herz 57 g Blut enthielt, was sich an Leichen feststellen ließ, und ungefähr 65 Schläge in der Minute tat, dann pumpte es in dieser Minute rund 7¼ Pfund Blut. Multipliziert mit den Minuten, die ein Tag hat, ergab das eine gewaltige Menge Blut, viel zuviel für den Körper, als daß er sie so schnell aus aufgenommener Nahrung hätte bilden können. Diese Überlegungen stützte Harvey durch Experimente an lebenden Schafen. Er zertrennte die Hauptschlagader eines Schafes und maß das in einer bestimmten Zeiteinheit ausgestoßene und aufgefangene Blut. Es wurde ihm klar, daß das Blut in einem geschlossenen Gefäßsystem zirkulierte.

Damit der Kreislauf durch eine Verbindung zwischen Arterien und Venen vollendet werde, unterstellte Harvey die Existenz von Kapillaren, obwohl er diese nicht sehen konnte. Er setzte sich mit seinen Erkenntnissen dermaßen in Gegensatz zur gängigen Lehrmeinung, daß er sie rund zwölf Jahre lang nicht publizierte. Im fernen Frankfurt am Main schließlich erscheint 1628 von dem großen Lehrer aus Cambridge ein unscheinbares Bändchen von ganzen 52 Blättern: „Exercitatio anatomica de motu cordis et san-

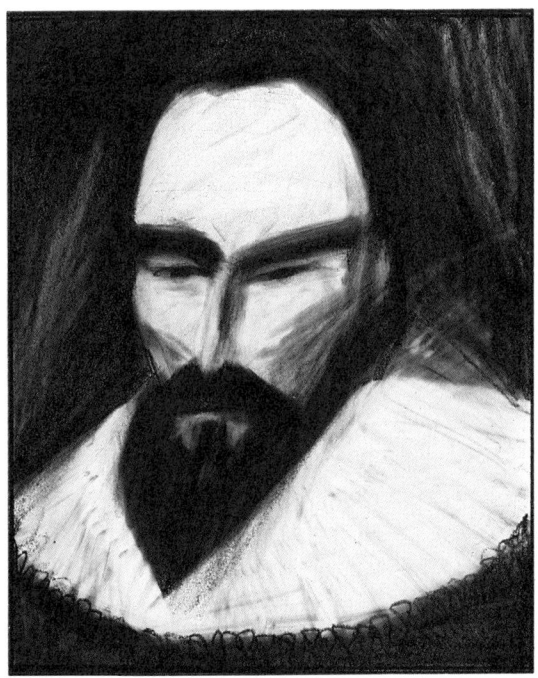

William Harvey 1578–1657

guinis". Es schlug damals in das überlieferte Lehrgebäude ein wie eine Bombe, und seine Befürchtungen, die Gründe seines Zögerns, trafen ein: Er wurde in Cambridge lächerlich gemacht und verachtet. Es sollte übrigens nicht der einzige Schicksalsschlag im Leben des William Harvey bleiben. Wegen Kriegs- und Bürgerkriegswirren war er als Arzt lange fern von London eingesetzt. Als er in seine Londoner Praxis zurückkehrt, ist alles ausgeraubt, Manuskripte, Aufzeichnungen, anatomische Studien sind gestohlen. Voller Vitalität geht er zwar an einen Neubeginn. Die Entdeckung der mikroskopisch kleinen Kapillaren gelang ihm aber nicht, sondern erst Marcello Malpighi (1628– 1694). Harveys Entdeckung setzte sich, wie erwähnt, zunächst nur zögernd durch, wurde aber durch weitere Versuche bestätigt und zog dann eine Fülle von neuen Untersuchungen nach sich. So wurde die Kreislauflehre Ausgangspunkt einer Reform der Physiologie. Hier haben neben G. A. Borelli (1608– 1679) in Italien besonders die Engländer Großes geleistet. Th. Willis (1621–1657) forschte über Gehirn- und Muskelfunktion, R. Lower (1631–1691) über die Arbeitsweise des Herzens, J. Mayow (1645–1679) über die Atmung, der Däne N. Stensen († 1682) untersuchte die Drüsen, Aselli (1581–1626), Pecquet, Bartholinus klärten die Aufgaben des Lymphgefäßsystems.

Andere beschäftigten sich intensiv mit chemischen Problemen, wie van Helmont (1577–1644) in Belgien, Hartmann († 1631), Glauber († 1670), Sennert († 1637) und Jungius († 1657) in Deutschland. Den frühesten konsequenten Versuch, die Medizin physikalisch zu durchdringen, hat Santorio Santorio (1561–1636) unternommen. Er erfand Geräte zur Messung der Körpertemperatur (ein Thermoskop) und des Pulses (Pulsilogium, Pendel mit einer Bleikugel) und interessierte sich vor allem für Stoffwechselfragen. In jahrelangen Selbstversuchen bemühte er sich, das Körpergewicht sowie die Differenz zwischen Nahrung und Ausscheidung zu bestimmen. Er entdeckte die seit Galen in Vergessenheit geratene Perspiratio insensibilis wieder.

IATROPHYSIK UND IATROCHEMIE

Die Spuren des mathematischen und mechanischen Erkenntnisideals, wie es Descartes formulierte, sind auch in der Medizin des 17. Jahrhunderts deutlich erkennbar. Die Gedanken Descartes' und

Schädeltrepanation ▷

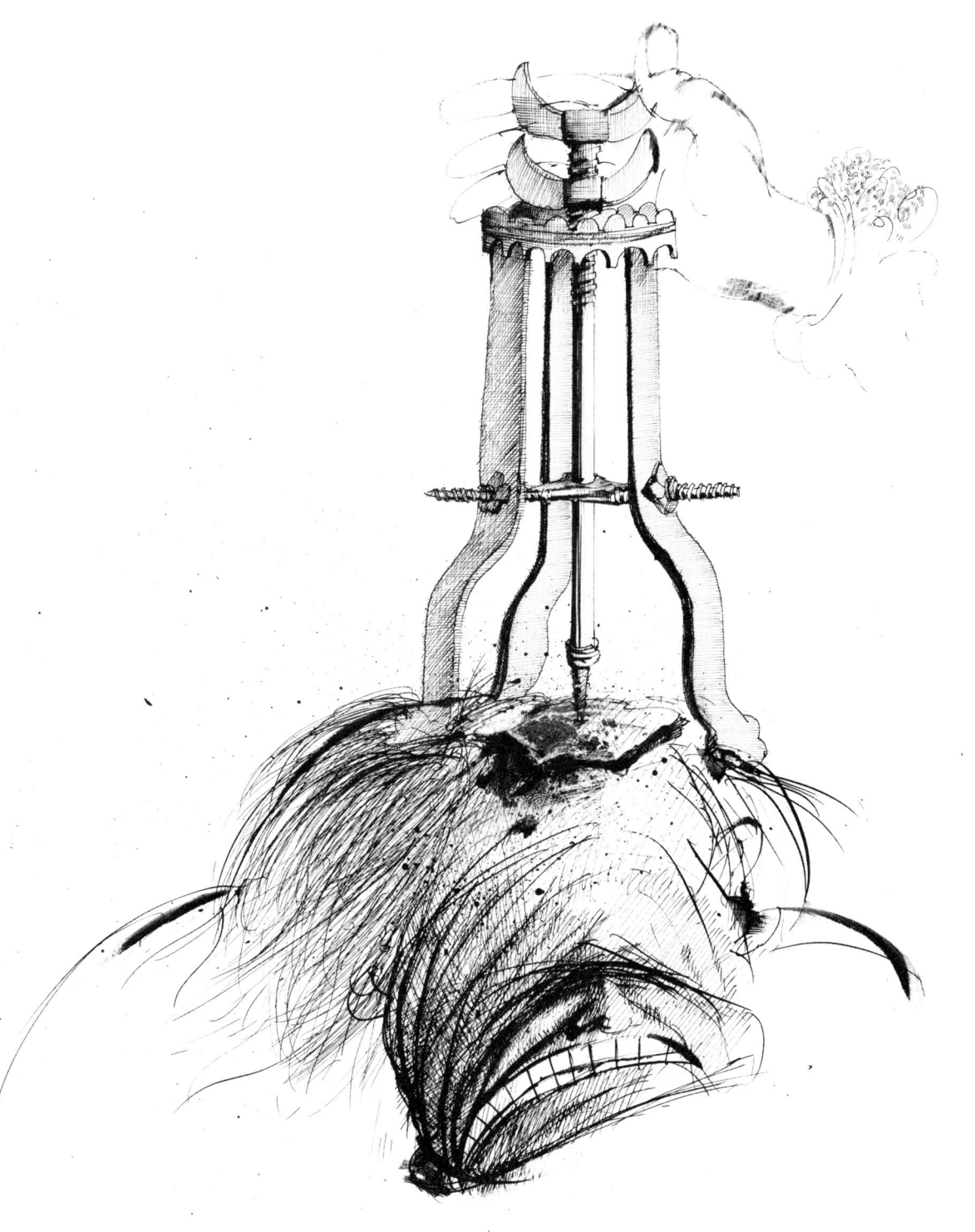

der Aufschwung der Physik und Chemie führten dazu, daß man auch in der Medizin versuchte, die Funktionen des Organismus wie eine Maschine zu verstehen und aus den Gesetzen der Physik und Chemie abzuleiten. Aus diesem Bestreben gingen die beiden Schulen der Iatrochemiker und Iatrophysiker hervor.

Als Stifter der ersten gilt François de le Boë, genannt Sylvius (1614–1672), in Leiden, als Begründer der zweiten Giovanni Alfonso Borelli (1608–1679). Sylvius war nicht der erste, der chemische Gesichtspunkte in die Heilkunde brachte, aber er tat es erstmals systematisch. Sylvius versuchte, die Krankheiten nach Azidose oder Alkalose zu klassifizieren. Wenn für Borelli die Nierenfunktion z.B. ein rein mechanisches Problem war, so war sie für Sylvius ein rein chemisches.

Robert Boyle (1627–1691) ist zu danken, daß die Chemie von der Mystik der Alchemie befreit wurde und sich zu einer theoretischen Wissenschaft erhob. Er entdeckte, daß das Leben nicht von der Luft im allgemeinen, sondern vielmehr von einem einzigen Bestandteil der Luft abhängt. G. Baglivi (1668–1707) aus Italien versuchte, mechanisch-physikalische Prinzipien auf die Erklärung der Organfunktionen zu übertragen.
Beiden Bewegungen, Iatrophysik und Iatrochemie, war kein dauerhafter Erfolg

beschieden. Dennoch ist ihre Geschichte interessant, weil sie die Gefahren einer vorzeitigen Anbindung grundlegender wissenschaftlicher Daten an die klinische Medizin aufzeigt.

Jean-Baptiste van Helmont (1577–1644) führte ein sehr fruchtbares Kriterium in das Gebiet der Verdauungsphysiologie ein. Er beschrieb die Verdauung als eine Reihe von Gärungen.

Ein weiterer Pionier der Verdauungsphysiologie war Reinier de Graaf (1641–1673), ein Schüler des Arztchemikers Sylvius und ein Freund von Leeuwenhoek. Er führte Versuche an Pankreas und Gallenblase von Hunden durch.

Das wichtigste Ereignis in der makroskopischen Anatomie des 17. Jahrhunderts war vermutlich die Entdeckung des lymphatischen Systems, über das Aselli (1622), Pecquet (1651), Bartholinus (1652) und Rudbeck (1653) berichteten. Unter den Namen von Anatomen des 17. Jahrhunderts, die noch in anatomischen Bezeichnungen fortleben, sind hier Wirsung, Bartholinus, Cowper, Meibom, Brunner, Peyer, Stensen und de Graaf zu erwähnen. Die Tatsache, daß die Strukturen, denen diese Namen beigelegt wurden, vorwiegend in das Reich der Gänge und Drüsen gehören, (Wirsungscher Gang, Brunnersche Drüsen, Graafsche Follikel) zeigt, daß diese Organe im Mittelpunkt des Interesses der Anatomen des 17. Jahrhunderts standen. Das Interesse an Drüsen war vielleicht ein Ergebnis der beherrschenden iatrochemischen Richtung der Zeit.

DAS MIKROSKOP

Eines der wichtigsten Ereignisse in der Medizin und der Wissenschaft des 17. Jahrhunderts war die Erfindung des Mikroskops. Wie kaum ein anderes Instrument hat es die Entwicklung der Wissenschaften beeinflußt. Mit seiner Einführung begann eine neue Epoche. Mehrere können auf den Ruhm der Erfindung Anspruch erheben, vor allem der Holländer Cornelius Drebbel und die Brillenschleifer Hans und Zacharias Jansson. Auch Galilei hat sich mit dem Gedanken an ein Mikroskop beschäftigt. Was das Mikroskop für das Studium der lebenden Substanz bedeutet, sprach als erster Robert Hooke (1635–1703) aus. Er beschreibt als erster, daß die scheinbar einheitliche pflanzliche Substanz des Flaschenkorks in Wirklichkeit aus kleinen Kasten oder Zellen zusammengesetzt sei. Neben der Entdeckung der Sache schuf er mit dem Wort Zelle auch gleich ihre bleibende Bezeichnung. Neben Hooke ist der Delfter Tuchhändler Antoni van Leeuwenhoek (1632–1723) zu nennen, der etwa 200 Mikroskope selber baute und damit Infusorien, Spermatozoen und Blutkörperchen sah. Und schließlich Marcello Malpighi (1628–1694), der Freund Borellis, der als eigentlicher Schöpfer der mikroskopischen Anatomie betrachtet wird. Sein Name ist noch immer an das „stratum germinativum" der Epidermis, die Milzkapsel und die Milzkörperchen geknüpft. Aber auch um die Embryologie und die Lehre von den Drüsen hat sich Malpighi verdient gemacht, beides Objekte, für die das 17. Jahrhundert sich brennend interessierte. Die Embryologie interessierte als Wissenschaft vom Werden, von der das Zeitalter des Barock entscheidende Antworten erwartete. In der Lehre von den Drüsen vereinten sich im 17. Jahrhundert verschiedene Interessen. Einmal zogen die Drüsen als Träger von Nahrungsverarbeitungsfunktionen, die bis dahin der Leber zugeschrieben wurden, Interesse auf sich. Chemisch interessierten sie mit ihrer Ausschüttung von Verdauungssäften in den Magen-Darm-Kanal und in ihrem Aspekt als wirkstoffenthaltende Phiolen. Physikalisch interessierten sie vor allem als Gefäßknäuel bzw. Filterapparate.

Die Anatomie des Dr. Tulp (n. Rembrandt 1632) v. l.: ▷ Galen, Koch, Vesal, Harvey, Sauerbruch, Paracelsus, Roentgen, Tulp, Hippokrates

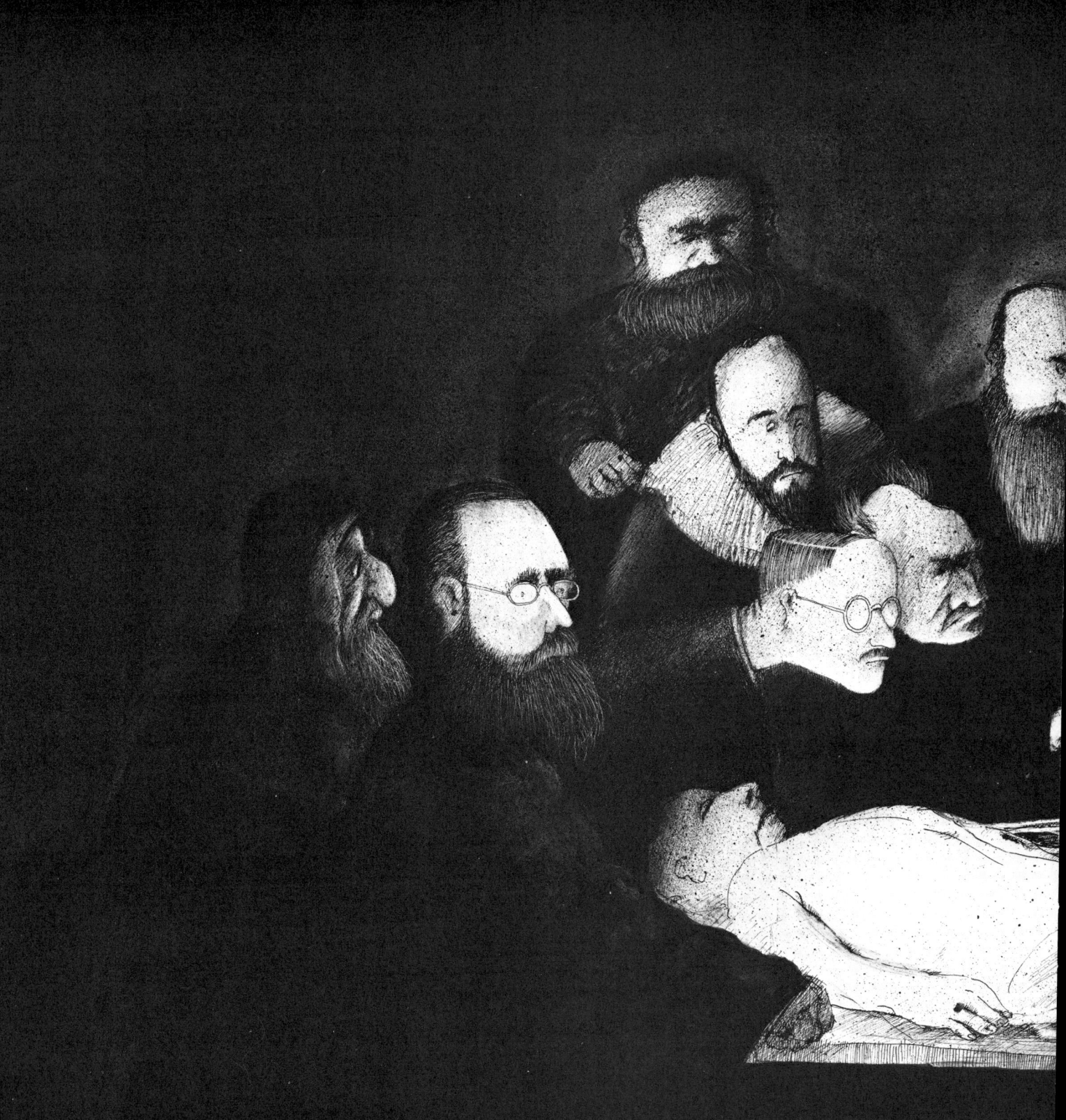

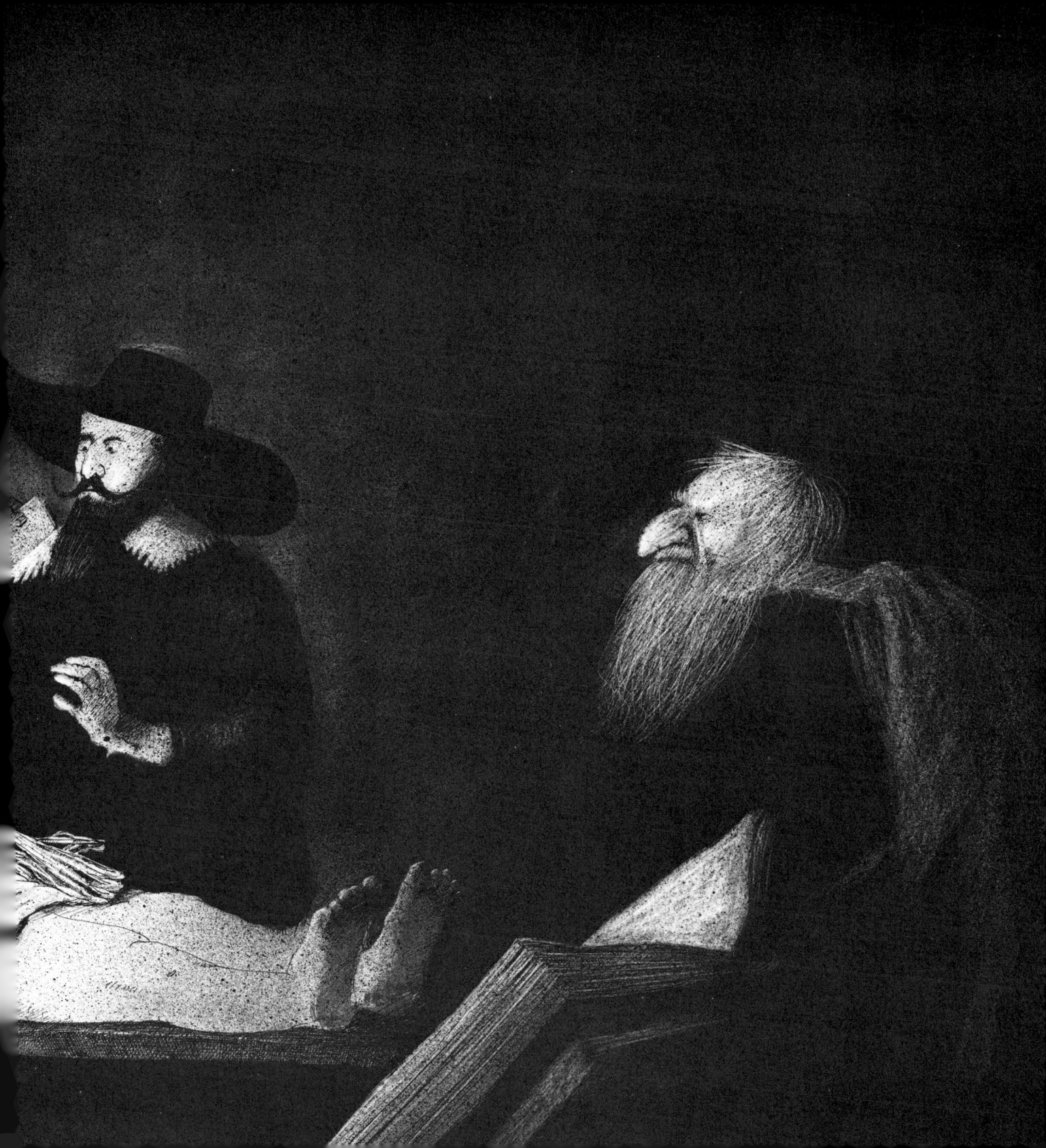

KLINIK

Viele klinische Leistungen des 17. Jahrhunderts beruhten auf der zunehmenden Verknüpfung pathologisch-anatomischer Daten mit klinischer Beobachtung. Eine der ersten Städte, welche die klinische Lehre, den Unterricht am Krankenbett, wieder einrichteten (1636), war Leiden, wo Sylvius lehrte. Sylvius machte das Laboratorium zu einem wesentlichen Bestandteil der Praxis und Lehre. Er erkannte in den Tuberkelknoten das Wesen der Lungentuberkulose und gab Einzelbeschreibungen zur Anatomie des Gehirns. Die seitliche Gehirngrube ist nach ihm Fossa Sylvii genannt. Durch Autopsien konnte Johann Jakob Wepfer (1620–1695) das alte Rätsel des Schlaganfalls, der plötzlichen apoplektischen Lähmung, lösen. Er wies deren Ursache durch Hirnblutung nach. Raymond Vieussens aus Montpellier erbrachte ausgezeichnete klinische, pathologische und anatomische Beschreibungen der beiden wichtigsten Erkrankungen der Herzklappen, der Aorteninsuffizienz und der Mitralstenose.

Dem für Beobachtung geschärften Blick dieser Zeit erschließen sich bei Glisson (1597–1677) das Krankheitsbild der Rachitis (1650), bei Thomas Willis (1621–1675) die Zuckerkrankheit (1673) und bei Morton die Lungenschwindsucht. John Locke (1632–1704) baute die Lehre von der Erfahrung als einziger Wissensgrundlage zum englischen Empirismus aus. In Frankreich verschmolz dieser Empirismus mit den Folgerungen der Cartesianischen Philosophie zur analytischen Methode. Ihre konsequente Anwendung am Krankenbett führte zu einem Höhepunkt der französischen Medizin am Ausgang des 18. und Beginn des 19. Jahrhunderts.

Bernardino Ramazzini (1633–1714) veröffentlichte ein klassisches Werk über Berufskrankheiten. Holländische Kliniker studierten Tropenkrankheiten. Bontius und Tulpius brachten die ersten Beschreibungen der Beriberi. Willem Piso (1563–1636) lernte von den brasilianischen Indianern die Anwendung von Ipecacuanha bei Amöbenruhr. Auch die Geburtshilfe fiel im 17. Jahrhundert immer mehr in das Gebiet des Arztes. Dies führte zu einer zunehmend wissenschaftlichen Entwicklung der geburtshilflichen Kunst. Die holländische Schule – angeführt von Hendrik van Deventer (1651–1724) – und die französische Gruppe – geführt von François Mauriceau (1637–1709) – zeichneten sich besonders aus.

Der berühmteste unter den führenden Klinikern des Jahrhunderts war Thomas Sydenham (1624–1689), ein Mann spar-

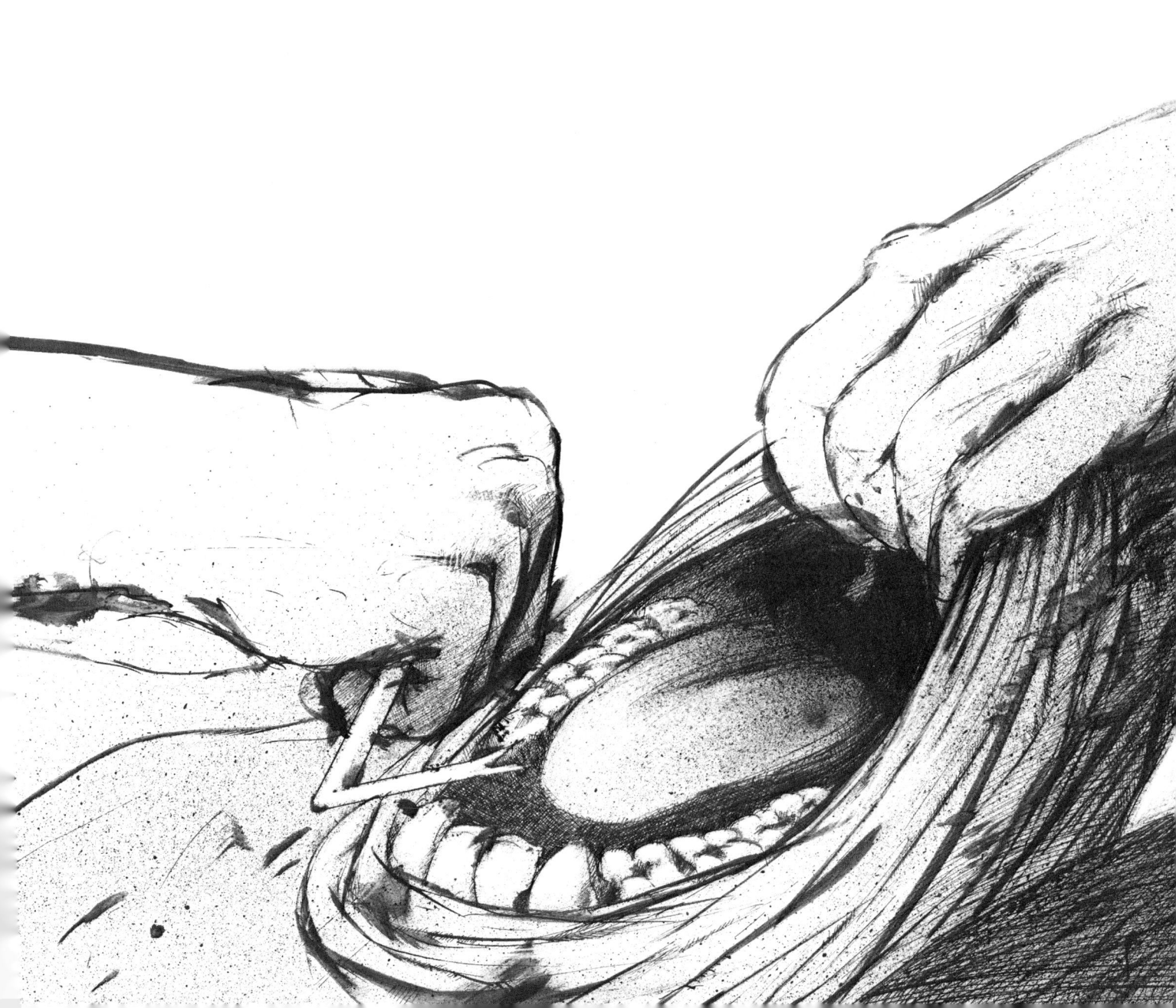

samer Theorie, guter Beobachtung und geschickter Behandlung. Er versucht besser, als es bisher geschah, die Formen der Krankheit voneinander abzugrenzen und steht so am Anfang einer intensiven Beschäftigung mit der Nosologie (Krankheitsformenlehre), die sich weit ins 18. Jahrhundert erstreckt.

Sydenhams Größe liegt in seiner klinischen Beobachtung und seiner relativ vernünftigen Therapie. Er ist mit Recht berühmt wegen seiner Untersuchungen von Malaria, Dysenterie, Masern, Scharlach sowie von Chorea minor, die seinen Namen trägt. Sein bekanntestes Werk ist eine Abhandlung über die Gicht, an der er selbst litt. Seine Schrift über Hysterie ist ein Meisterwerk nüchterner Beschreibung. In ihr behauptete er, daß die Hälfte seiner nicht fieberkranken Patienten – Männer wie Frauen – an dem, was man heute psychosomatische Krankheiten nennt, litten. In seinem Versuch, die „vis medicatrix naturae" (heilende Kraft der Natur) zu unterstützen, verläßt Sydenham sich in seiner Therapie in erster Linie auf Erfahrungen, nicht auf Theorien.

Seine Methoden unterscheiden sich vorteilhaft von denen der meisten seiner Zeitgenossen, wenn auch er der Versuchung ausgedehnten Aderlasses nicht entging. Er hoffte schließlich, eine strenge Klassifizierung der Krankheiten durch

einen ebenso strikten „methodus medendi" vervollständigen zu können. Seine Individualisierung der Krankheiten machte ihn für die Vorstellung spezifischer Mittel aufgeschlossen. Es spricht für seine Vorurteilslosigkeit, daß er trotz seines Puritanertums nach anfänglichem Widerstand das größte Spezifikum jener Zeit, die Chinarinde, die um 1630 aus Peru eingeführt wurde, einsetzte, die als Jesuitenpulver bezeichnet wurde.

BEHANDLUNGS-WEISEN

Wenn es auch im 17. Jahrhundert bedeutende Kliniker gab, so fand sich doch bei dem Durchschnittsprodukt der Universitäten mehr sterile Gelehrsamkeit als klinisches Geschick. Nutzen für die klinische Praxis sah man nur in wenigen der anatomischen und physiologischen Entdeckungen der Periode. Auch der Aberglaube war weit verbreitet und die Quacksalberei äußerst erfolgreich.

Die Therapien des 17. Jahrhunderts waren, trotz allen Fortschritts, in der Hauptsache eine Fortführung der ehrwürdigen Verfahren Blutentzug, Darmentleerung, Krankenkost, körperliche Bewegung und der Gebrauch von nicht spezifischen Mitteln aus pflanzlichen, mineralischen und tierischen Stoffen. Ein neues Medikament wich jedoch, was Wirksamkeit und Einfluß auf die therapeutischen Grundsätze anlangte, auffallend davon ab, das Chinin, als Mittel gegen die Malaria. Die Auswirkungen des Zusammentreffens von Chinin und Medizin waren zahlreich und verschiedenartig. Ganz abgesehen von der Tatsache, daß Chinin die häufigste Krankheit jener Periode heilte, war es nun möglich, eine objektive Trennung der Malaria von anderen Fieberkrankheiten vorzunehmen. Dies schien die Vorstellungen über spezifische Krankheiten und spezifische Mittel zu bestätigen.

CHIRURGIE

Die Chirurgie hielt im 17. Jahrhundert mit der Fortentwicklung der Anatomie und Physiologie nicht Schritt. Noch existierten nicht die Mittel, um die Chirurgie durch Anästhesie und die Beherrschung der Infektion sicher zu machen, und die Chirurgen erreichten nicht das akademische und gesellschaftliche Niveau der Ärzte. Man kannte zwei Arten von Chirurgen, dazu mehrere Klassen innerhalb der Untergruppen. „Wahre" Chirurgen befaßten sich mit den größeren Operationen, dem Vernähen von verletzten Eingeweiden, dem Entfernen von Geschwülsten und rektalen Fisteln sowie plastischen Operationen an Lippen und Nase. Die Baderchirurgen waren Wundärzte, die nebenher zur Ader ließen, schröpften, Zähne zogen und Knochenbrüche, Verrenkungen und äußerliche Geschwüre behandelten. Außerdem gab es wandernde Wundärzte, die bei grauem Star, Blasensteinen und Brüchen operierten, anscheinend mit derart üblen Folgen, daß achtbare Chirurgen mit ihnen nichts zu tun haben wollten. Einige Chirurgen sind namentlicher Erwähnung wert, so die Italiener Cesare Magati (1579–1647), Pietro de Marchette und Giuseppe Zambeccari. Wilhelm Fabry von Hilden (1560–1634), der als „Vater der deutschen Chirurgie" gilt, war einer der ersten, die besonderes Gewicht auf Amputation am gesunden Gewebe statt am brandigen Teil legten. Ein großer Illustrator chirurgischer Abhandlungen war Johann Schultheiß (Scultetus d. Ä., 1595–1645). Scultetus kann wahrscheinlich als der erste akademisch gebildete Chirurg Deutschlands bezeichnet werden, der dem alten Ideal einer Synthese zwischen Theorie und Praxis nacheiferte und mit seinem Buch „Armamentarium Chirurgicum" einen wesentlichen Beitrag zur Renaissance europäischer Chirurgie geleistet hat.

ACHTES KAPITEL
DAS 18. JAHRHUNDERT

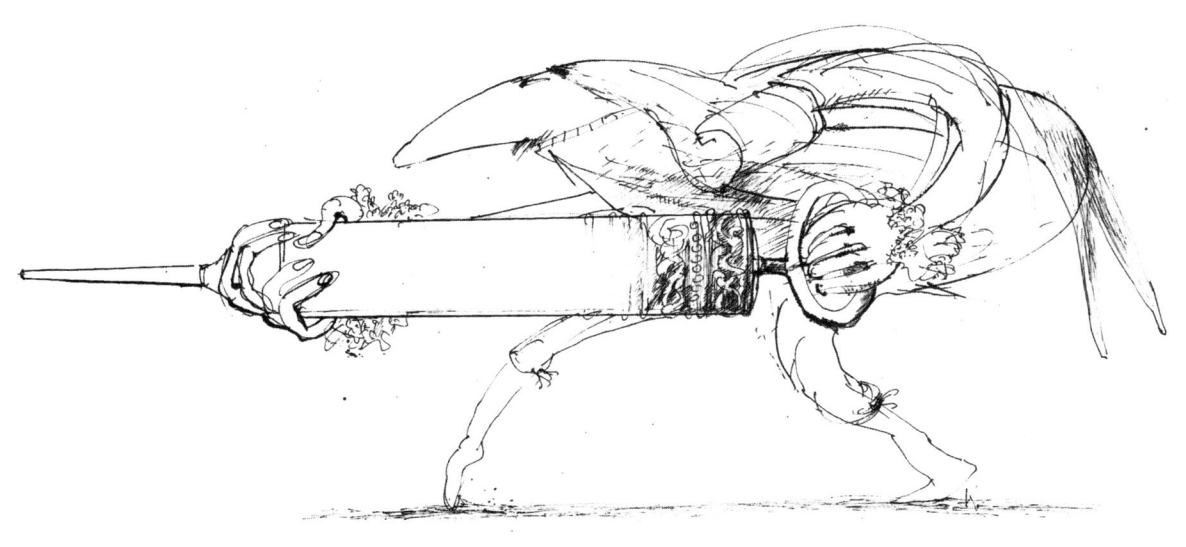

DIE GROSSEN SYSTEMATIKER DER MEDIZIN

Die vielen neuen Erkenntnisse in Anatomie, Gewebelehre, Physiologie, Physik und Chemie mit der Klinik theoretisch in Einklang zu setzen, war die Bemühung einiger großer Kliniker zu Anfang des 18. Jahrhunderts, welche deshalb als die großen „Systematiker" in die Geschichte eingegangen sind. Dem Geiste der Aufklärung entsprechend, als man mit großem Vertrauen auf die menschlichen Verstandeskräfte sah und voller Schwung die Welt besser zu erkennen und die Gesellschaft besser zu ordnen unternahm, versuchten Hermann Boerhaave (1668–1738) in Leiden, Friedrich Hoffmann (1660–1742) und Georg Ernst Stahl (1660–1734) in Halle ein rationales System der Heilkunde – eine wahrhafte Theorie der Heilkunde – zu entwickeln. Alle diese Systeme hielten nur lockere Verbindung zur alten Humoralpathologie. Stahl wurde der Begründer eines vitalistischen Systems des Organismus und einer vitalistisch-animistischen Krankheitslehre. Die Seele des Menschen ist nicht nur die Quelle seines Verstandes, sondern auch die verständige Lenkerin der Lebensprozesse. Ihr Versagen in der Krankheit führt zur Störung. Sie zu stärken ist das Ziel der Therapie. An Stahl schließt sich der Vitalismus der Schule von Montpellier an, von B. de Sauvages (1706–1767) über Barthez (1734–1806) zu Bichat (1771–1802).

Hermann Boerhaaves Schüler, der Schweizer Albrecht von Haller (1708–1777), sammelt und vermehrt das Wissen in der Physiologie in einer für das Fach bahnbrechenden Weise. Es war das Jahrhundert, in dem die Chemie mündig wurde und die Gebiete der Physiologie, die vorwiegend chemische Probleme boten, sich beträchtlich weiterentwickelten. Die Versuche der Naturalisten, René Antoine de Réaumur (1683–1757) und Lazaro Spallanzani (1729–1799) zeigten deutlich, daß die Verdauung weder ein rein mechanischer noch ein Zersetzungsprozeß ist. Sie wiesen nach, daß sie vielmehr auf einer chemischen Auflösung beruhte.

Im Jahre 1757 wurde von Joseph Black aus Glasgow das Kohlendioxid entdeckt, 1766 entdeckte Cavendish den Wasserstoff und sechs Jahre später Rutherford den Stickstoff. Der Sauerstoff wurde 1772 von Scheele und 1774 von Priestley entdeckt, wenn auch seine wahre Natur erst 1775 von Lavoisier erkannt wurde. Dieses neue Wissen über die Gase, aus denen die Luft zusammengesetzt ist, ermöglichte endlich die Identifizierung jenes unbekannten Teiles der Luft, der ursprünglich von Boyle angenommen wurde und für die Atmung wesentlich ist. Die Entschleierung des Geheimnisses der Atmung, der entscheidende wissenschaftliche Beitrag zur Medizin des 18. Jahrhunderts, war das Werk Antoine-Laurent Lavoisiers (1743–1794).

In dieser Periode begann mit Kaspar Friedrich Wolff (1733–1794) neuzeitliches Arbeiten auf dem Gebiet der Embryologie. Wolffs Ergebnisse beeinflußten den Streit zwischen Präformisten und Epigenetikern zugunsten der letzteren.

Luigi Galvani (1737–1798) und Alessandro Volta (1745–1827) wiesen nach, daß Muskel- und Nervenfunktionen elektrische Vorgänge einschließen.

Trotz der beachtenswerten klinischen Leistungen und der bedeutenden wissenschaftlichen Entwicklungen sind die meisten charakteristischen medizinischen Fortschritte des 18. Jahrhunderts diejenigen, die direkt in Verbindung mit der Philosophie der Aufklärung stehen. Diese in England des 17. Jahrhunderts geborene Philosophie erreichte in den Werken bedeutender Franzosen, wie Diderot, d'Alembert, la Mettrie, Voltaire und Rousseau, ihren Höhepunkt. In Amerika wurde sie durch Franklin und Jefferson vertreten. Diese Philosophie verlegte den Mittelpunkt des Interesses von der Beschäftigung mit dem Schicksal der Seele in einer anderen Welt auf die Verbesserungen der Bedingungen in dieser Welt.

PATHOLOGISCHE ANATOMIE

Im 18. und 19. Jahrhundert nehmen die einzelnen Fächer der Medizin so an Umfang und Gewicht zu, daß es zur Errichtung eigener Lehrstühle kommt. Das führte zur Aufspaltung des alten Stammes der Heilkunde in viele junge, vorwärtsstrebende Zweige. Unter ihnen befand sich auch die pathologische Anatomie. Man hatte zwar, wie bereits erwähnt, auch früher die Leichen Verstorbener vielfach seziert, so zur Aufklärung von Verbrechen oder zur Erkennung der Krankheitsursachen, aber erst Giovanni Battista Morgagni (1682–1771) in Padua erhebt dieses praktische Vorgehen mit seinem Werk „De sedibus et causis morborum" (1761) zum Range einer systematischen Wissenschaft, indem er die Organbefunde bei zahllosen Verstorbenen zum klinischen Bild in Beziehung setzt. Damit erhält die Krankheit im Körper einen Sitz, einen Ort, eine Lokalisation, ganz im Gegensatz zu den Theorien der Humoralpathologie. Dieser Sitz erweist sich in vielen Fällen als Schlüssel zum Verständnis der Symptome.

François Bichat überträgt diese Gedanken auf die Gewebe und entwickelt eine Lehre vom Sitz der Krankheit in den besonderen Gewebesystemen des Körpers. So etwa ist die Situation in der Medizin um das Ende des 18. Jahrhunderts. Die Humoralpathologie ist tot, statt dessen wuchern überall neue Theorien. Es gibt viele klinische Spekulationen neben einer verwirrenden Fülle von soliden neuen Tatsachen, die zunächst ohne praktische Konsequenz für das Handeln am Krankenbett bleiben. Kurz: Es herrscht eine allgemeine Unsicherheit oder Krise in der Medizin, so erlebt es der praktische Arzt in jenen Jahren.

Aus dieser Unsicherheit stürzt sich ein großer Teil der Ärzte dem neuen Brownschen System, der Erregungslehre, in die Arme, welche allen Ärzten mit plausiblen Gründen neue Zuverlässigkeit im Denken und Heilen verspricht. Wie alle Systeme der Medizin ist es auf einer Idee vom Organismus aufgebaut. Leben ist nach Brown ein durch Reize erzwungener Zustand der Erregung und beruht auf einer dem ganzen Körper innewohnenden vitalen Eigentümlichkeit, der Erregbarkeit. Ein mittlerer Grad der Erregung ist Gesundheit, eine zu starke Erregbarkeit führt zu den asthenischen Krankheiten aus Schwäche. Dies war höchst plausibel, aber leider eine unrichtige Verallgemeinerung und Vereinfachung.

PHYSIOLOGIE

Seit Harveys grundlegender Entdeckung begann der Aufschwung der physiologischen Forschung. Ihre Geschichte als selbständige und fest gegründete Wissenschaft, anstatt eines bloßen Anhängsels der praktischen Medizin, beginnt mit Albrecht von Haller (1708–1777), den seine Zeit den „Abgrund der Gelehrsamkeit" nannte. Mit 28 Jahren wurde er Professor der Anatomie, Chirurgie, Chemie und Botanik in Göttingen. Hier gründete er die Gesellschaft der Wissenschaften und den Göttinger Gelehrtenanzeiger. Später kehrte Haller in seine Vaterstadt Bern zurück und teilte seine Zeit zwischen der Wahrnehmung staatlicher Ämter, dichterischer und wissenschaftlicher Wirksamkeit. In Bern erschienen

Redressiermaschine zur Konservativen Therapie ▷ bei Hüftluxation

104

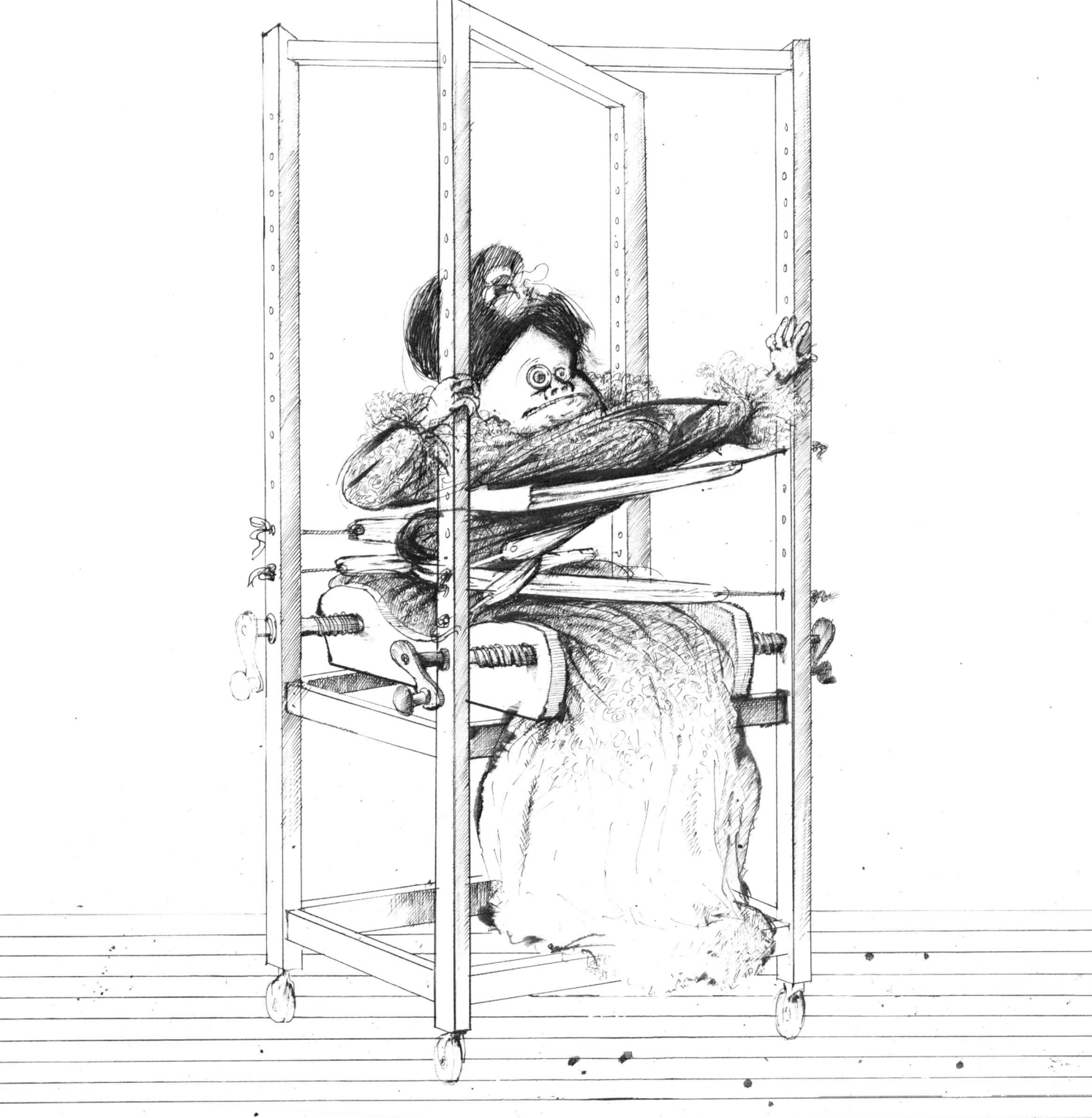

auch Hallers „Elementa Physiologiae Corporis Humani" („Grundlagen der Physiologie des menschlichen Körpers"), lateinisch geschrieben in acht Bänden. Die Leistung des Werkes ist zunächst systematischer Art. Haller faßt das ganze physiologische Wissen der Zeit zusammen. Die „Elemente" sind das erste umfassende Handbuch der Physiologie seit Galen. Daneben enthält das Werk eine Reihe auch in Hinblick auf die moderne Physiologie wichtiger neuer Einzelerkenntnisse, hauptsächlich zu folgenden Punkten: Mechanismus der Atmung, Automatismus der Herztätigkeit, Rolle der Galle bei der Fettverarbeitung, Beschreibung der embryonalen Entwicklung, Einteilung der Körperteile in sensible und irritable Substanzen. Haller erkannte und bewies, daß „Sensibilität" eine Eigenschaft der Nerven ist, „Irritabilität", die Fähigkeit also, auf Reize zu reagieren, dagegen eine Eigenschaft des Muskelgewebes, unabhängig von den Nerven und auch in abgetrennten Teilen noch nachzuweisen. Hallers Untersuchungsmethoden sind der Beginn der modernen experimentellen Physiologie.

Seine Vorstellungen wurden bei vielen Zeitgenossen Anlaß zur spekulativen Deutung von Lebensvorgängen und Krankheitserscheinungen. Das läßt sich verfolgen bis in die Neuralpathologie eines William Cullen (1710– 1790), die Erre-

gungslehre seines Schülers John Brown (1735–1788) und in der Lehre vom Heilmagnetismus des Franz Anton Mesmer (1734– 1815).

LEIDEN, EDINBURGH, WIEN

Der erfolgreichste Kliniker und medizinische Lehrer des Jahrhunderts war der Holländer Hermann Boerhaave (1668–1738) in Leiden. Durch ihn wurde das bereits zur Zeit des Sylvius bedeutende Leiden zum medizinischen Zentrum der Welt. Boerhaaves überzeugende Persönlichkeit und sein eklektischer Standpunkt fanden überall Anklang. Als Eklektiker ordnete er sich keinem Einzelsystem unter; er versuchte, Aspekte der Mechanik, der Chemie und der unmittelbaren klinischen Betrachtungen miteinander zu verbinden. Boerhaave setzte den Unterricht am Krankenbett fort. Sein Einfluß zeigte sich am stärksten in der großen Zahl ausgezeichneter Schüler, die er ausgebildet hatte.

Zwei große Zentren der klinischen Medizin des 18. Jahrhunderts, Edinburgh und Wien, wurden von Schülern Boerhaaves gegründet. Der Ruf Edinburghs beruhte auf Boerhaaves Schülern wie dem älteren Alexander Monro (1697–1767) und Robert Whytt (1714– 1766). Als Professor der Anatomie förderte Monro theoretisch und praktisch die Anatomie und Chirurgie der Edinburgher Schule. Sein gleichnamiger Sohn (M. secundus, 1733–1817), nach dem das Foramen interventriculare Monroi im Höhlensystem des Gehirns genannt ist, war sein Nachfolger auf dem Lehrstuhl. Robert Whytt lieferte eine große Zahl wertvoller experimenteller Beobachtungen über Reflex, von ihm

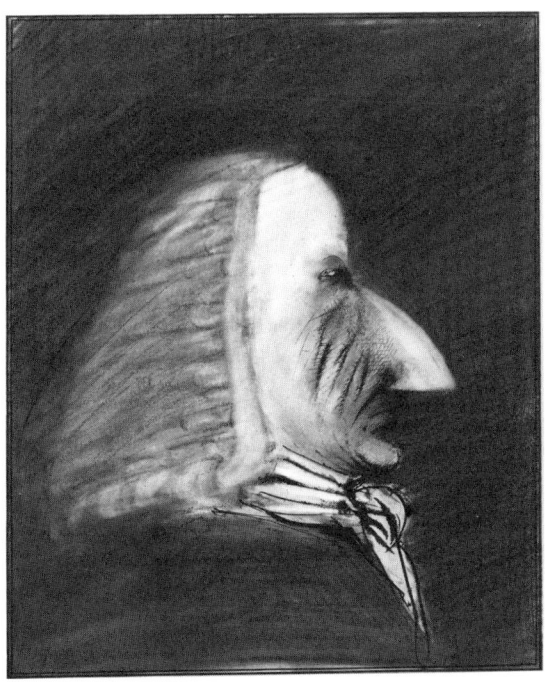

Anton de Haen 1704–1776

noch Sympathie genannt, und Schock. Er beschrieb als erster die tuberkulöse Meningitis bei Kindern.

Ein weiterer bedeutender englischer Arzt der Periode war John Huxham (1692–1768), auch er ein Schüler Boerhaaves. Er untersuchte Fieberkrankheiten, besonders das „faulige, bösartige" und das „schleichende, nervöse" Fieber, die Bezeichnungen der Zeit für Fleckfieber und Unterleibstyphus. George Cheyne (1671–1743) befaßte sich mit Fettsucht, an der er selbst litt, und neurotischem Verhalten, das damals häufig „Englische Krankheit" genannt wurde. 1767 hat William Heberden (1710–1801) die Windpocken, 1768 die Angina pectoris beschrieben. Auch stammt von Heberden die Beschreibung der Arthritis-Knötchen, die bei älteren Menschen symmetrisch an den Endgelenken der dreigliedrigen Finger auftreten.

Die Kaiserin Maria Theresia holte sich Boerhaaves Schüler Gerhard van Swieten (1700–1772) nach Wien und übertrug ihm die Reform und Leitung des Medizinalwesens. Er begründete mit Anton de Haen (1704–1776), Max Stoll (1742–1788) u.a. den Ruhm der älteren Wiener Schule.

Längst waren in anderen Ländern die alten Medizingebäude eingestürzt, hatten moderne Erkenntnisse sich durchgesetzt, waren Diagnosen von Pathologen an der Leiche bestätigt oder verworfen worden, als in Wien noch die medizinischen Hofschranzen ihr von niemand kontrolliertes Süppchen kochen konnten. Das ging so weit, daß die Schwester Maria Theresias trotz der Behandlung durch van Swieten starb, weil die Hofarzt-Clique die Therapie sabotierte.

Doch van Swieten setzte sich durch. Seine Reformvorschläge wurden Gesetze und hatten unter anderem zur Folge, daß die Universität dem Staat untergeordnet wurde und Vertreter der Regierung bei der Ausbildung von Medizinern entscheidenden Einfluß erhielten. Später übernimmt Johann Peter Frank (1745–1821) in Wien die Organisation des öffentlichen staatlichen Gesundheitswesens. De Haen und M. Stoll führten die systematische Anwendung der Fiebermessung und die regelmäßige Durchführung von Sektionen in den Wiener Kliniken ein.

CHIRURGIE

Im Laufe des Jahrhunderts gelang es den Chirurgen in Frankreich und England endlich, sich der verbliebenen Reste des mittelalterlichen Konkurrenzverbotes zu entledigen und sich so weit zu emanzipieren, daß sie mit ihren traditionellen Rivalen, den Ärzten, gleichgestellt waren.

Auf dem Kontinent gehörten zu den prominentesten Chirurgen des Jahrhunderts die Franzosen Jean-Louis Petit (1674–1750), der Erfinder der durch eine Schraube verstellbaren Gefäßklemme und Entdecker einer weniger tödlichen Methode der Warzenfortsatzentfernung, und Pierre Desault (1744–1795), dessen Verband für Schlüsselbeinbrüche noch heute in Gebrauch ist.

In Italien gelang Antonio Scarpa (1752–1832), einem hervorragenden Anatomen und Humanisten, die erfolgreiche Operation des Leistenbruches, und Giuseppe Flaiani (1741–1808) lieferte einen der frühesten Berichte über die Basedowsche Krankheit. Der Deutsche Lorenz Heister (1683–1758) verfaßte eines der ersten systematischen und illustrierten Lehrbücher der Chirurgie mit dem Titel: „Behandlungsmethoden".

Auch die Engländer brachten bedeutende Chirurgen hervor, deren größter John Hunter (1728–1793) war. Er stellte die Hauptfigur in der Umwandlung der Chir-

Gerhard van Swieten (1700–1772), ▷
Leibarzt am Hofe Maria Theresias

108

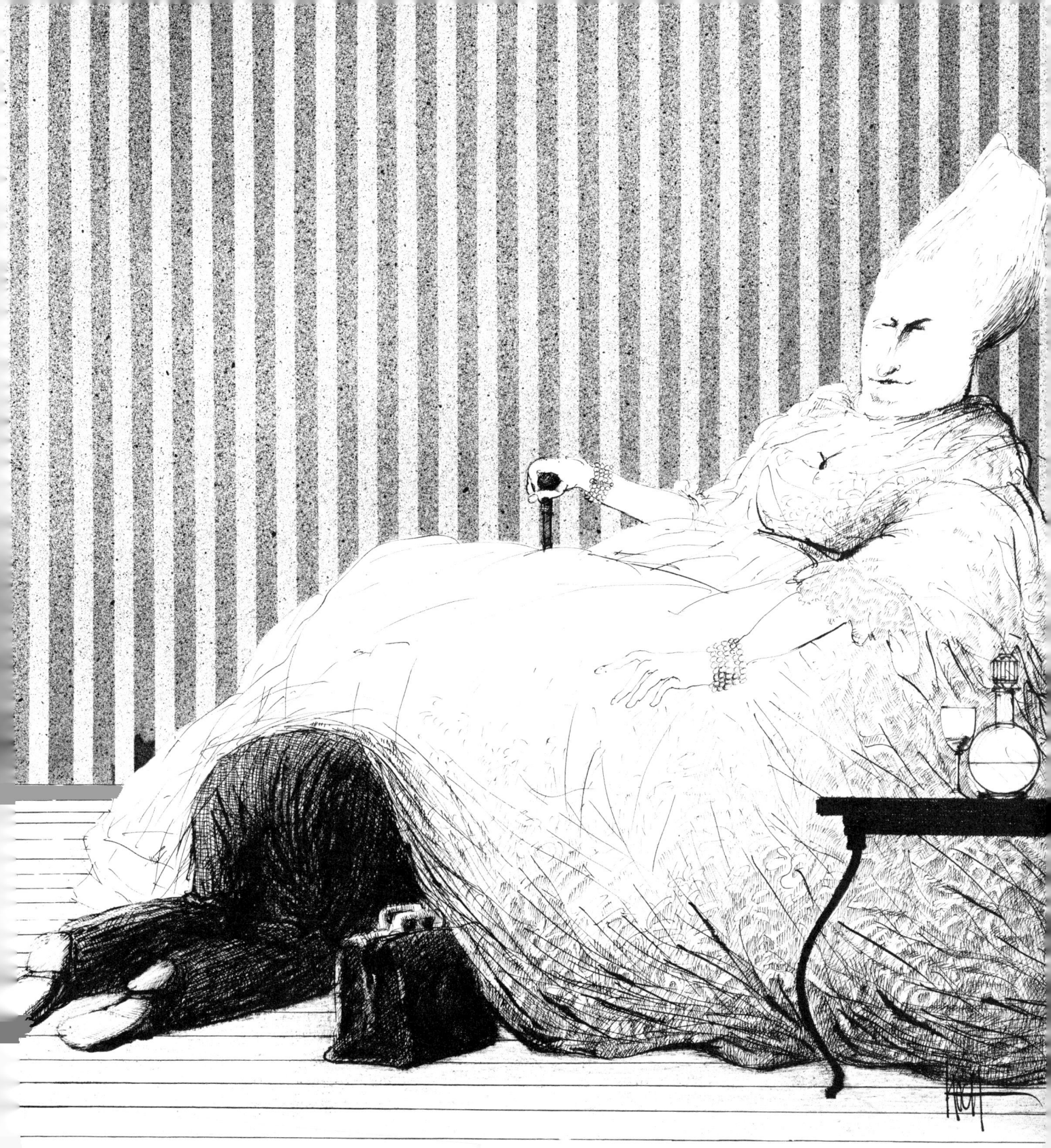

urgie aus einem Handwerk in eine experimentelle Wissenschaft dar. Er eröffnete nicht nur eine Ära glänzender pathologisch-anatomischer Leistungen in Großbritannien, sondern er trug auch viel zur Kenntnis der vergleichenden Anatomie bei. Bekannt sind auch seine aufschlußreichen Studien über Entzündung, sowie über Regenerationsprozesse und Eiterbildung. Andere bedeutende englische Chirurgen der Zeit waren William Cheselden, Charles White und Parcival Pott (1714–1788).

Leopold Auenbrugger 1722–1809

Die Medizin des 18. Jahrhunderts zeigt einen eigentümlichen Zwiespalt zwischen Theorie und Praxis. Obwohl die großen Systematiker wie Friedrich Hoffmann und Georg Ernst Stahl in Halle und Hermann Boerhaave in Leiden ihren schulemachenden Theorien ihre Attraktion verdanken, waren sie als Ärzte Empiriker, die von der Theorie nicht viel hielten. Der Iatromechaniker Baglivi, den man auch den italienischen Sydenham nannte, warnte ausdrücklich vor einer Vermengung von Theorie und Praxis.

DIAGNOSTISCHE HILFSMITTEL

Allmählich gewann aber das durch Beobachtung am Krankenbett gewonnene Wissen die Oberhand und wurde zum Maßstab ärztlichen Denkens. Die Sicherheit des empirisch gewonnenen Wissens hängt von der Präzision der Beobachtung und der richtigen Deutung der Symptome ab. Der klinischen Beobachtung erschloß die Entdeckung der Perkussion (Beklopfung) und Auskultation (Behorchung) neue Möglichkeiten der Deutung von Symptomen sowie der schon von Sydenham angestrebten Unterscheidung in Haupt- und Nebensymptome und der

Rückführung der klinischen Erscheinungen auf pathologisch-anatomische Prozesse. Ohne Zweifel hatten schon die Hippokratiker das Ohr an die Brustwand des Kranken gelegt und beim Schütteln des Oberkörpers das Plätschergeräusch gehört, das entsteht, wenn sich im Brustraum Luft und Flüssigkeit befinden (succussio Hippokratis). Leopold Auenbrugger (1722–1809), Sohn eines Gastwirtes (und deshalb mit der Methode vertraut, den Flüssigkeitsspiegel in einem Faß durch Beklopfen festzustellen) und Schüler von van Swieten, baute die Perkussion zur klinischen Brauchbarkeit aus. Was er beabsichtigte, verrät der etwas umständliche Titel seines 1761 erschienenen Buches „Inventum novum ex percussione thoracis humani, ut signo, abstrusos interni pectoris morbos detegendi" („Neue Erfindung, um durch Beklopfen des menschlichen Brustkorbes Zeichen zur Erkennung verborgener Krankheiten der Brusthöhle zu gewinnen").

Der Pariser Kliniker und spätere Leibarzt Napoleons, Jean Nicolas Corvisart (1755–1821), verbreitete die Methode und trug – wie sein Kollege Pinel – zum Aufblühen der französischen Schule bei. Während Pinel das Gegebene analysierte, versuchte Corvisart, das Werden der Krankheiten (Pathogenese) zu erforschen. Er folgte damit Sydenham, der die Krankheit als Prozeß ansah und dessen

Beschreibung deswegen Krankheitsgeschichten und nicht nur aktuelle Bestandsaufnahmen sind. Ein Schüler Corvisarts, René Théophile Hyazinthe Laënnec (1781–1826), erfand das Stethoskop. Die Methoden der Inspektion, Mensuration, Palpation, Perkussion und Auskultation sind heute Grundlage jeder klinischen Diagnostik. Sie können durch Methoden des technischen Fortschritts, wie Röntgendurchleuchtung, Elektrokardiogramm usw., nur ergänzt, nicht ersetzt werden.

Das 18. Jahrhundert ist die Epoche der Systematisierung und Klassifizierung, der Enzyklopädien und Akademien. Die Idee Sydenhams, ein natürliches System der Krankheiten aufzustellen, griff François Boissier de Lacroix de Sauvages (1706–1767) auf, ein Freund Linnés, der die Pflanzen in ein nach dem Kennzeichen der Fruktifikationsorgane gedachtes, natürliches System gebracht und 1763 einen gleichen Versuch auch für das Tierreich und die Krankheiten (genera morborum) unternommen hatte. Die geistesgeschichtliche Stellung des Versuches Sauvages' kommt im Titel seines Werkes zum Ausdruck „Nosologia methodica sistens morborum classes, genera et species iuxta Sydenhami mentem et botanicorum ordinem" (1763). Er kam zu zehn Klassen, 295 genera und 2 400 species. Das natürliche System entpuppte sich als ein höchst künstliches, denn die verwen-

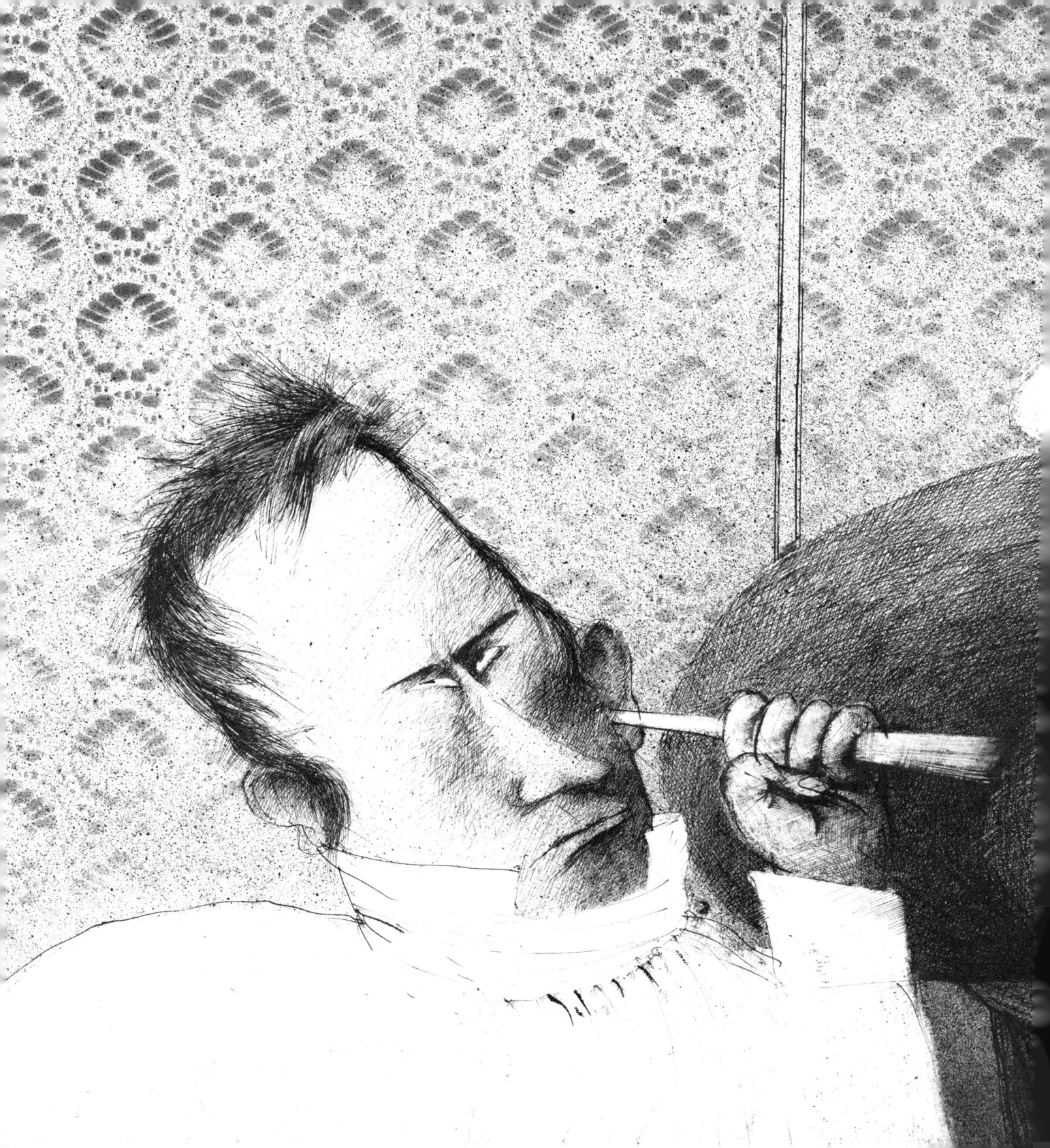

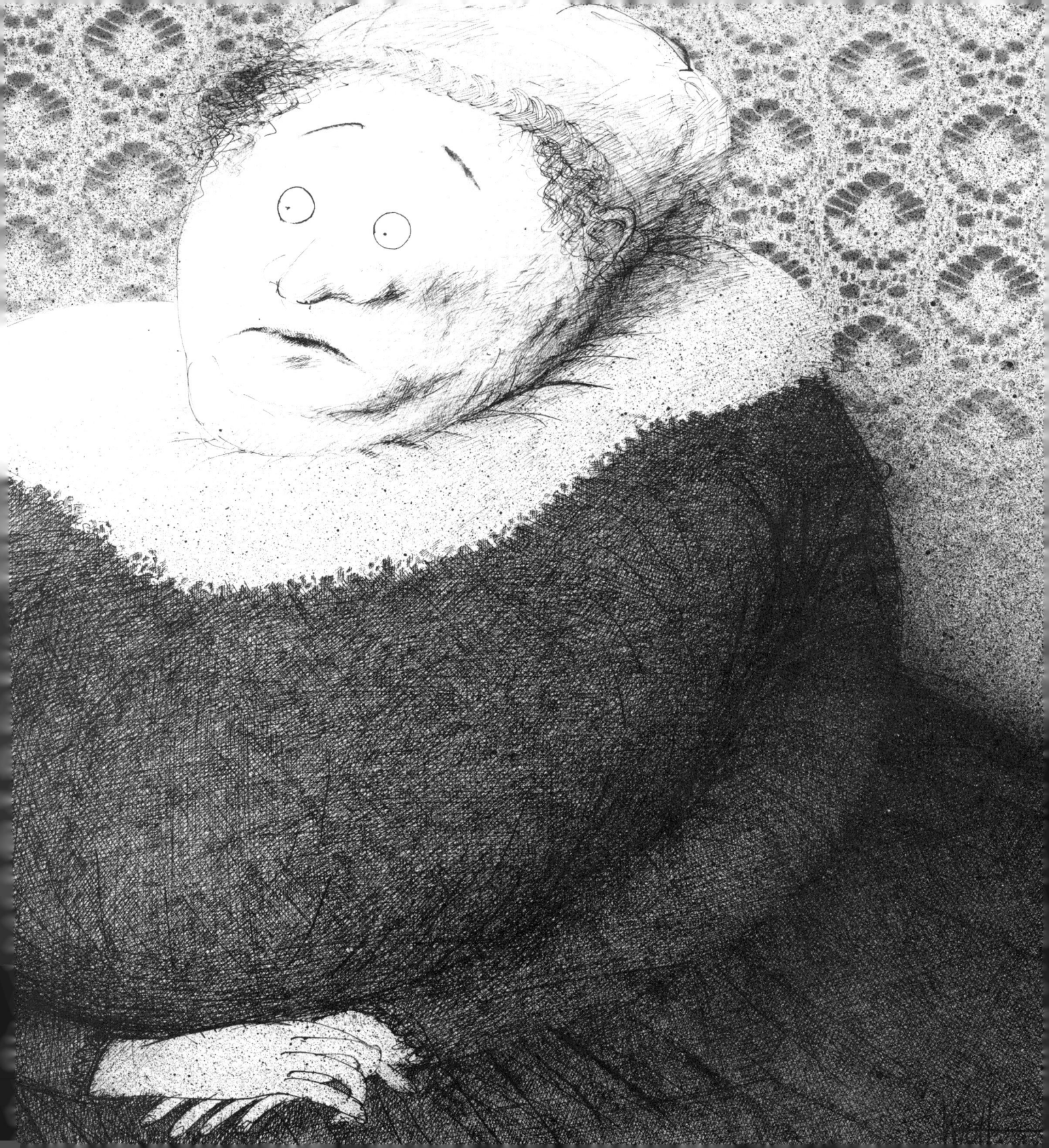

deten Begriffe waren Abstraktionen und nicht klinische Phänomene. Im Gegensatz zur Botanik kann man sagen, daß eine Krankheit desto weniger wissenschaftlich ergründet ist, mit je mehr und längeren Namen, besonders Eigennamen, sie bezeichnet wird. Die Sitte, neue Beobachtungen mit den Namen des Beobachters zu versehen, stammt aus der Zeit, als man der Medizin naturwissenschaftlichen Rang durch eine bei den Botanikern bewährte Methode zu geben suchte.

BEHANDLUNG VON GEISTES- KRANKHEITEN

Nachdem die Aufklärung eine verständnisvollere Einstellung gegenüber den Problemen des einfachen Volkes geweckt hatte, erfuhr auch die Pflege und Behandlung von Geisteskranken im Jahrzehnt der Französischen Revolution eine dramatische Wandlung. An der Spitze der nun einsetzenden Bewegung stand der Franzose Philippe Pinel (1745–1826), ein Anhänger des Vitalismus, der für humanere Lebensbedingungen für die Insassen des Irrenhauses von Bizêtre, nahe Paris, eintrat. Dort hatte man bislang

die Kranken angekettet gehalten wie Tiere. Pinel erwarb sich um die Ausbildung der Psychiatrie zur Wissenschaft große Verdienste, darüber hinaus auch um die gesamte Auffassung der Medizin als einen Zweig der Naturwissenschaften.

VOLKS- GESUNDHEITS- PFLEGE

Im 18. Jahrhundert konnten sich nur die sehr Begüterten die Dienste eines qualifizierten Arztes leisten, und der einfache Mann war daher auf Kurpfuscher, Quacksalber und andere angewiesen, die für eine vernünftige Heilbehandlung nur unzureichend ausgerüstet waren. Ambulatorien waren rar, Hospitäler besaßen keine festen poliklinischen Einrichtungen, selbst die nicht ganz Verarmten hatten niemand, an den sie sich um Hilfe wenden konnten. Infolgedessen füllten die Apotheker diese Lücke, indem sie auf die offenkundigen Nöte der Massen eingingen und damit das Monopol der Ärzte untergruben. Das führte schließlich dazu, daß die Apotheker in die Gemeinschaft der medizinischen Berufe aufgenommen wurden. Einen modernen Plan der systematischen Gesundheitsfürsorge entwarf Johann Peter Frank (1745–1821), ein Mann von hohem Intellekt. Frank konzipierte eine medizinische Betreuung von der Wiege bis zur Bahre. Das System einer „Vollständigen Medizinischen Polizey" (1779– 1819) war ein Meilenstein, wenngleich seine unmittelbare Wirkung gering blieb.

Im 18. Jahrhundert bemühte man sich lebhaft um die Verbesserung der allgemeinen Lebensverhältnisse, der Kindererziehung, der sanitären Zustände, der Ernährung, Wohnung, Kleidung und dergleichen. Auf diesen Gebieten hat die Aufklärung Hervorragendes geleistet.

Die Aufklärung bemühte sich auch, die Stellung der Frau zu heben, ihre Bildung und ihre Gesundheit zu fördern. Das begünstigte die Entwicklung der Geburtshilfe und Frauenheilkunde, zuerst in Frankreich, unter Mauriceau (1637–1709), dann in England und Deutschland. Der Schotte William Smellie (1697–1763) kämpfte für die Verbesserung der Hebammenausbildung, die damals noch dem Bischof unterstand. Er verbesserte die Geburtshelferzange und die chirurgischen Eingriffe während der Geburt. Sein bahnbrechendes geburtshilfliches Werk erschien 1751 in drei Bänden. Smellies bedeutendster Schüler war Johann Georg Röderer († 1763), der an der Göttinger „Gebäranstalt" lehrte.

BESONDERE ARTEN DER THERAPIE

Während die Wissenschaften in Europa auf allen Gebieten bedeutsame Fortschritte machten, verharrte die Medizin in ihrer mittelalterlichen Position. Die Therapie wurde bestimmt durch „die unheilige Trias" Aderlaß, Brech- und Abführmittel oder andere sinnlose Rezepturen,

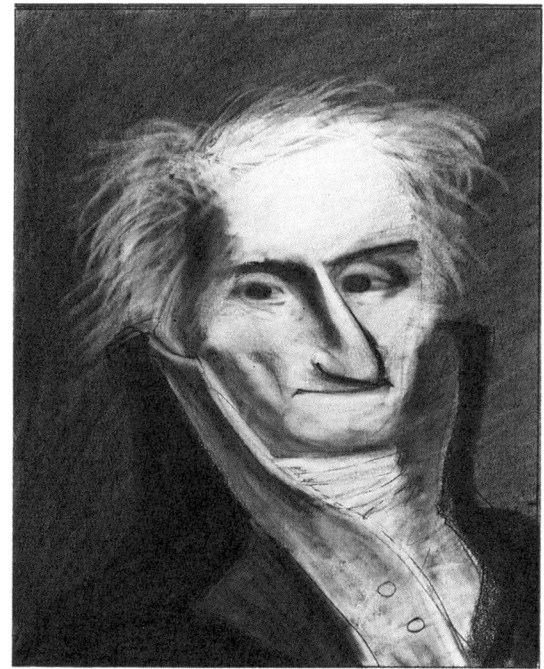

Philippe Pinel 1745–1826

115

„chaotische Mischungen aus chemiatrischen und galenischen Praktiken". Noch war die Zeit nicht fern, in der die vier Kardinalsäfte Blut, Schleim, gelbe und schwarze Galle für alles verantwortlich gemacht wurden, was krank werden läßt oder gesund erhält. Am Lehrgebäude der überlieferten Medizin wagten nur wenige Vermessene zu rütteln.

FRANZ ANTON MESMER

Franz Anton Mesmer wurde am 23. Mai 1734 in Iznang am Bodensee geboren, studierte Theologie, Philosophie, Jura und Medizin und machte sich als Arzt einen Namen durch seine Erfolge mit der Heilkraft des Magneteisens. Mesmer, ein mystisch und spekulativ veranlagter Kopf, ging von der in der Volksmedizin angewandten Heilweise durch Auflegen eines Magneten aus. Er erkannte aber bald, daß die Heilwirkung offenbar nicht vom Magneten, sondern von der Person des Heilenden, des Magnetiseurs, ausging. Deshalb ging er dazu über, ohne Magnet, durch bloßes Auflegen der Hand zu heilen. Schließlich erkannte er, daß es überhaupt keiner körperlichen

Berührung bedürfe, daß vielmehr die Konzentrierung seines Willens genügte, um das magnetische Fluidum auf den Kranken überströmen zu lassen.

Von solchem Fluidum glaubte Mesmer das ganze All erfüllt. Beim Kranken dachte er, die Aufnahme magnetischer Energie aus dem allgemeinen kosmischen Kraftfeld ist gestört. Der Arzt sollte sie ihm wieder zuführen. Mesmers Theorie war falsch und wurde auch von der wissenschaftlichen Medizin seiner Zeit schon als falsch erkannt und verurteilt. Unleugbar aber waren seine tatsächlichen Heilerfolge. Von heute aus gesehen wissen wir, daß Mesmer nichts anderes tat, als die uralte seelische Behandlungsmethode wiederzuerwecken. Das war segensreich in einer Zeit, die unter dem Eindruck der Erfolge der mathematischen Naturwissenschaft dazu neigte, gesundes und krankes Leben allzu einfach und mechanisch zu deuten. Mesmers Entdeckung wird heute als Ursprung der Hypnosetherapie angesehen. Er starb 1815 in Meersburg am Bodensee.

Franz Anton Mesmer (1734 – 1815) ▷ pflegte die „Heilkunst" durch bloßes Handauflegen

116

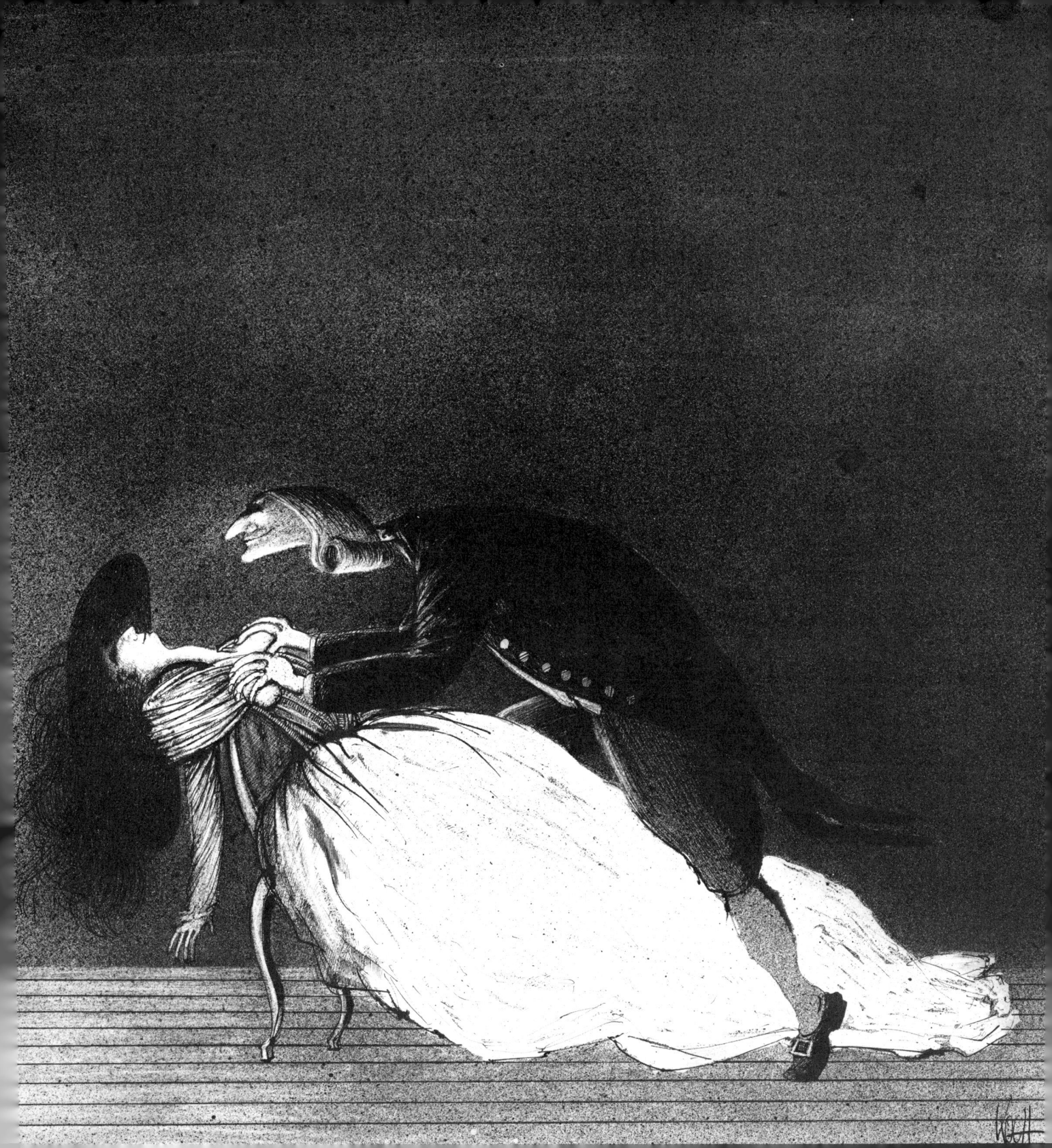

CHRISTIAN FRIEDRICH SAMUEL HAHNEMANN

Christian Friedrich Samuel Hahnemann (1755–1843) ist der Begründer der Homöopathie. Hahnemann war kein Außenseiter wie Mesmer. Er stand auf der Höhe des medizinischen Wissens seiner Zeit, war mit der medizinischen Literatur auch anderer Völker und Zeiten vertraut, erwarb durch Selbststudium eine gründliche Kenntnis der Chemie und Pharmakologie und hat die Therapie mit seinen Anregungen wesentlich bereichert. Zum Verständnis der Hahnemannschen Gedanken muß man sich klarmachen, daß bei der Verwendung von Heilmitteln zu jener Zeit eine ziemliche Verwirrung herrschte. Jede medizinische Schule leitete aus ihrem System bestimmte therapeutische Folgerungen ab. Für den praktischen Arzt war kein System allein ausreichend. So pflegte man, sozusagen sicherheitshalber, meist mehrere Heilmittel nebeneinander zu verordnen und um die Sicherheit noch zu erhöhen, dies in möglichst großen Dosen. Hahnemann machte sich daran, beginnend mit der Chinarinde, eine Reihe von Heilmitteln an sich selbst zu erproben. Das war etwas ganz Neues, und die Einführung der

Arzneimittelprüfung im Selbstversuch am gesunden Menschen ist eine der Hahnemannschen Neuerungen von bleibendem Wert. Bei seinen Versuchen gewann Hahnemann die Überzeugung, die üblichen Dosen seien viel zu hoch und sogar schädlich. Er fand, man könne bei Verwendung winziger Dosen die schädlichen Nebenwirkungen vermeiden, die Heilwirkung aber sogar steigern. Für die Art des zu verschreibenden Heilmittels stellte Hahnemann den Grundsatz auf, es sei dasjenige Mittel anzuwenden, das beim gesunden Menschen ähnliche Symptome hervorruft wie die Krankheit, die man bekämpfen will. Demnach ist zum Beispiel Fieber mit Mitteln zu bekämpfen, die beim Gesunden selbst Fieber hervorrufen. „Similia similibus curentur" („Ähnliches wird durch Ähnliches geheilt") war sein Grundsatz, und nach dem griechischen Wort für „ähnlich" nannte er seine Lehre Homöopathie.

Die erste planmäßige Zusammenfassung seiner an festen Umrissen gewonnenen Lehre ist die „Heilkunde der Erfahrung". Sie erschien 1806. Sie wird als Vorläufer des „Organon", des Hauptwerkes Hahnemanns, bezeichnet. Dieses erschien 1810 in erster Auflage unter dem noch vom Geiste der Aufklärung geprägten Titel „Organon der rationellen Heilkunde" als Reformwerk eines genialen Einzelgängers, der der medizinischen Misere jener

Epoche ein neues geschlossenes System entgegenstellte, wie die wechselvolle Geschichte der Heilkunde nur wenige aufzuweisen hat. Es ist bekannt, daß Anklänge an das „Simile" schon bei Hippokrates, Galen und Paracelsus vorhanden sind. Sie haben aber die Medizin nie nachhaltig beeinflußt. Hahnemann war der erste, der die Bedeutung des „Simile" voll erkannte und es zur Grundlage seiner Lehre machte. Es ist seit Hahnemann viel über den Begriff des „Simile" gerätselt und geschrieben worden. Viel hat in

diesem Zusammenhang die Annahme einer spezifischen Reiz- oder Regulationstherapie unter Ausnützung der natürlichen Heilungsvorgänge für sich. Die Homöopathie behandelt kranke Menschen, nicht Krankheiten. Der ganze Mensch als Leib-Seele-Einheit steht im Mittelpunkt dieses Therapieregimes, das einmalige Individuum, dessen Kranksein ein unwiederholbares, unverwechselbares, singuläres Ereignis ist.

POCKENIMPFUNG

Schutzimpfung gegen Pocken war den Chinesen seit alter Zeit bekannt. Zu Beginn des 18. Jahrhunderts lernte Lady Montagu, die Frau des britischen Gesandten in Konstantinopel, die Impfpraxis der Türken kennen. Man pflegte dort junge Mädchen, insbesondere Sklavinnen, frühzeitig zu impfen, damit sie später nicht durch Pockennarben entstellt wurden. Man verwendete als Impfstoff den getrockneten Pockenpustelinhalt eines an Pocken Erkrankten, der in die Haut eingeritzt wurde. 1721 machte Lady Montagu diese Methode in England und Europa bekannt. Die Impfung wurde nicht sehr populär. Ihr Wert blieb so lange umstritten bis Edward Jenner (1749–1823) die Welt mit seiner Schrift über

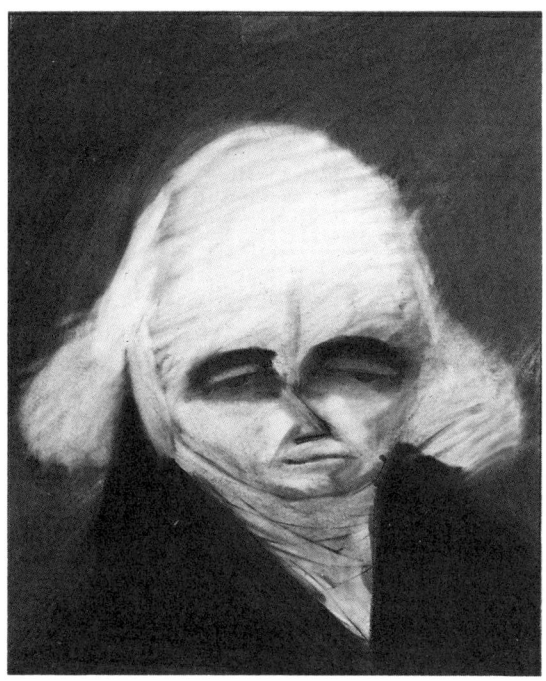

Christian Friedrich Samuel Hahnemann 1755–1843

119

die Kuhpocken und den Nutzen der Impfung von Menschen mit Lymphe aus Kuhpockenblasen aufrüttelte.

Jenner war ein Landarzt in der Gegend von Bristol. Der Landbevölkerung seines Kreises war seit langem bekannt, daß man von Menschenblattern verschont blieb, wenn man sich vorher mit dem verhältnismäßig harmlosen Blatternausschlag infiziert hatte, der beim Rind vorkommt. Im Jahre 1796 entnahm er der Hand einer Melkerin, die mit Kuhpocken infiziert war, etwas Lymphe und übertrug diese auf einen 8jährigen Jungen. Der Junge zeigte die Symptome der Kuhpocken in milder Form. Als Jenner ihn einige Wochen später mit echten Menschenblattern infizierte, blieb er gesund. Schon zu Beginn des 19. Jahrhunderts führten mehrere europäische Staaten die Pockenimpfung durch Gesetz ein (Reichsimpfgesetz von 1874).

BEHANDLUNGSMETHODEN

Trotz der erstaunlichen Entwicklung in der Chemie gab es im 18. Jahrhundert nur geringe Fortschritte in der Therapeutik. Nach wie vor waren die Hauptmethoden des praktischen Arztes das überlieferte Schröpfen, Aderlassen und Purgieren. Die Syphilis nebst den anderen Geschlechtskrankheiten wurde noch immer mit massiven, oftmals tödlichen Dosen von Quecksilber behandelt. Theriak, das Allheilmittel der Antike, war weiterhin im Gebrauch. Das zweifellos wichtigste Arzneimittel, das während des 18. Jahrhunderts in die Medizin Eingang fand, war Digitalis. Seine Wirksamkeit bei der Behandlung von Wassersucht wurde 1785 nach langjährigen Untersuchungen durch William Withering (1741–1799) erkannt, nachdem er von einer alten Frau von der Anwendung des Fingerhuts bei Ödemen gehört hatte.

DIE ROMANTISCHE MEDIZIN IN DEUTSCHLAND

Nur die eben geschilderte Situation der Medizin macht es verständlich, daß in Deutschland am Übergang vom 18. zum 19. Jahrhundert noch eine weitere seltsame Bewegung in der Heilkunde Boden faßte, die sich an Schellings „Naturphilosophie" entzündete und als romantische Medizin in die Geschichte eingegangen ist. Das heißt, es war eigentlich weniger eine Bewegung als eine Generation, die, fasziniert von Schellings System der Natur und seiner Idee von der Einheit von Natur und Geist, mit dem Schlüssel des Dualismus und der Polarität die Einheit der Medizin wiederherzustellen versuchte. Es waren nicht die unbedeutendsten Köpfe, die sich von dieser Lehre zeitweilig einfangen ließen. Zu nennen sind nur Johann Christian Reil († 1813), D. Georg Kieser († 1862), Philipp Franz von Walther († 1849), Lucas Schönlein († 1864), Karl Gustav Carus (1789–1869) und nicht zuletzt der junge Johannes Müller in Bonn.

Für Schelling († 1854) ist die Natur nur Fassade; erst hinter dieser liegt ihr Wesen, liegen ihre Ideen. Sie zu finden heißt Naturerkenntnis betreiben. In dem „Prinzip der Analogie" haben wir einen sicheren Schlüssel zur Aufdeckung der Naturgeheimnisse in der Hand. Für Kieser ist die Krankheit ein Leben auf niedrigerer Stufe, für Johann Nepomuk Ringseis († 1880) ein Abfall von der göttlichen Idee des Organismus, eine Folge der Sünde. Die romantische Richtung in der deutschen Medizin ist ein recht unfruchtbares Intermezzo geblieben und löste sich um 1830 angesichts der Entwicklung in den Naturwissenschaften auf.

NEUNTES KAPITEL

DAS 19. JAHRHUNDERT

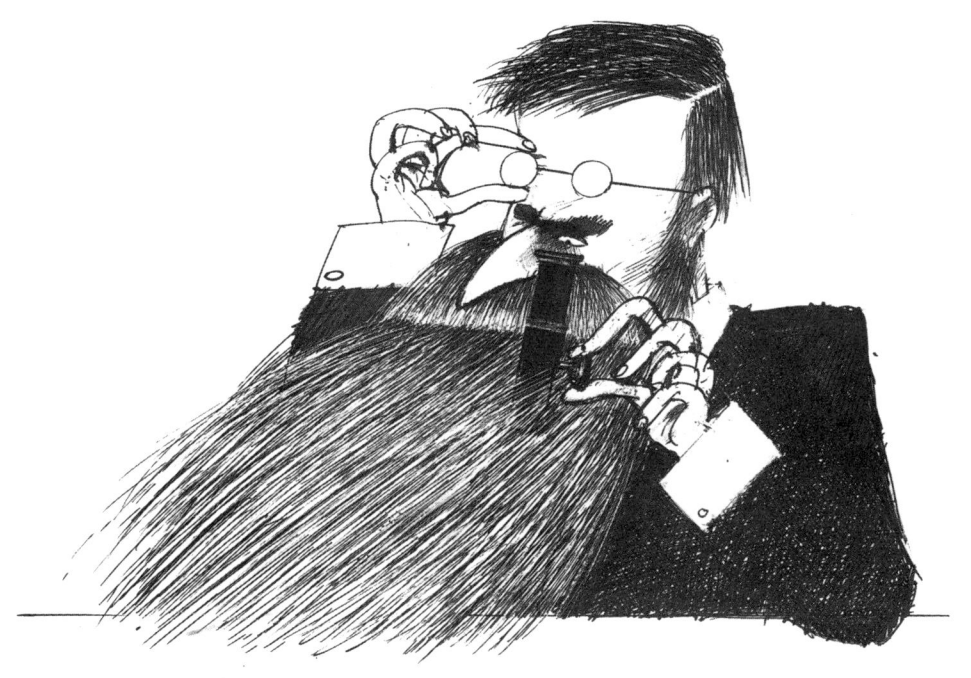

DIE ANFÄNGE DER MODERNEN MEDIZIN

Der Aufschwung der Medizin im 19. Jahrhundert steht im Zeichen der exakten Einzelforschung. Jede ärztliche Maßnahme auf genaueste Kenntnis der Vorgänge im gesunden und im kranken Organismus zu gründen, dies war der Grundsatz, der die Erfolge möglich gemacht hat. Nicht mehr das Buch war das wichtigste Handwerkszeug des Arztes und des medizinischen Forschers, sondern Mikroskop, Reagenzglas und Seziermesser.

Führten die ersten Jahrzehnte des 19. Jahrhunderts faktisch die medizinischen Fortschritte des 18. weiter, so veränderten zwei Entwicklungen, die Anästhesie und die Entdeckung der Mikroorganismen als Krankheitserreger, den Gang der Medizingeschichte derart, daß Krankheitsbegriffe, Heilmethoden und Hygienepraktiken am Ende des Jahrhunderts denen, die zu seinem Beginn vorherrschten, nur mehr entfernt ähnelten. Gewiß trugen zum Verständnis des Baus und der Funktionen des lebenden Organismus auch andere, nicht weniger bedeutsame Forschungen bei, etwa der Nachweis der Zelle als der anatomischen Grundeinheit, die Formulierung der die inneren Lebensbedingungen des Körpers bestimmenden physiologischen Prinzipien und die Einführung neuer diagnostischer Hilfsmittel in die klinische Methodik. Diese übrigen Beiträge gelangten aber erst im nachfolgenden Jahrhundert voll zur Geltung.

Der Aufstieg der modernen Medizin beginnt in Paris zu Beginn des 19. Jahrhunderts. Hier blühten damals Physik und Chemie in einer bisher unbekannten Weise. In Paris wurde auch erstmalig der pathologisch-anatomische Befund systematisch zur Aufklärung und Abgrenzung der Krankheitsformen verwendet. Schon Bichat hat das in großem Umfange betrieben, und in der Hand der großen Kliniker Jean Nicolas Corvisart und R. Th. H. Laënnec wurde das Verfahren bahnbrechend für die Entwicklung der klinischen Krankheitsvorstellungen. Die Pariser Kliniker bauten auch das Verfahren der Perkussion nach dem Wiener Auenbrugger systematisch aus. Laënnec führte die Methode der Auskultation, des Abhorchens, in die Klinik ein. Das statistische Verfahren bei der Überprüfung der Behandlungserfolge führte Pierre Louis (1787–1872) 1829 ein.

Paris hatte damals etwa 20 000 Krankenbetten, und man fand, daß die alten Verfahren des Aderlassens, Schwitzens, Abführens und dergleichen den Krankheitsverlauf nicht nennenswert gegenüber nichtbehandelten Fällen beeinflußten. Das war eine niederschmetternde Erkenntnis und leitete eine Zeit ein, die in ihrem therapeutischen Nihilismus sich selbst gegenüber zwar konsequent, dem Patienten gegenüber aber unergiebig war. Der Ruf der französischen Naturwissenschaften und der Pariser Klinik zog damals junge Ärzte aus aller Welt an.

In der deutschen Medizin beginnt erst mit dem Ende der Romantik die neue Zuwendung zur Naturforschung, zum Experiment und zur Beobachtung. Das wird zuerst sichtbar in der Arbeit eines Johannes Müller (1801–1858) mit seinen Schülern. Doch stand der physiologischen Analyse noch die Idee vom Wirken der Lebenskraft im Organismus entgegen. Die Lebensvorgänge sollten grundsätzlich von anderer Art sein als physikalischchemische Vorgänge. Nicht nur Biologen wie Johannes Müller, sondern auch Chemiker wie Jöns Jakob Berzelius (1779–1848) glaubten an das Wirken einer Lebenskraft in den Verrichtungen des Körpers und in der Bildung organischer Stoffe. Diese Annahme kam ins Wanken, als im Jahre 1824 der Berzelius-Schüler Friedrich Wöhler (1800–1882) die Oxalsäure synthetisch darstellte. Im Jahre 1828 synthetisierte er den Harnstoff und brauchte dazu „weder Organismus noch

Niere", wie er sich ausdrückte. Justus von Liebig (1803–1873) ging mit den exakten Methoden der chemischen Analyse an die Aufklärung der chemischen Lebensvorgänge und an die Untersuchung von Stoffwechsel und Ernährung, Blut und Harn.

In Wien führten im Jahre 1857 Türck und Czermak (1828–1873) den Kehlkopfspiegel ein, Carl Ludwig (1816–1895) in Deutschland und Marey (1830–1904) in Frankreich begründeten die graphischen objektivierenden Meßmethoden. Man lernte also allmählich, die Arbeitsweise der einzelnen Organe zu studieren, die Gesetze ihrer Funktionen zu erkennen und die Wirksamkeit von Heilmitteln unter den Bedingungen des physiologischen Experiments zu beurteilen. Auch die morphologisch-anatomischen Grundlagen machten große Fortschritte.

Um 1830 wurden achromatische Mikroskope allgemein gebräuchlich. Dadurch wuchs die Zuverlässigkeit mikroskopischer Beobachtung ganz erheblich. Schwann (1810–1882) und Schleiden (1804–1881), zwei Schüler von Johannes Müller, erkannten im Jahr 1838/39, daß der gesamte tierische Körper sich aus zellulären Elementen aufbaut. Jacob Henle (1809–1885) entwarf in seiner „Allgemeinen Anatomie" aus dem Jahre 1841 die erste allgemeine Gewebelehre auf mikroskopischer Basis. Rudolf Virchow übertrug das mikroskopische Beobachtungsverfahren auf die pathologische Anatomie und begründet die Auffassung von dem Sitz der Krankheit in der Zelle (Zellularpathologie). So brachte die erste Hälfte des vorigen Jahrhunderts viele neue Verfahren und Methoden, die von den klinischen Wissenschaftlern mit Begeisterung aufgenommen wurden. Damit entstand eine experimentelle Medizin, die ihren großen Theoretiker in Claude Bernard besaß.

Physiologie

Einer der führenden französischen Mediziner der Zeit war François Magendie (1783–1855), der gewissenhaft darauf bedacht war, seine Beobachtungen unkompliziert zu belassen und von Spekulation freizuhalten. Er ist hauptsächlich bekannt wegen seiner experimentellen Beweise dafür, daß die hinteren Wurzeln des Rükkenmarkkanals sensible Nervenfasern tragen, während die vorderen motorische Nerven sind. Ganz und gar ein Mann des Laboratoriums war hingegen Claude Bernard (1813–1878), der eigentliche Begründer der experimentellen Physiologie. Er entwickelte die Lehren seines Mentors Magendie weiter und postulierte Fragen, deren Beantwortung nur durch Vivisektion möglich war. Eine seiner einflußreichsten Ideen war das

Prinzip der Homöostase, das besagte, daß bei Warmblütern das „innere Milieu" konstant ist und daß sich allen äußeren Faktoren, die diesen inneren Zustand zu verändern trachten, physiologische Mechanismen entgegenstellen.

Neben anderen außergewöhnlichen Leistungen gelang es Bernard, die Mehrfachfunktion der Leber zu erhellen, die Verdauungstätigkeit des Pankreas und den Zusammenhang zwischen Pankreas und Diabetes zu erforschen sowie die

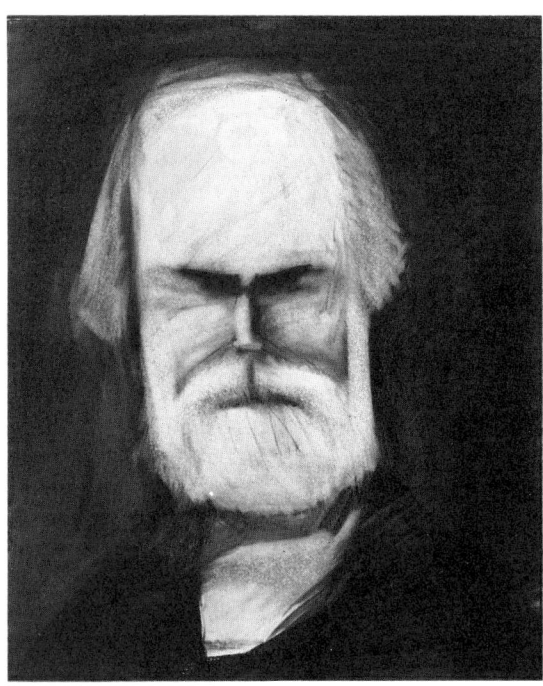

Charles Edouard Brown-Séquard 1817–1894

126

Verbindung zwischen Nervensystem und der Zusammenziehung bzw. Ausdehnung der kleineren Arterien aufzuwei-

Beiträge zur Physiologie leistete auch ein anderer Franzose, der zugleich praktizierender Arzt und Forscher war: Charles Edouard Brown-Séquard (1817–1894). Er wird zuweilen als der Begründer der Endokrinologie angesehen, obgleich eigentlich Bernard das Terrain aufgeschlossen hatte. Brown-Séquard lehrte, daß Nebennieren, Schilddrüse, Bauchspeicheldrüse, Leber, Milz und Nieren Sekrete absondern (später wird man sie als Hormone bezeichnen), die in den Blutkreislauf eindringen und für die Behandlung nutzbar zu machen waren. Der Beitrag der deutschen Medizin beruhte weitgehend, wie eben schon erwähnt, auf dem Einfluß von Johannes Peter Müller.

Um 1840 verbanden sich vier junge deutsche Physiologen, Emil Du Bois-Reymond (1818–1896), Hermann Helmholtz (1821–1894), Ernst Brücke (1819–1892) und Carl Ludwig (1816– 1895), um eine neue und rein physikalische Physiologie zu schaffen. Wenn sie das Ziel auch nicht erreichten, so haben sie doch Außerordentliches auf dem Gebiet der Physiologie geleistet. Du Bois-Reymond legte die Grundlagen der modernen Elektrophysiologie, während Helmholtz zahlreiche physikalische Erkenntnisse auf die Phy-

siologie anwandte. Er maß die Wärmeerzeugung des Muskels und die Geschwindigkeit des Nervenimpulses. Er arbeitete an den Grundlagen der Physiologie der Sinnesorgane, in deren Verlauf er das Ophthalmoskop erfand, und entwickelte die Grundbegriffe der Akustik. Ludwig beschäftigte sich vorwiegend mit der Physiologie von Herz und Kreislauf.

Zur Mitte des 19. Jahrhunderts waren die meisten der wichtigen Routineuntersuchungen des Urins entwickelt, so die Methoden von Heller, Fehling, Trommer, Pettenkofer und Bence Jones. Justus von Liebig bereicherte die menschliche Physiologie durch seine Aufteilung der Grundnährstoffe in Kohlenhydrate, Eiweiße und Fette. Der Gedanke, den Eiweißstoffwechsel durch die Bestimmung des Stickstoffgehaltes im Urin zu messen, stammte ebenfalls von Liebig.

Von den amerikanischen Physiologen ist William Beaumont (1785–1853) zu nennen. Seine Arbeiten über Magensaft und Verdauung legte er 1833 in seinem klassischen Werk „Experiments and Observations on the Gastric Juice and the Physiology of Digestion" nieder.

Im England des 19. Jahrhunderts befaßten sich zahlreiche Physiologen mit der Erforschung des Nervensystems. Erwähnenswert ist Marshall Hall (1790– 1857), der Schockzustände erforschte und entdeckte, daß manche Reflexe ohne Inanspruchnahme des höheren Nervenzentrums ausgelöst werden können.

Weitreichenden Einfluß auf die Physiologie und die Aufklärung der komplizierten psycho-physischen Zusammenhänge übten die Tierexperimente Iwan Pawlows (1849–1936) in Moskau aus.

Zelltheorie

Eines der wichtigsten Konzepte der modernen Biologie entwickelten Matthias Schleiden (1804–1881) und Theodor Schwann (1810–1882). Zwar war der zellulare Aufbau von Pflanzenteilen schon früher bekannt, aber Schleiden legte als erster eingehend dar, daß jede Pflanze eine Gemeinschaft von Zellen bildet, in der jede einzelne Zelle ein Eigenleben führt. Schwann übertrug Schleidens Folgerung nun genialerweise auf sämtliche Lebensformen.

Als die Vorstellung sich durchgesetzt hatte, daß alle Lebewesen aus Zellen aufgebaut sind, erhob sich die Frage nach der Entstehung der Zellen. Schleiden stellte die These auf, die Zelle und ihre Bestandteile seien das Ergebnis eines chemischen Niederschlags aus undifferenzierter Materie. Erst ein anderer Schüler Müllers, Rudolf Virchow (1821–1902),

fegte die spekulativen Erklärungen vom Tisch und vertrat mit Nachdruck und mit bleibendem Erfolg die Ansicht, daß Zellen allein aus bereits bestehenden Zellen entstünden.

Es gibt kaum ein Gebiet der Pathologie, das Virchow nicht unmittelbar beeinflußt hat. Außerdem war er ein hervorragender Medizinhistoriker, praktischer Hygieniker, Förderer der Volksbildung und gehörte zu den Gründern der neuzeitlichen Anthropologie und Prähistorie.

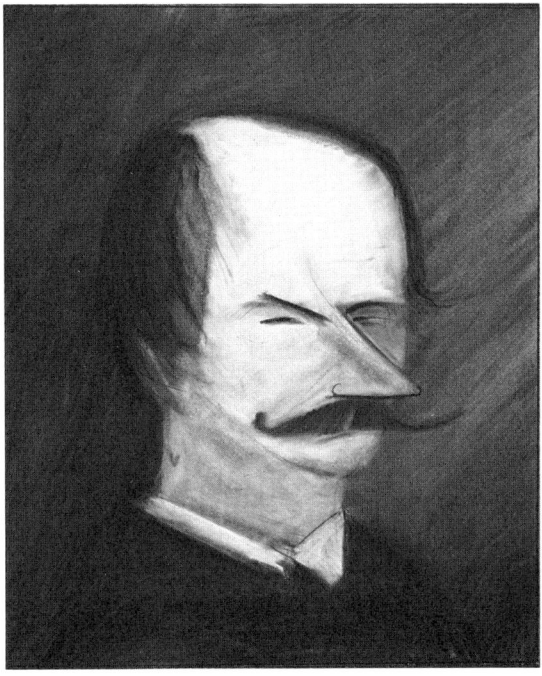

Matthias Schleiden 1804–1881

Die Zellularpathologie brachte der wissenschaftlichen Medizin einen ungeheuren Fortschritt, denn sie setzte durch systematische Auswertung von mikroskopischen Untersuchungen anstelle von Theorien Tatsachen. Anfangs machten sich zahlreiche hervorragende Wissenschaftler, darunter Carl von Rokitansky (1804–1878), einer der großen Pathologen seiner Zeit, Schleidens These zu eigen. Am Ende jedoch gelangte Virchows Auffassung voll zum Durchbruch. Rokitanskys humoralpathologische Krasenlehre war nun endgültig widerlegt.

Mikroskopische Anatomie und Embryologie

Zu den Schülern Johannes Müllers, die das Verständnis der Mikrostrukturen von Organen erweiterten, gehörte Jacob Henle (1809–1885), der auch sehr früh Vorstellungen über Mikroorganismen als Krankheitserreger äußerte. Das vermutlich erste systematische Lehrbuch der Histologie schrieb Albert von Kölliker (1817–1905), der die Embryonalentwicklung auf der Grundlage der neuen Zelltheorie erläuterte. Karl Ernst von Baer (1792–1876) lieferte als erster eine Beschreibung des Ovums, Robert Remak (1815–1865) gliederte Gewebe nach ihrer embryonalen Entstehung in drei Primärsysteme: Ektoderm, Mesoderm und Entoderm. Den Mechanismus der Zell-

teilung beschrieb Walther Flemming (1843–1905) im Jahr 1882. Wilhelm Waldeyer (1836–1921) benannte das Chromosom im Zellkern und stellte 1891 die Theorie auf, die kleinste Einheit des Nervensystems sei die Nervenzelle, das Neuron. Außerdem zeigte er auf, daß Krebswucherungen aus Epithelzellen in der ektodermalen Gewebeschicht entstehen.

Chemie und Pharmakologie

Ebenso wie Krankenbettbefunde und Organveränderungen zueinander in Beziehung gesetzt wurden, zog man zum Verständnis krankheitsbedingter Funktionsstörungen das Chemielabor heran. Um die Mitte des 19. Jahrhunderts waren Blut- und Urinuntersuchungen bereits Routine. Eine der bedeutendsten Errungenschaften war die synthetische Herstellung von Harnstoff, einem körpereigenen Produkt, aus der anorganischen Verbindung Ammoniumkarbonat durch Friedrich Wöhler (1800–1882). Von da an gab es keine deutliche Trennung mehr zwischen den organischen und anorganischen Verbindungen.

Hoppe-Seyler (1825–1895) wandte die Methoden der anorganischen Chemie auf die Untersuchung der chemischen Vorgänge im Körper an und bahnte so den Weg zur physiologischen Chemie.

129

Seine Entdeckung des Hämoglobins im Jahre 1862 war ein Meilenstein in der Entwicklung der Heilkunde.

Die stetigen Fortschritte in der Physiologie und Chemie ermöglichten es, Wirkstoffe aus Drogen in reiner Form herzustellen und ihre Wirkung auf Tier und Mensch zu erproben. Gestützt auf die Voruntersuchungen der Franzosen J. F. Derosne von 1803 und A. Séguin von 1804, stellte in Deutschland F. W. A. Sertürner 1806 erstmals Mor-

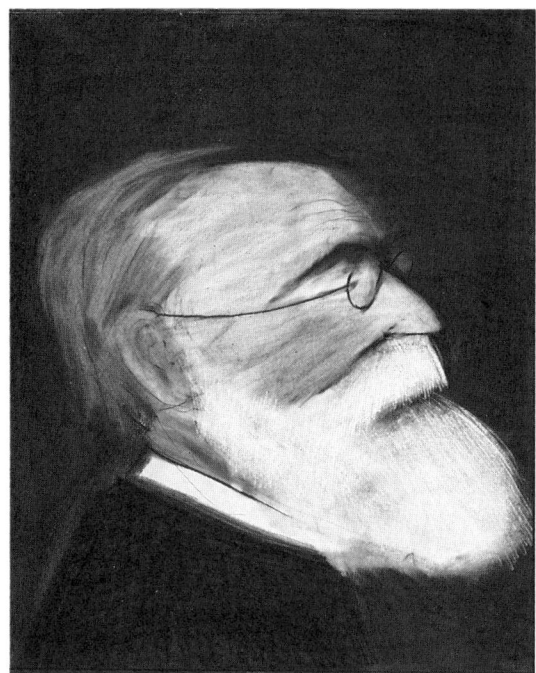

Rudolf Virchow 1821–1902

phium rein dar. Pelletier und Caventou in Frankreich gelang 1818 gleiches mit Strychnin, Chinin und anderen Drogen. Pierre Robiquet gehörte gleichfalls zu den vielen pharmazeutischen Chemikern in Deutschland und Frankreich, welche die für die Medizin so wichtigen Pflanzenalkaloide, darunter Atropin, Kolchizin und Kokain, entdeckten und isolierten.

Durch die Erforschung der aktiven Prinzipien, die Klärung der chemischen Umwandlung von Arzneikörpern bzw. chemisch wirksamen Substanzen im Organismus erhielt das therapeutische Handeln des Arztes in der Folgezeit eine wissenschaftliche Grundlage. Pharmakologen, Pathologen, Physiologen und Kliniker arbeiteten eng zusammen. Zu einem eigenständigen Fachgebiet wurde die Pharmakologie durch die Arbeiten Rudolph Buchheims (1820–1879) in Dorpat und seines Schülers Oswald Schmiedeberg (1830–1920) in Straßburg. In Großbritannien wirkten Alexander Crum Brown (1838–1922) und Thomas Frazer. Sie versuchten, die Wirkung von Heilstoffen aus ihrer chemischen Zusammensetzung abzuleiten. Als man mehr solcher Stoffe isolierte und ihren chemischen Aufbau verstand, wurde es möglich, aus ihren Grundelementen therapeutisch wirkende Verbindungen herzustellen.

KLINISCHE STUDIEN UND SCHULEN

Das hervorstechende Merkmal der Medizin des 19. Jahrhunderts war es, daß Entdeckungen in Labor und Anatomiesaal mit Beobachtungen am Krankenbett in Zusammenhang gebracht wurden. Die Verbindung ergab sich hauptsächlich durch Untersuchungen in den Krankenhäusern. In der ersten Jahrhunderthälfte lag die Führung in der klassischen Medizin bei den Franzosen. Später ging diese Rolle auf die Britischen Inseln über und schließlich auch auf die deutschsprachigen Länder.

Paris

Daß Paris zur führenden Stätte der klinischen Medizin wurde, dafür war die Französische Revolution ein entscheidender Faktor. Als das Ancien Régime hinweggefegt wurde, verschwanden mit ihm antiquierte Vorstellungen und Hemmnisse, öffnete sich der Weg zu neuen Ansätzen experimenteller Art, gewann Pragmatismus mehr Gewicht als Theorie, wurde Beobachtung am Krankenbett wichtiger als das Denken in Begriffen. Das Krankenhaus rückte in den Mittelpunkt ärztlicher Betätigung, die öffentliche Gesundheitsvorsorge galt als Aufgabe des Staates, ärztliche Versorgung war allen Klassen zugänglich.

Einer der bedeutendsten Kliniker in Paris war Réné-Théophile-Hyacinthe Laënnec (1781–1826), der viel zum pathologischen und klinischen Verständnis von Krankheiten des Brustkorbes beitrug. Laënnec war Anhänger der verhaßten Royalisten und gewann deshalb nicht die Beliebtheit und den Einfluß, die sein Zeitgenosse François-Joseph-Victor Broussais (1772–1838) genoß. Dessen Ausstrah-

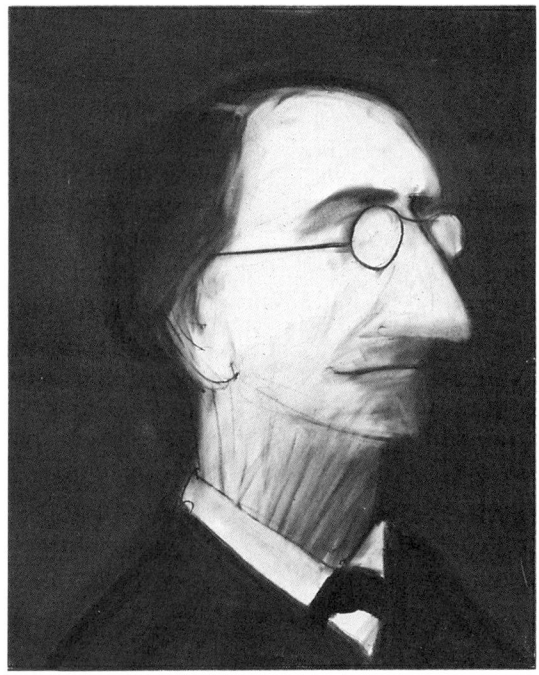

Carl Ludwig 1816–1895

lung, Vitalität und starkes Engagement für fortschrittliche soziale Ideen machten ihn zum unbestritten einflußreichsten Mediziner Frankreichs. Nach seiner Ansicht mußte sich die Behandlung auf die pathologischen Veränderungen im Gewebe stützen, nicht auf die nach seiner Auffassung überlebten Lehrauffassungen von den Körpersäften.

Zu den hervorragenden Vertretern der französischen Schule gehörte auch Armand Trousseau (1801–1867), der einfühlsame und meisterhafte Traktate über Krankheiten veröffentlichte. Zu nennen sind ferner Jean-Baptiste Bouillaud (1796–1881) sowie François-Olive Rayer, der zum klinischen und im Labor gewonnenen Wissen Bedeutendes beitrug und sowohl Bernard zu seiner Physiologie als auch Davaine und Villemin zu ihren Arbeiten über Infektionen inspirierte.

Guillaume B. A. Duchenne (1806– 1875) und Jean-Martin Charcot (1825– 1893) waren die eigentlichen Begründer der Neurologie in Frankreich. Duchenne, anfangs Landarzt, setzte zur Behandlung von Rheumatikern und zur Beobachtung der Muskeltätigkeit den von Michael Faraday (1791–1867) entdeckten elektrischen Strom ein. Charcot wirkte am Pariser Krankenhaus Salpêtrière, wo er erstmalig systematisch Hypnose zur Behandlung der Hysterie anwandte.

Die Chirurgie war in Paris besonders in der ersten Hälfte des Jahrhunderts auf einem verhältnismäßig hohen Stand. Die Wunden, die die blutigen Tumulte während und nach der Revolution geschlagen hatten, vermehrten den Bedarf an Chirurgen, und diese erlangten jetzt den gleichen Status wie die Ärzte, die gegen Krankheiten und Seuchen anscheinend wenig auszurichten vermochten. Chirurgie und Medizin verschmolzen so zu einer Berufssparte.

An persönlicher Beliebtheit übertraf Dominique-Jean Larrey (1766–1842) alle anderen Chirurgen. Während Larrey angebetet wurde, brachte man seinem Kollegen Guillaume Dupuytren (1777–1835) zwar Bewunderung, aber auch heftige Abneigung entgegen. Dupuytren war ein glänzender Chirurg, aber seine kalte, spröde Art und seine Intrigen gegen andere stießen seine Kollegen und Bekannten ab.

Viele andere Chirurgen leisteten ebenfalls Pionierarbeit: Récamier entfernte vermutlich als erster den Uterus, Roux die Schilddrüse, Lisfranc das Rektum. Lembert trug zur Chirurgie der Eingeweide bei, Menière zur Kenntnis der medizinischen und chirurgischen Aspekte von Ohrenkrankheiten. Pierre-Paul Broca (1824–1880) stellte aufgrund klinischer und pathologischer Befunde eindeutig

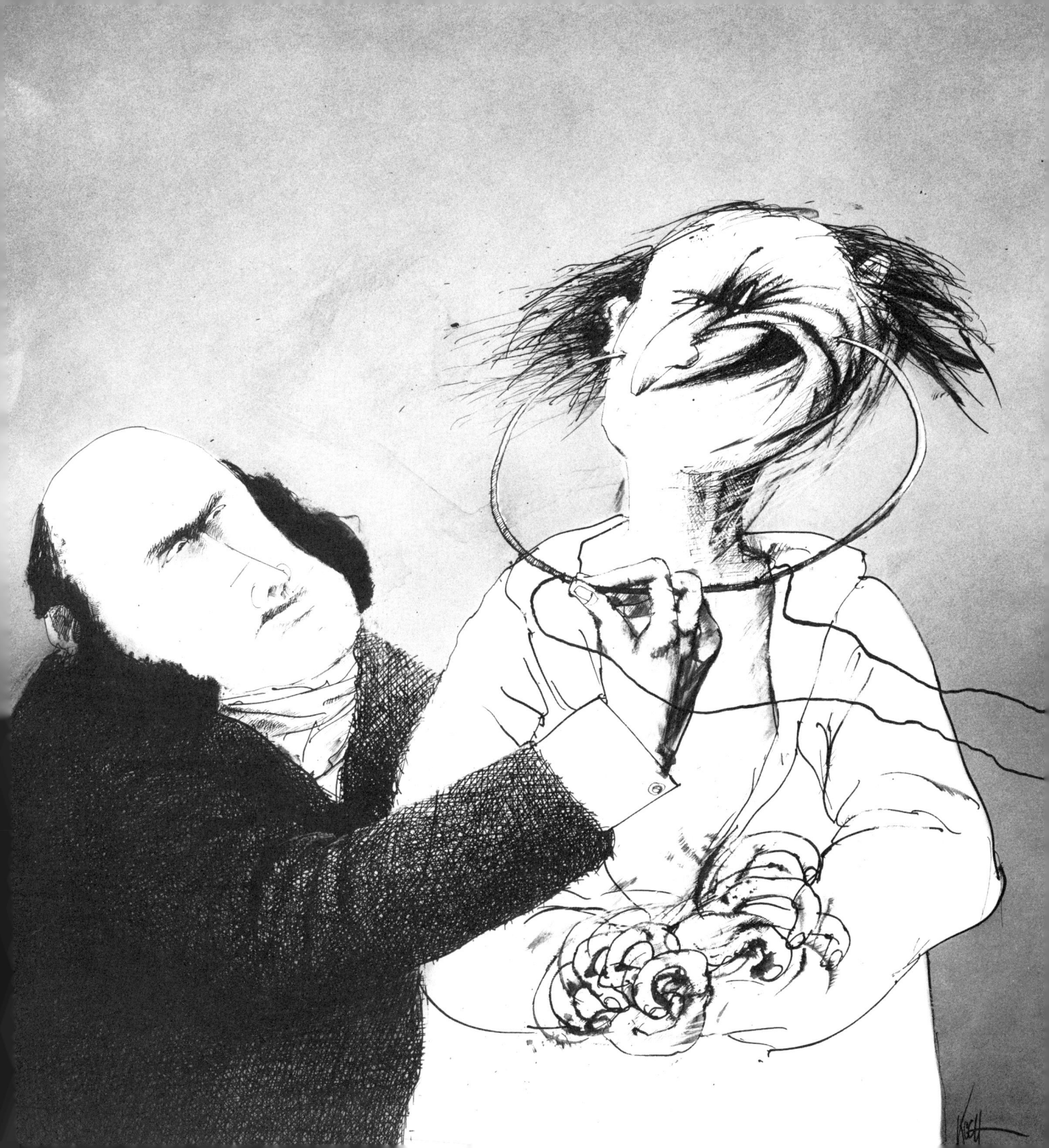

fest, daß die Sprechfunktion in einem bestimmten Bereich des Gehirns ansässig ist, der heute „Brocasches Zentrum" genannt wird.

Dublin

Während sich in Paris eine große Tradition herausbildete, machte sich gleichzeitig in Dublin eine teils von selbst entstandene, teils durch Pariser Prinzipien beeinflußte Neigung zur klinischen Forschung bemerkbar. Nicht anders als in London waren auch in Dublin viele der Kliniker entweder ihrer Abstammung oder ihrer Ausbildung nach schottisch. Zu nennen ist John Cheyne (1777–1836). Er veröffentlichte ein Buch über Kinderkrankheiten, seine detaillierten Berichte über eine Vielzahl von Krankheiten und seine Schriften über Erziehung verschafften ihm weltweiten Ruf als großer Lehrer und praktischer Arzt.

Zu erwähnen ist auch William Stokes (1804–1878). Stokes stammte aus Dublin. Außer der Atmungsanomalie, die seinen Namen mit Cheynes verknüpft, kennt man die „Stokes-Adams-Syndrom" genannte Dysfunktion des Herzschlages. Stokes hielt zwar Typhus und Fleckfieber irrtümlich für dieselbe Krankheit, erkannte jedoch die Bedeutung volksgesundheitlicher und vorbeugender Maßnahmen und unterstützte sie.

Der berühmteste Lehrer des Dubliner Zirkels war Robert James Graves (1796–1853), dessen Visiten am Krankenbett weithin als überragende Lehrübungen bekannt waren. Ein weiterer einflußreicher Kliniker der Dubliner Schule war Dominic John Corrigan (1802–1880), bekannt wegen seiner Darstellung der pathologischen Ursachen und charakteristischen Pulssymptome einer Erkrankung der Aortenklappen am Herzen. Abraham Colles (1773–1843) beschrieb die Prinzipien und Methoden der Behandlung des Handgelenkbruchs so eingehend, daß dieser noch heute „Colles-Fraktur" genannt wird.

London und Edinburgh

Zu den einflußreichsten Lehrstätten des Jahrhunderts zählte Londons „Guy's Hospital and Medical School", das als Praxis- und Ausbildungszentrum weltberühmt wurde. Die „großen Männer von Guy's", die Ärzte Richard Bright (1789–1858), Thomas Addison (1793–1860) und Thomas Hodgkin (1798–1866) sowie der Chirurg Astley Cooper (1768–1841), waren die Koryphäen Londons. Wohl der imposanteste unter den führenden Klinikern war Thomas Addison. Nach ihm bezeichnet man die perniziöse Anämie und nennt die Adrenalin-Insuffizienz die „Addisonsche Krankheit". Das von Hodgkin 1832 beschriebene klinische

Syndrom, das durch eine Erkrankung der Lymphknoten und des lymphatischen Gewebes in anderen Organen (Milz, Leber) gekennzeichnet ist, wird heute als „Hodgkinsche Krankheit" bezeichnet.

William Withey Gull (1816–1850) war ebenfalls ein berühmtes Mitglied des Ärztestabes. Gull verurteilte insbesondere die Verschreibung von mehreren Heilmitteln zu gleicher Zeit. James Parkinson (1755–1824) wurde wegen seiner Darstellung einer heute als „Parkinsonsche Krankheit" bezeichneten Nervenstörung bekannt, machte sich jedoch auch durch paläontologische Schriften einen Namen.

John Hughlings Jackson (1835–1911) und William Richard Gowers (1845–1915) entwickelten das von der Pariser Schule aufgestellte Konzept weiter, wonach Funktionen des Gehirns und des Rückenmarks in ganz bestimmten Zonen angesiedelt sind.

Chirurgie in England

Ebenso wie in Frankreich entsprach in England der Entwicklung der klinischen Schule ein Aufblühen der chirurgischen Schule. Vor allem Astley Cooper erarbeitete viel Neues: Er hatte eine Leidenschaft für das Sezieren und ließ sich keine Gelegenheit entgehen, seine anatomischen Studien voranzutreiben.

Der Erwähnung wert ist in diesem Zusammenhang auch Robert Knox (1791–1862) in Edinburgh. Knox war Zeitgenosse Coopers und einer der berühmtesten Anatomielehrer jener Tage.

Darüber hinaus sind die Familien Bell zu nennen. Benjamin Bell (1749–1806), ein prominenter und beliebter Chirurg, der in Edinburgh praktizierte, schrieb ein mehrbändiges systematisches Werk über die Chirurgie, das es mit dem 1718 erschienenen einflußreichen Lehrbuch von Lorenz Heister (1683–1758) aufnehmen konnte. Seine Söhne George und Joseph, sein Enkel Benjamin und sein Urenkel Joseph setzten die Familientradition als hochgeachtete Chirurgen bis ins 20. Jahrhundert hinein fort.

Darüber hinaus bedarf noch eine andere Familie Bell der Erwähnung. Aus dieser sind die Brüder John (1763–1820) und Charles (1774–1842) zu den führenden Chirurgen Englands zu zählen.

Einer der geschicktesten Operateure war Robert Liston (1794–1847). Liston war der erste, der in England die Äthernarkose einsetzte. Sein Kollege James Syme (1799–1870) entwickelte Verfahren der Gelenkresektion. Benjamin Brodie (1783–1862) und William Fergusson (1808–1887) waren gleichfalls hervorragende Chirurgen.

Der wohl berühmteste Gynäkologe und Geburtshelfer Englands im 19. Jahrhundert war James Young Simpson (1811–1870). Er führte das Chloroform als Anästhetikum ein.

Das neue Wien

Während die Englische und Französische Schule hinsichtlich der Therapie als skeptisch bezeichnet werden kann, war die Wiener Schule, die wenig oder gar kein Vertrauen auf Arzneimittel setzte, geradezu nihilistisch. Der führende Mediziner in Wien, Carl von Rokitansky (1804–1878), war reiner Pathologe. Einer seiner Schüler, Joseph Skoda (1805–1881), war der hervorragendste Kliniker und wohl der skeptischste von allen. Die Therapie beurteilte er distanziert; er hielt wenig von der Verabreichung von Medikamenten oder aktiven Eingriffen in den Krankheitsverlauf. Diese alles verneinende Auffassung dürfte zu jener Zeit heilsamer gewirkt haben als die Aderlässe, Brechmittel und Klistiere, die noch immer zur medizinischen Praxis gehörten. Der Rokitansky-Schüler Skoda baute eine streng diagnostische Untersuchungsmethodik aus, in der besonders die Perkussion und Auskultation verfeinert wurden. Damit vollendete er die Bemühungen der Vorgänger Piorry, Laënnec und Auenbrugger.

Einer der ersten, die sich ganz auf Hautkrankheiten spezialisierten, war Ferdinand Hebra (1816–1880). Hebra erfaßte die Hautkrankheiten erstmalig in ihrer Gesamtheit unter pathologisch-anatomischem Aspekt.

Deutschland

Die theoretisierende, mystische Naturphilosophie, die das wissenschaftliche und medizinische Denken in Deutschland einhüllte, wich allmählich der direk-

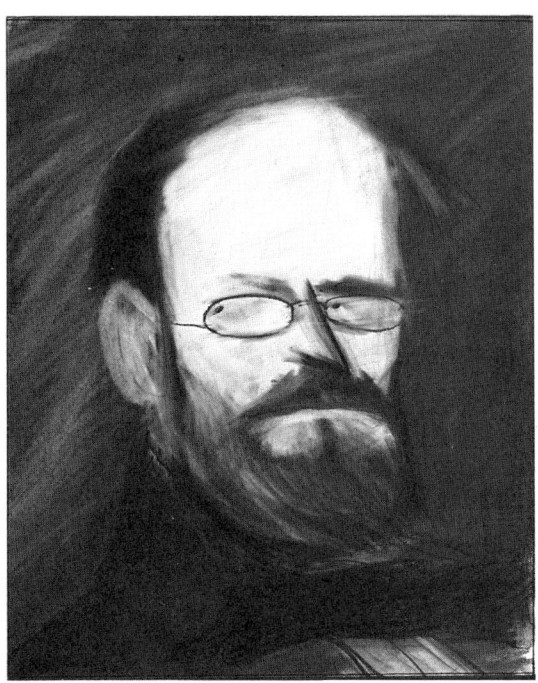

Carl von Rokitansky 1804–1878

ten Beobachtung und dem Experiment, als im ersten Teil des Jahrhunderts Johannes Müller und seine Anhänger ihre Laborstudien über Körperfunktionen aufnahmen. Unterdessen bildete sich eine klinische Schule, allerdings nicht in ein oder zwei Städten, sondern über das ganze Land verstreut, denn Deutschland war ja zu Beginn des 19. Jahrhunderts eine Anhäufung separater, unabhängiger politischer Einheiten ohne eine Hauptstadt, in der nationale Empfindungen oder staatliche Macht einen Mittelpunkt fanden. Johann Lucas Schönlein (1793–1864) erarbeitete eine Klassifikation der Krankheiten in Form eines naturgeschichtlichen Systems, das sich freilich als derart willkürlich und gekünstelt erwies, daß es ihn nicht überlebte. Mit seinem Namen sind die Blutfleckenkrankheit „Schönleinsche Purpura" und der parasitäre Pilz Trichophyton schoenleinii verknüpft.

Hermann von Helmholtz (1821–1894) war eines der großen Genies der Medizin. Schon als junger Militärchirurg hatte Helmholtz sich sein Interesse an Physik und Mathematik bewahrt. Im Jahre 1847 veröffentlichte er eine Abhandlung, die für die Physik und die Physiologie weitreichende Bedeutung erlangte: „Über die Erhaltung der Kraft". Er formulierte das Gesetz, daß Energie zwar in verschiedene Formen umgewandelt werden kann, ihre Gesamtmenge jedoch konstant ist, gleichgültig ob im Universum oder in einem lebenden Organismus. Stärkste Wirkung auf die Medizin übten Helmholtz' quantitative Aussagen über die Physiologie des Sehens, Hörens und der Nervenimpulse aus.

Die Vereinigten Staaten

Was Neuerungen anging, so blieb die amerikanische Medizin das ganze Jahrhundert hindurch auf Westeuropa angewiesen. Dennoch zeigten einzelne amerikanische Ärzte wachen Geist und Initiative. Ephraim McDowell (1771–1830) operierte 1809 zum ersten Mal eine Eierstockzyste. Auch einige andere amerikanische Ärzte und Chirurgen verdienen Erwähnung: J. Marion Sims (1813–1883) erfand ein spezielles (das Simssche) Spekulum und einen Katheter, erlernte den Umgang mit Silberdrahtnähten und entwickelte neue chirurgische Techniken. Philip Syng Physick (1768–1837) schreibt man das Verdienst zu, die Chirurgie als Fachgebiet in Amerika etabliert zu haben; die Doktoren Joseph und John Warren und Daniel Drake (1785–1852)

Die Mitglieder der ersten Medizinischen Fakultät ▷ der John Hopkins University in Baltimore, Maryland (v. l. Sir William Osler, Howard Altwood Kelly, William Steward Halstedt und William Henry Welch).

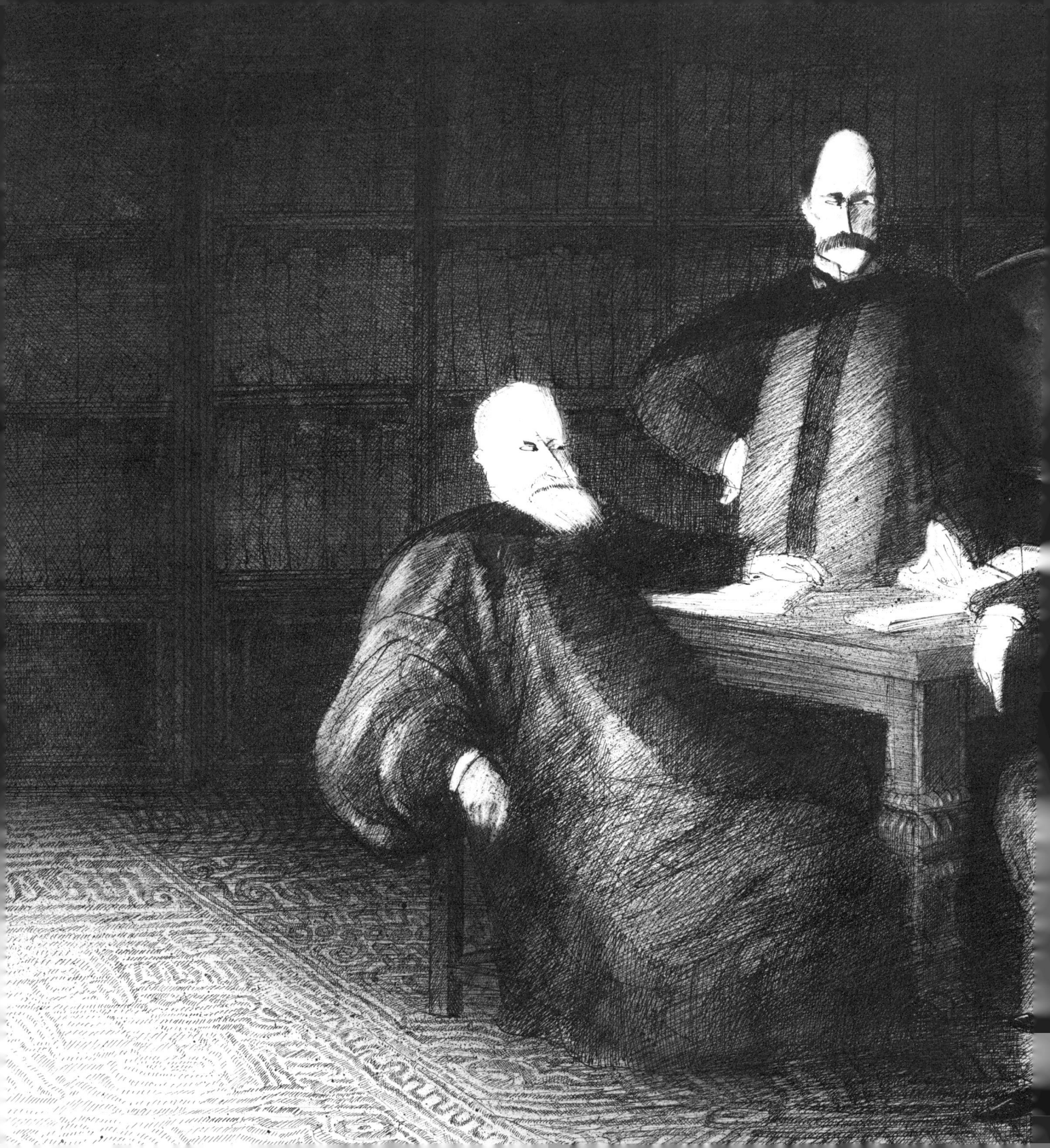

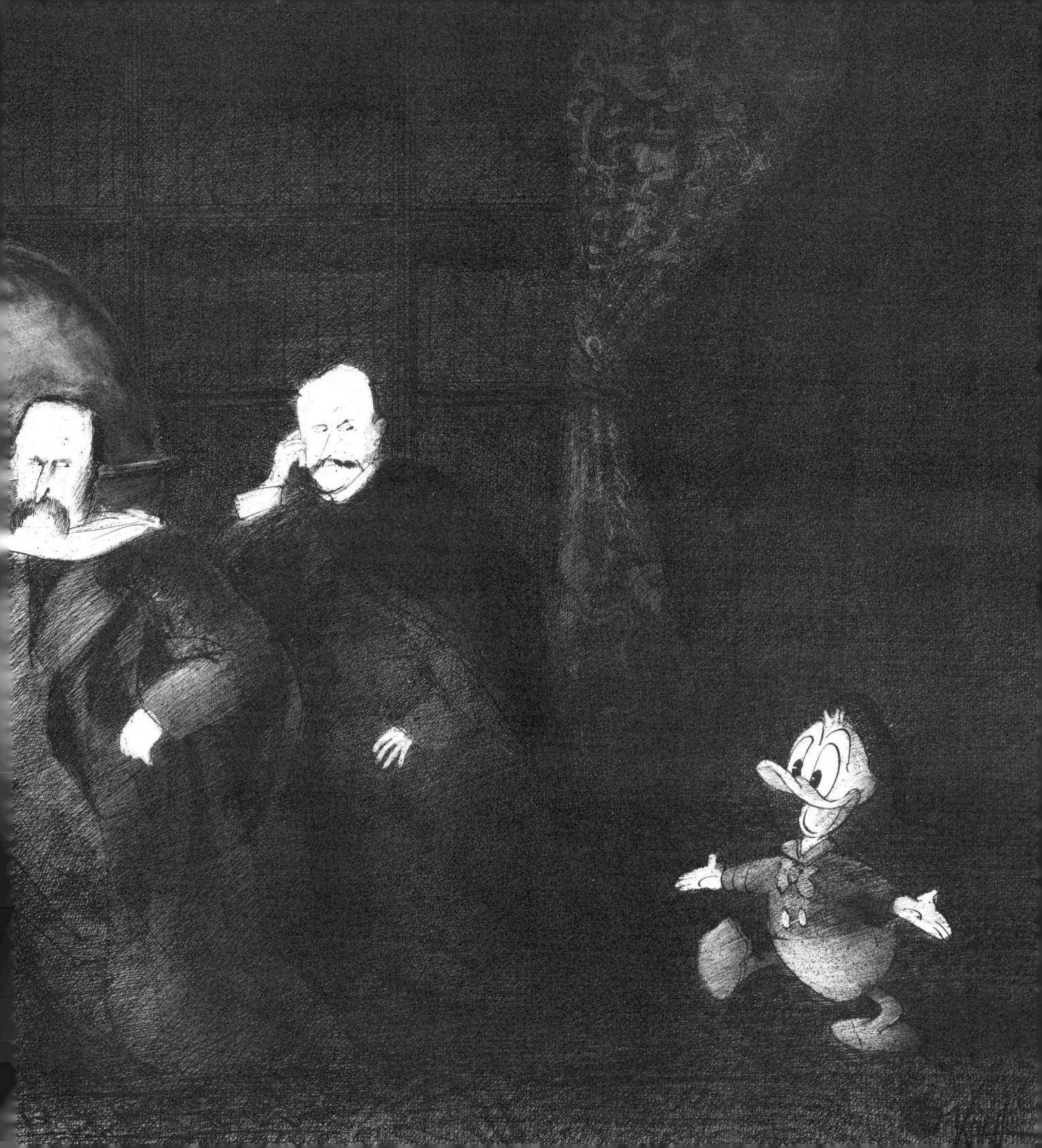

sind die Wegbereiter der medizinischen Ausbildung in Amerika. Daneben ist Oliver Wendell Holmes (1809–1894) zu nennen, gleich berühmt als Dichter, Essayist und praktischer Arzt.

Einer der bedeutendsten Ärzte in der zweiten Jahrhunderthälfte war William Osler (1849–1920). Obschon er ein vom Pragmatismus geprägter Arzt war, der zugleich ungewöhnlich viel zur klinischen Medizin beitrug, ging sein Haupteinfluß von seiner Lehrtätigkeit aus.

BEHANDLUNGS-METHODEN

In den ersten Jahren des 19. Jahrhunderts bestanden die Therapien, die europäischen und amerikanischen Ärzten zur Verfügung standen, in der Hauptsache aus allgemeinen Verordnungen wie Krankenkost, körperlicher Bewegung oder Ruhe, Bädern und Massagen, Schwitzen, Aderlaß, Schröpfen und Hautschnitten, Zugpflastern, Brechmitteln, Einläufen und Desinfektion durch Dämpfe. Sie konnten auf eine Unzahl pflanzlicher und mineralischer Drogen zurückgreifen, deren Wirkung indes nur

in wenigen Fällen physiologisch oder auch empirisch fundiert war: Chinin gegen Malaria, Digitalis gegen Herzversagen, Kolchizin gegen die Gicht und Opiate gegen Schmerzen. Viele Ärzte wandten nach wie vor Arsenverbindungen an, und zwar gegen so verschiedenartige Beschwerden wie Wechselfieber, Lähmungen, Epilepsie, Ödeme, Rachitis, Herzerkrankungen, Krebs, Hautgeschwüre, Parasiten, Verdauungsstörungen und allgemeine Körperschwäche.

Antimon wurde noch immer viel gebraucht. Zumeist ließen die führenden europäischen – ebenso manche amerikanische – Praktiker Krankheiten ihren Lauf nehmen, ohne einzugreifen; wer genau hinsah, mußte feststellen, daß die gängigen Therapien wenig halfen. Andere hingegen glaubten, daß „böse Krankheiten böse Maßnahmen verlangen", und waren für die Anwendung starker Drogen und drastischer Methoden.

Die Konstruktion der sogenannten Pravazspritze und ihre Vervollkommnung durch den Engländer Alexander Wood (1817–1884) ermöglichte jetzt auch die subkutane Injektion von Arzneimitteln, durch die die intravenöse Applikation, die sich seit dem 17. Jahrhundert trotz mancher Mißerfolge großer Beliebtheit erfreut hatte, vorübergehend in den Hintergrund gedrängt wurde.

SIEG ÜBER DEN SCHMERZ

Alle jene, die in unserer manchmal bedrückenden Gegenwart den Wunsch empfinden, lieber früher gelebt zu haben, etwa im 18. Jahrhundert oder im Mittelalter oder im klassischen Altertum, werden die Heftigkeit ihrer Sehnsucht sogleich abnehmen fühlen, wenn man sie daran erinnert, daß in diesen Zeiten jeder Gang zum Zahnarzt oder Wundarzt einer wahren Folter gleichkam. Weder Zahnbehandlung noch Amputation, noch irgendein chirurgischer Eingriff konnte in diesen Zeiten anders ausgeführt werden als bei vollem Bewußtsein und voller Schmerzempfindlichkeit des Patienten. Zwar kannte man die sogenannten Schlafschwämme, aber die Wirkung war ganz unzulänglich, ebenso wie Eis und Schnee, Alkoholrausch und anderes, was man probiert hatte.

Der Sieg über den Schmerz begann im Jahre 1842 mit der Einführung der Äthernarkose. Der Ruhm dieser Entdeckung kann nicht einem Mann allein zugeschrieben werden. Eine ganze Reihe von Ärzten, lauter Amerikaner, muß ihn unter sich teilen. Zu ihren Lebzeiten allerdings teilten sie ihn nicht, sondern machten ihn sich in erbitterten Prioritätskämpfen

streitig. Für unseren Zweck ist es nicht wichtig, diese Kämpfe im einzelnen zu verfolgen.

Crawfort W. Long (1815–1878), ein Wundarzt in Georgia, hatte bereits 1842 die Äthernarkose angewendet. Da er jedoch seine Entdeckung nicht veröffentlichte, blieb sie für die Einführung der Anästhesie in die ärztliche Praxis ohne Bedeutung. 1844 begann der Zahnarzt Horace Wells (1815– 1848) aus Connecticut seine Patienten mit Lachgas erfolgreich zu betäuben. William T. G. Morton (1819–1868), der von Charles T. Jackson (1805–1880) auf Schwefeläther als mögliches Anästhetikum hingewiesen worden war, setzte diesen erfolgreich in seiner Zahnarztpraxis ein, während John Collin Warren (1778–1856) die neue Methode 1846 bei Operationen versuchte.

Es ist noch nicht lange her, daß man sich klar geworden ist, daß ein Rezept, das Paracelsus in seiner krausen und halbalchemistischen Sprache für einen Vitriolextrakt anführt, anästhesierenden Äther ergibt. Bald trat neben den Äther Chloroform, das zuerst von Justus von Liebig dargestellt wurde. Die Entdeckung, daß Chloroform sich für die Betäubung eignet, erfolgte wiederum zufällig und unter ähnlichen Umständen wie beim Äther durch Long. Im Hause des Edinburgher Gynäkologen Sir James

Young Simpson (1811–1870) vergnügte sich eine Abendgesellschaft mit dem Einatmen aromatischer Stoffe. Dabei fand man die Wirkung, die Simpson zugleich für die ärztliche Praxis nutzbar machte.

Den Namen Anästhesie führte Oliver Wendell Holmes ein. Neben die Vollnarkose trat bald die örtliche Betäubung (Lokalanästhesie), hauptsächlich unter Verwendung von Kokain.

Die Ausschaltung des Schmerzes war die erste Voraussetzung für den Aufstieg der modernen Chirurgie. Die zweite Voraussetzung schuf Friedrich von Esmarch (1823–1908) mit der durch Abschnürung hergestellten künstlichen Blutleere. Gefahrvolle Blutverluste wurden damit vermieden oder herabgemindert. Die dritte Voraussetzung, die Möglichkeit, Wundinfektion zu verhüten, konnte erst hinzutreten, als die durch Paul de Kruif sogenannten „Mikrobenjäger" ihr Werk getan hatten.

INFEKTIONEN

Die Erkenntnis, daß Bakterien Krankheiten verursachen und als übertragbare Erreger für Ansteckung verantwortlich sind, konkretisierte sich erst im 19. Jahrhundert. Die Vorstellung indes, daß es winzige Lebewesen gebe, die Krankheiten hervorrufen könnten, hegte man seit Tausenden von Jahren. Im 16. Jahrhundert bewies Fracastoro außergewöhnliches Vorstellungsvermögen mit seiner Annahme, die Umwelt enthalte „Samen", die sich im Körper vermehren und Krankheiten hervorrufen könnten. Sein Zeitgenosse Geronimo Cardano (1501–1576) schloß, diese „Krankheitssamen" seien Lebewesen. Der in Rom lebende Jesuit Athanasius Kircher entdeckte im 17. Jahrhundert mit Hilfe eines der frühen, unvollkommenen Mikroskope, daß Essig und saure Milch „Würmer" enthielten und sich im Blut von Pesttoten winzige Tierchen tummelten.

Verbesserte Mikroskope ermöglichten zu Beginn des 18. Jahrhunderts die Beobachtung von Lebewesen, die bis dahin noch niemand erblickt hatte. Man hielt sie jedoch für Zufallsfunde, und da überdies viele dieser phantastischen kleinen Kreaturen eher in der Einbildung existierten, als daß sie unter den frühen Mikroskopen zu sehen gewesen wären, tat man die Möglichkeit eines Zusammenhangs zwischen solchen winzigen Lebewesen und Krankheiten mit einem Achselzucken ab.

Streckbett ▷

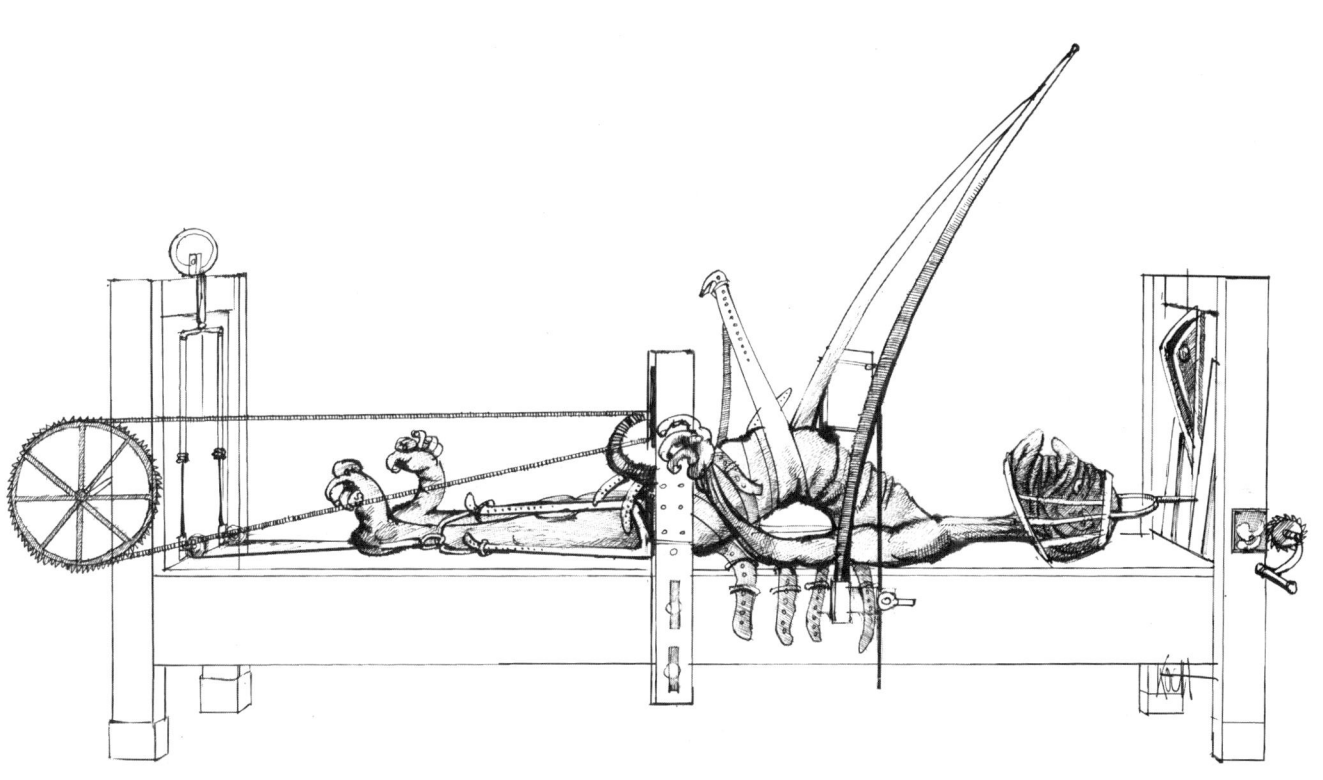

Allmählich jedoch häuften sich die Belege. Agostin Bassi von Lodi (1773–1856) stellte die These auf, daß zahlreiche ansteckende Krankheiten – etwa Pocken, Fleckfieber, Pest und Cholera – gleichfalls auf lebende Organismen zurückzuführen seien. Um die Mitte des 19. Jahrhunderts folgerte Jacob Henle aus älteren Berichten, daß tatsächlich Lebewesen Infektionen verursachten. Henle schrieb eine Reihe präziser Bestimmungsmerkmale vor, nach denen ein bestimmter Organismus als Erreger gelten durfte, und nahm damit die Postulate seines Schülers Robert Koch um mehrere Jahrzehnte vorweg.

Urzeugung

Die altertümliche Auffassung, Leben könne aus unbelebter Materie entstehen, hatte im 19. Jahrhundert noch viele Anhänger, denn es schien eine logische Annahme, daß die Maden, die gemeinhin in verwesenden Stoffen zu finden waren, sich durch Gärung und Fäulnis entwickelten. Als man in saurer Milch und verdorbenem Fleisch unter dem Mikroskop Bakterien bemerkte, lag der Schluß nahe, daß auch sie in ähnlicher Weise durch chemische Prozesse entstünden. Selbst nachdem Naturforscher im 17. Jahrhundert entdeckt hatten, daß Maden aus Eiern schlüpften, die ausgewachsene Insekten in verwesenden Stof-

fen abgelegt hatten, hielt sich nach wie vor die Ansicht, sie seien durch Gärung und Fäulnis gezeugt. Im 18. Jahrhundert wies Lazaro Spallanzani eindeutig nach, daß sich in einer versiegelten, mit Flüssigkeit gefüllten Flasche, in der durch langes Erhitzen jegliches Lebewesen vernichtet worden war, kein lebender Organismus entwickeln konnte. Dennoch blieb der Glaube an das spontane Entstehen des Lebens im wissenschaftlichen Denken verwurzelt. Zu Beginn des 19. Jahrhunderts zog Theodor Schwann den Schluß, daß die chemischen Vorgänge der Gärung und Fäulnis selber Resultat der Tätigkeit lebender Organismen seien. Interessanterweise machten gewerbsmäßige Nahrungsmittel- und Weinhersteller von diesem Gedanken praktischen Gebrauch, noch ehe den Wissenschaftlern seine Bedeutung bekannt war.

Mikrobenjäger

Wohl das interessanteste und, wenn man die Auswirkungen in Betracht zieht, auch wichtigste Kapitel aus der Geschichte der Medizin im 19. Jahrhundert ist die Begründung der Bakteriologie.

Welcher Forschungszweig wäre aufregender und dramatischer als diese Jagd nach den unsichtbaren Erzfeinden des Menschengeschlechts. Man bedenke:

Trotz aller Fortschritte der ärztlichen Wissenschaft in Anatomie und Physiologie wußten die Ärzte immer noch so gut wie nichts über die eigentlichen Ursachen der Infektionskrankheiten. Man kannte seit Rokitansky und Virchow zwar die krankhaften Veränderungen des Gewebes recht genau, aber man wußte nicht, wodurch sie hervorgerufen werden.

Pest, Cholera, Tuberkulose, Typhus, Diphtherie, Tollwut, Geschlechtskrankheiten, Kindbettfieber, Gelbfieber, Fleckfieber, Schlafkrankheit, Malaria: über die Ursache all dieser Krankheiten wußte man fast nichts und konnte bei ihnen auch so gut wie gar nicht helfen oder sich gegen sie schützen, ebensowenig bei Tierseuchen. Die einzige Ausnahme bildete die von Jenner eingeführte Pockenimpfung.

Um ein anschauliches Beispiel zu geben, sei an das Auftreten der Cholera im 19. Jahrhundert erinnert. Diese Krankheit brach 1817 in Vorderindien aus. Bald setzte sie sich in Bewegung, hauptsächlich entlang der Küsten- und Flußufer, überall dort, wo Verkehr und Handel die Menschen zusammenführten. Sie erreichte China und Persien, 1829 trat sie in Moskau und schließlich in ganz Rußland auf. 1831 wütete sie in Polen, Österreich und Deutschland. Der Philosoph Hegel erlag ihr in Berlin; sein Gegenspieler Schopenhauer ergriff die Flucht und verlegte seinen Wohnsitz vorübergehend nach Frankfurt am Main.

Die Seuche erfaßte fast alle Teile Europas: 1832 Frankreich, 1833 Spanien, 1834 die Schweiz, 1835 Italien. Von England trugen sie Auswanderer nach den Vereinigten Staaten, 1838 erlosch sie auf rätselhafte Weise. Aber nur vorläufig. Ein neuer Ausbruch erfolgte schon 1842 in Hamburg. Am schlimmsten wütete sie unter der ärmeren, zusammengedrängt lebenden Bevölkerung der großen Städte.

Dies war nur eine Welle. Andere von wechselnder Stärke folgten nach. Die Menschen schrien nach Hilfe, aber über das Wesen der Ansteckung herrschte Unklarheit und Streit.

Pasteur

Die Geschichte der Bakteriologie beginnt mit Louis Pasteur (1822–1895). Pasteur war Chemiker, aber seine größeren Leistungen hatte er in der oder für die Medizin vollbracht. Seine Berufung zum Chemiker erkannte Pasteur, der als Sohn eines Gerbers im französischen Departement Jura geboren war, während er die berühmte Ecole normale supérieure besuchte, eine in der Revolutionszeit gegründete Anstalt zur Ausbildung von Gymnasiallehrern, aus der viele bekannte

Gelehrte hervorgegangen sind. Seine erste Großtat war die Theorie des asymmetrischen Kohlenstoffs. Pasteur stellte sie mit 26 Jahren als Gymnasiallehrer auf. Kurz darauf wurde er als Professor der Chemie nach Straßburg berufen.

Mit Mikroben beschäftigte sich Pasteur erst einige Jahre später. Durch verfehlte Gärung waren bei der Spiritusherstellung aus Zuckerrüben in Lille große Verluste aufgetreten, und die Fabrikanten wandten sich an Pasteur um Hilfe. Über die Gärung gab es einige Theorien, aber das Problem war ungelöst. Ein Landsmann Pasteurs, Charles Canniard de Latour, und der deutsche Biologe Schwann hatten festgestellt, daß die Hefe, die sich bei Alkoholgärung absetzt, aus Pilzen besteht. Aber wurde der Gärungsvorgang durch diese Hefepilze verursacht? Liebig hatte das bestritten, Pasteur bewies es unwiderleglich durch das Experiment. Nicht nur für die alkoholische Gärung, auch für das Sauerwerden der Milch und ähnliche Prozesse wies er nach, daß Kleinstlebewesen im Spiel sind. Spätere Forschung hat aufgedeckt, daß die Verhältnisse bei der alkoholischen Gärung etwas verwickelter sind, als Pasteur annahm. Doch im Prinzip hatte Pasteur durchaus recht. Pasteurs Arbeiten über die Gärung brachten der Industrie unermeßlichen Nutzen. Mit der von ihm empfohlenen Maßnahme konnte man

den Gärungsvorgang richtig steuern. Er hatte nachgewiesen, daß die verfehlte Gärung durch einen anderen Erreger verursacht wird, und fand Wege, diesen fernzuhalten.

Pasteur war der festen Überzeugung, daß Mikroben der gleichen Art, wie er sie bei den Gärungsvorgängen studiert hatte, auch die Erreger der ansteckenden Krankheiten seien. Man mußte diese Erreger finden; man mußte Methoden finden, ihnen zu Leibe zu rücken. Das Ziel: Alle durch solche Erreger verursachten Krankheiten mußten von der Erdoberfläche verschwinden.

1880 kam der erste Erfolg. Pasteur studierte die sogenannte Hühnercholera. Es war ihm gelungen, die Erreger in Reinkultur zu züchten. Er übertrug sie in immer neue Flaschen mit Nährlösungen. Diese Flaschen ließ er stehen. Schließlich infizierte er einige Hühner mit einer Kultur, die schon ein paar Wochen alt war. Die Hühner erkrankten, aber sie wurden wieder gesund, und es erwies sich, daß sie nun gegen jede weitere Infektion, auch die stärkste, immun waren. Pasteur baute die Methode sofort aus. Er hatte nun eine Schutzimpfung für Hühner, ganz ähnlich der Jennerschen Impfung.

Als nächstes ging er an das Problem Milzbrand heran. Er gab sich nicht mit dem

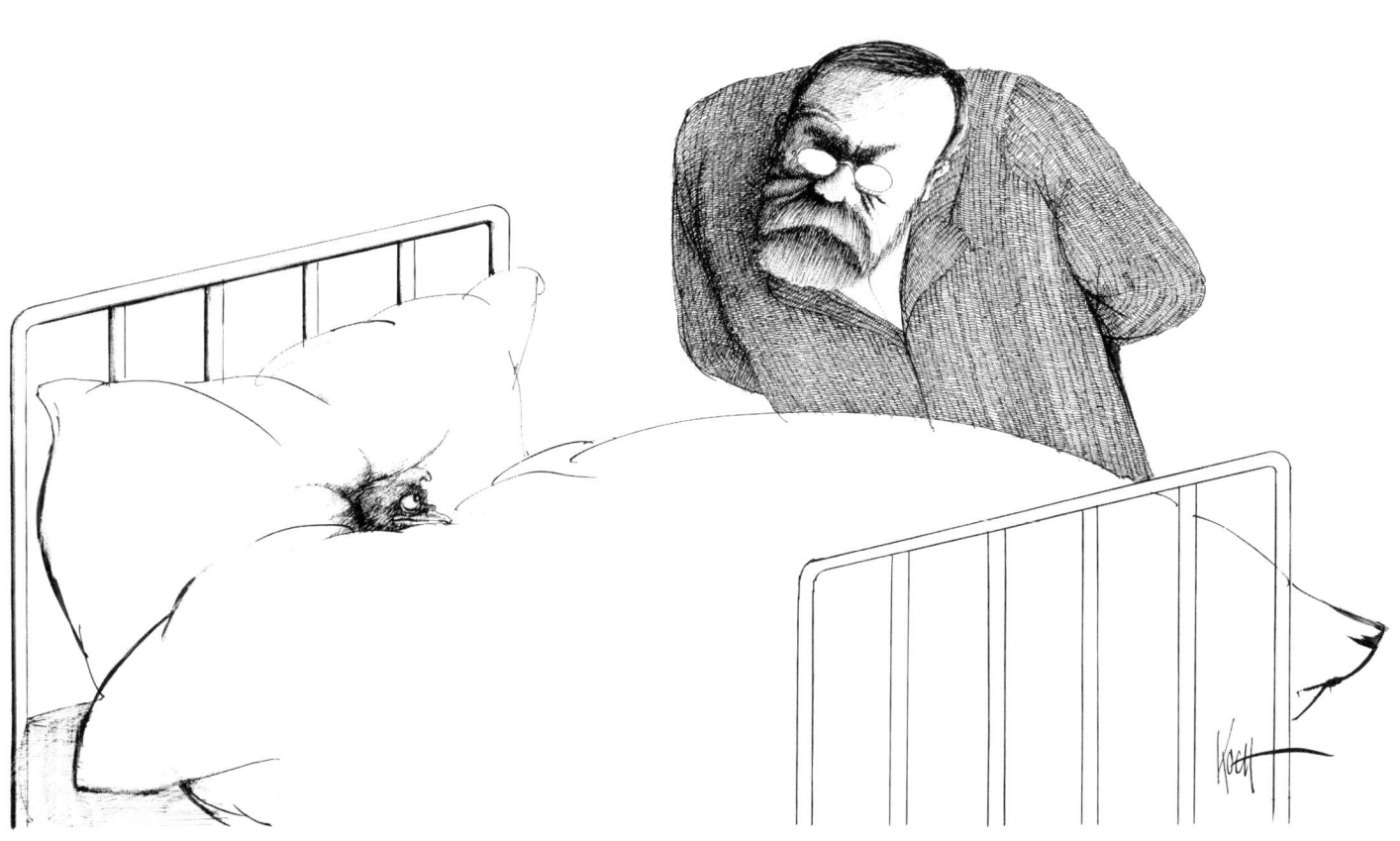

Nachweis der Krankheitserreger zufrieden, sondern wandte sich 1880 mit Hilfe seiner Schüler Roux, Chamberland und Thuillier der Ausarbeitung von Schutzimpfungen zu. Seine großen Erfolge auf diesem Gebiet führten ihn 1885 zu seiner berühmtesten Leistung, der Schutzimpfung gegen die Tollwut. Wäre Pasteur nicht schon weltberühmt gewesen, er wäre es hiermit geworden.

Robert Koch

In der Begründung der Wissenschaft von der Bakteriologie ist der Name Robert Kochs (1843–1910) untrennbar mit dem Pasteurs verbunden. Im Gegensatz zu Pasteur war Koch Mediziner; er hatte seine medizinische Approbation in Göttingen unter Henle erhalten. Als Kreisarzt in Ostdeutschland veranlaßte ihn wissenschaftlicher Forscherdrang zu Untersuchungen über den Milzbrand. Seine überraschenden Befunde, die er 1876 veröffentlichte, erklärten viele unbekannte Phasen des Lebenszyklus dieses Bazillus. Die Bedeutung der Entdeckungen dieses unbekannten Landarztes wurde sogleich von dem Breslauer Botaniker Ferdinand Cohn und dem Breslauer Pathologen Cohnheim erkannt, die Kochs Laufbahn in uneigennütziger Weise förderten. Koch erfand feste Nährböden und entwickelte neue Methoden des Färbens und Fixierens. Diese bedeu-

tenden technischen Verbesserungen führten ihn 1879 zum Nachweis der Erreger von Wundinfektionen. Bedeutenden Wissenschaftlern, unter ihnen Recklinghausen, Klebs, Lister, Billroth und Hallier, war es nicht gelungen, das gleiche Problem zu lösen, weil sie bei ihren Versuchen, reine Kulturen zu erhalten, unüberwindbaren technischen Schwierigkeiten gegenübergestanden hatten. Sie hatten ihr Versagen mit der Theorie der Polymorphie erklärt, die besagte, daß die Bakterien sich selbst in verschiedene Arten umwandeln könnten. Die Polymorphie war bereits von Ferdinand Cohn kritisiert worden; Kochs Werk zerstörte die Theorie völlig.

1880 wurde Koch nach Berlin berufen. 1882 entdeckte er den Tuberkelbazillus, und 1883 bestimmte er auf einer Reise nach Ägypten und Indien den Cholerabazillus. Diese beiden Entdeckungen ermöglichten den erfolgreichen Kampf gegen zwei der gefährlichsten Feinde der Menschheit. Als Koch 1890 der Ärzteschaft sein Tuberkulin vorlegte, glaubte die medizinische Welt, endlich eine wirksame Methode zur Behandlung der Tuberkulose gefunden zu haben. Diese Hoffnung ließ sich durch die Erfahrung

Die deutsche Schlafkrankheitsexpedition ▷ mit Robert Koch (1906 bis 1907)

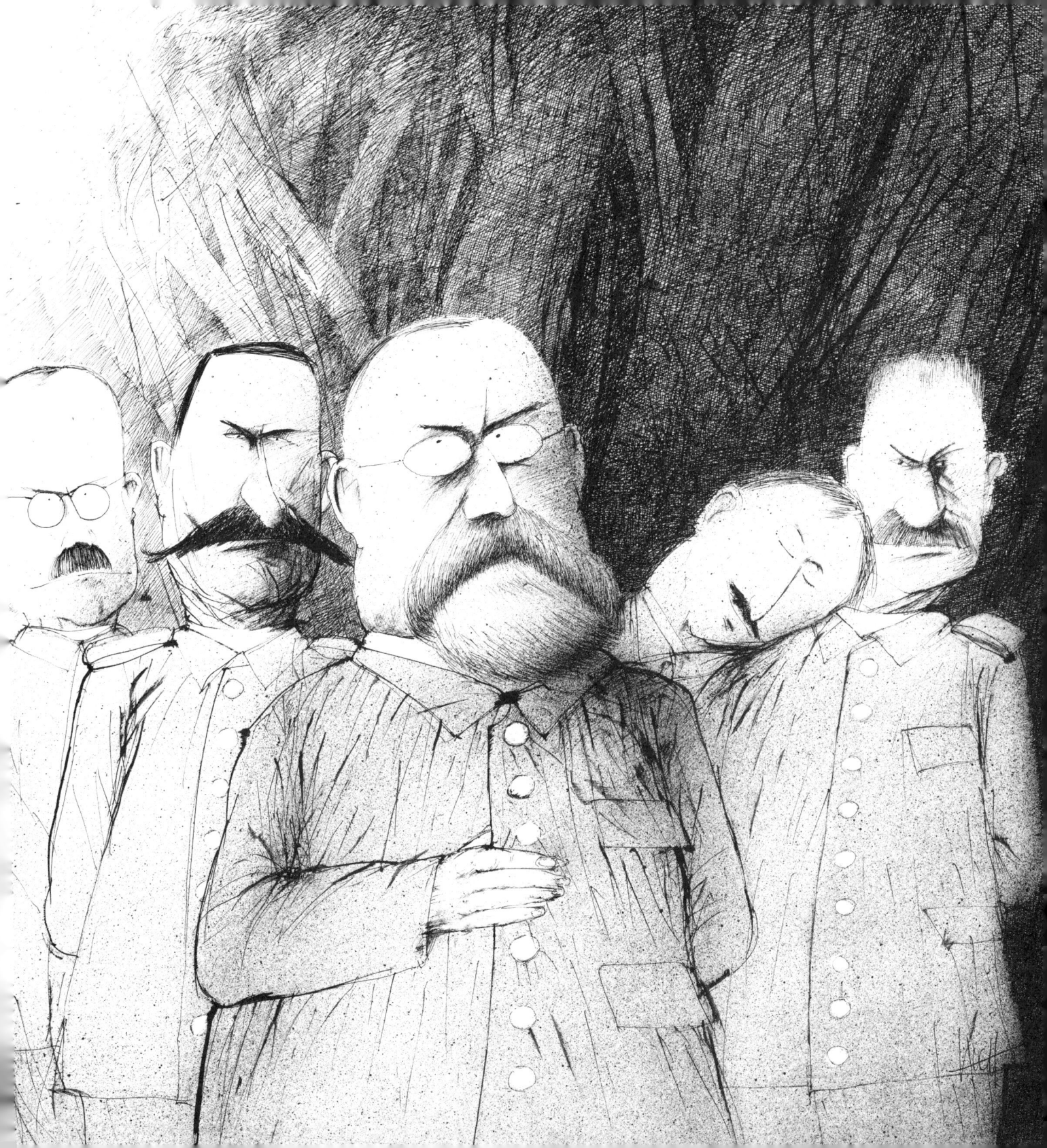

nicht bestätigen; doch erwies sich das Tuberkulin als wertvolles diagnostisches Hilfsmittel. Die letzten bedeutenden Forschungsarbeiten Kochs waren seine Untersuchungen der Rinderpest in Südafrika im Jahre 1897, der Pest in Indien 1898, der Malaria (1898/99) und der Schlafkrankheit (1906/07).

Koch hatte berühmte Schüler. Sein Assistent Georg Theodor Augustus Garski, der ihn auch nach Ägypten begleitete, fand den Typhusbazillus, ein anderer Assistent, Friedrich August Löffler (1852–1915), den Diphtheriebazillus; ein japanischer Schüler Kochs, Shibanuro Kitasato, fand den Erreger der Bubonenpest.

Roux und Behring

Auch Pasteur hatte bedeutende Schüler. Emile Roux (1853–1933) war es vor allem, der das Werk des Meisters fortsetzte. Doch den Anknüpfungspunkt lieferte ihm der Schüler Kochs, Löffler. Dieser hatte den Diphtheriebazillus entdeckt, ihn isoliert, rein weitergezüchtet, eingeimpft und die Versuchstiere sterben sehen. Aber wenn er diese untersuchte, fand er jedesmal nur verhältnismäßig wenige Bazillen und diese nur an der Körperstelle, wo sie eingespritzt wurden. Bei toten Kindern nur in der Kehle. Wie konnten diese wenigen Organismen einen anderen töten, millionenmal so

groß wie sie selber? Löffler löste das Rätsel nicht. Aber er gab seinen Nachfolgern den Hinweis. Offenbar erzeugte der Bazillus ein Gift, das sich an den lebenswichtigen Punkten des Wirtsorganismus ausbreitet und diesen tötet.

Dies griff Roux auf. Die Sache erforderte außergewöhnliche Geduld. Erst als er Flaschen mit Bakterienkulturen 42 Tage lang im Inkubationsofen ließ, erhielt er das Toxin, das diese Bakterien ausscheiden. Nun allerdings in außergewöhnlicher

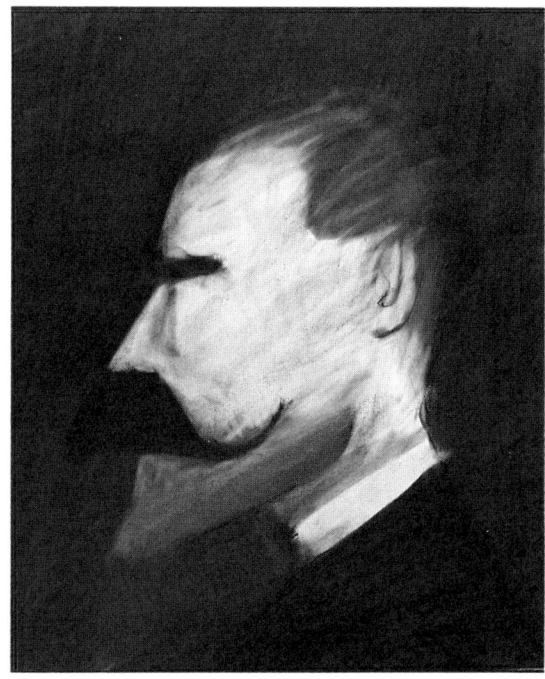

Emile Roux 1853–1933

150

Stärke. Ein Gramm des Stoffes, den er durch Filtrierung gewann, reichte aus, um 20 000 Meerschweinchen zu töten. Damit war zwar der Krankheitsprozeß aufgeklärt, aber immer noch kein Heilmittel gefunden.

Jetzt griff wieder ein anderer Schüler Kochs ein, Emil von Behring (1854– 1917), ein junger preußischer Militärarzt. Er suchte nach einer Chemikalie, die die Erreger töten sollte, ohne den Wirtsorganismus zu schädigen. Dabei versuchte er es auch mit Jodtrichlorid. Es stellte sich heraus, daß einige wenige Versuchstiere – wenn auch unter Qualen – die Krankheit überstanden, daß sie danach aber gegen jede weitere Diphtherieinfektion immun waren. Diesen übriggebliebenen Tieren entnahm er Arterienblut und ließ es stehen, bis sich hellfarbiges Serum abgesetzt hatte. Dieses Serum aus dem Blute eines immunisierten Tieres spritzte er zusammen mit einer großen Menge Diphtherietoxin gesunden Versuchstieren ein, und sie blieben am Leben.

Damit war etwas ganz Neues geglückt. Ein Serum war gefunden, das auch der Behandlung frisch erkrankter Organismen dienen konnte. Behring infizierte gesunde Tiere und heilte sie nachträglich mit seinem Serum. Es gelang, durch Immunisierung von Schafen größere Mengen des Serums zu gewinnen, und

1891 konnten die ersten diphtheriekranken Kinder damit geheilt werden. Die Behandlung wirkte noch nicht sicher. Noch einmal griff Roux ein. Er fand eine Methode, Pferde zu immunisieren und damit größere Mengen eines wirksamen Antitoxins zu gewinnen.

Paul Ehrlich

Eine lange Reihe von Mikrobenjägern wäre noch aufzuzählen, sollte der Überblick vollständig sein. Einer aus dieser Reihe soll jedoch noch etwas ausführlicher gewürdigt werden, auch er ein Schüler Kochs: Paul Ehrlich (1854– 1915). Aus einer angesehenen jüdischen Familie aus Schlesien stammend, die eine ganze Reihe gelehrter Männer hervorgebracht hat, war er schon während seines medizinischen Studiums ein geistiger Rebell, unzufrieden mit dem Hergebrachten. Von Anfang an zog ihn auf unerklärliche Weise die Technik des Färbens mikroskopischer Präparate an, der er auch seine Dissertation widmete. Er machte schnell Karriere, wurde Oberarzt und Professor in Berlin, veröffentlichte eine Reihe von Arbeiten, die ihm Ansehen verschafften. Eine Infektion mit Tuberkulose zwang ihn zu einer Kur in Ägypten. Er kehrte zurück und arbeitete

Emil von Behring 1854–1917 ▷

151

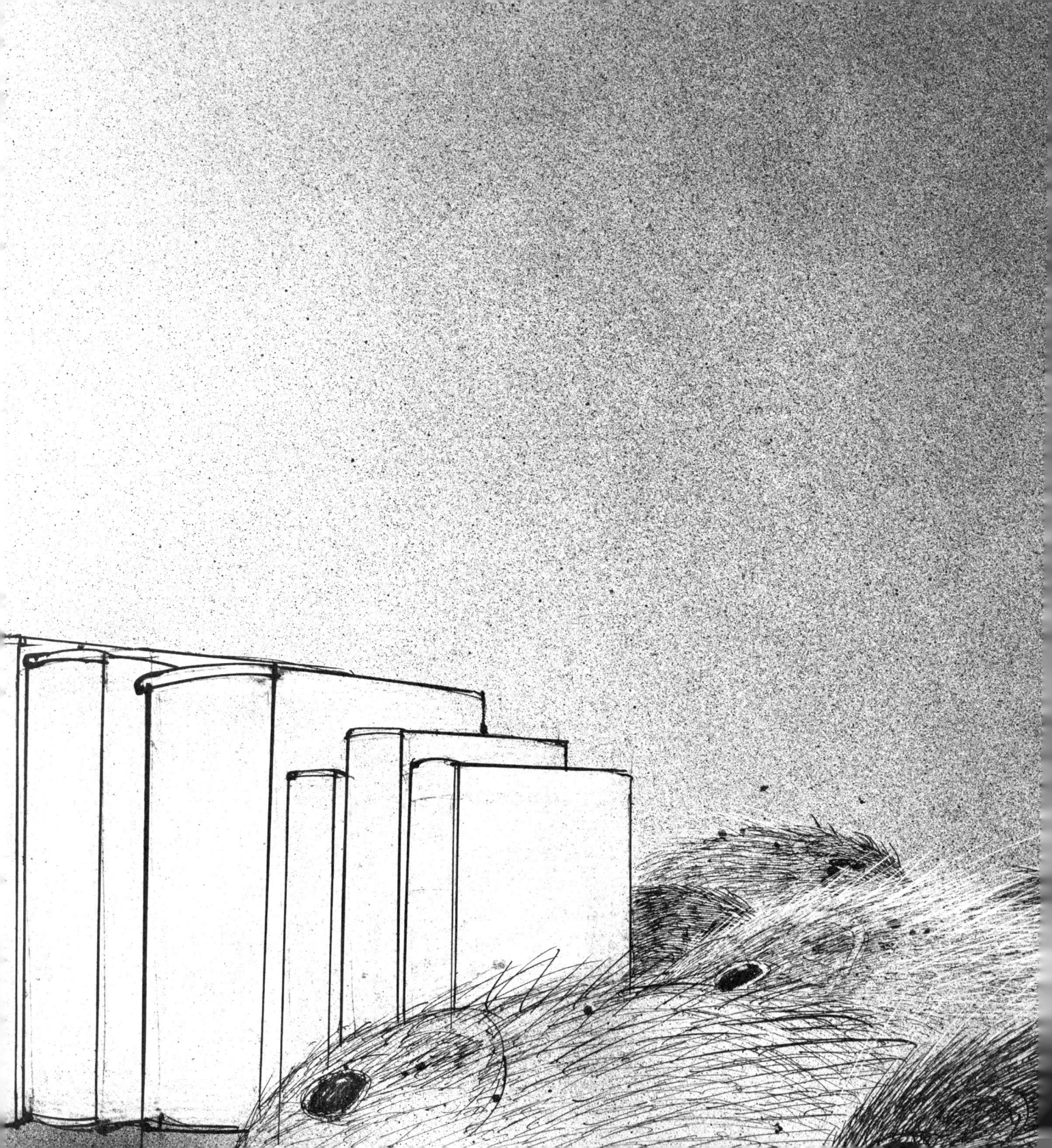

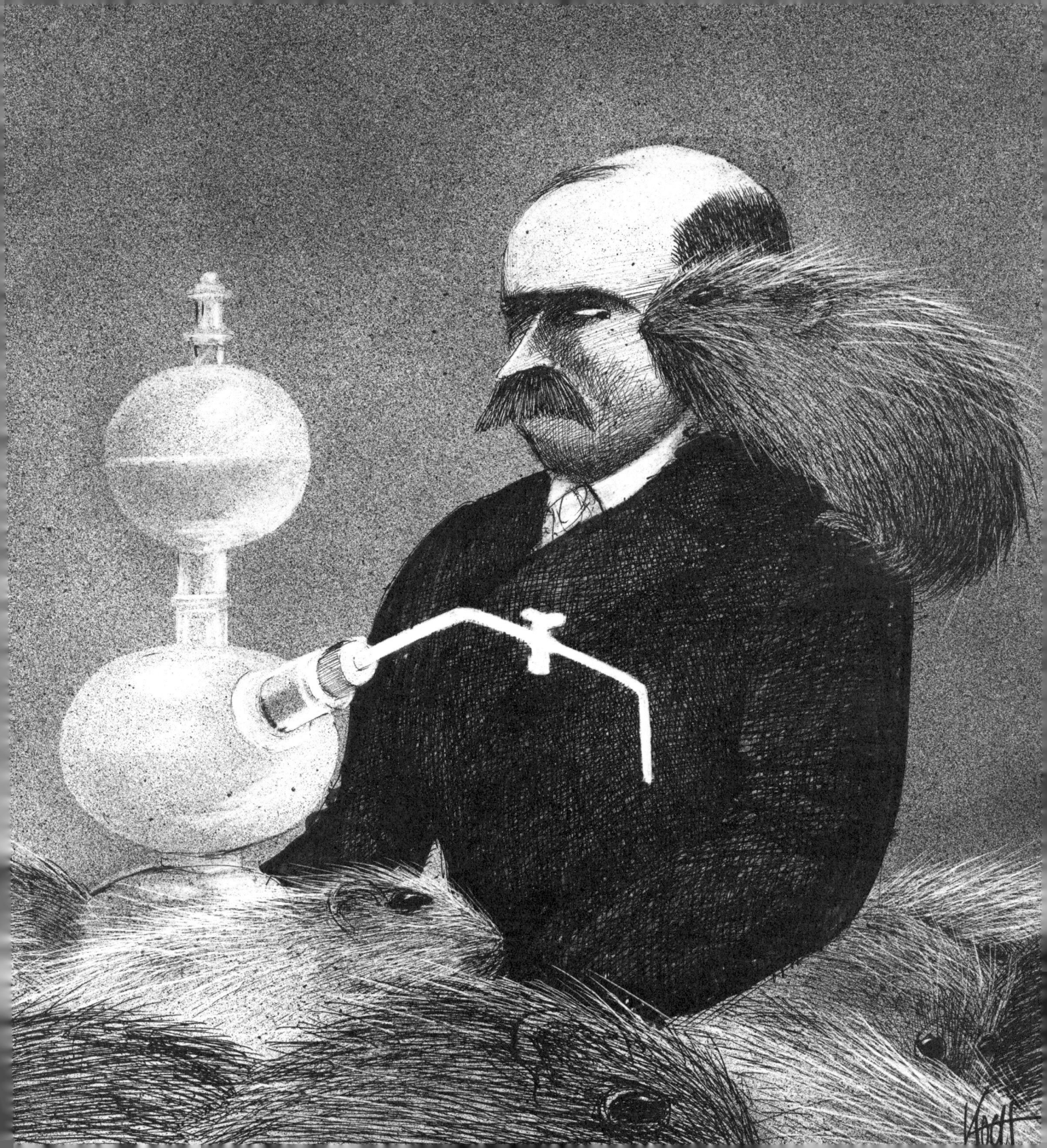

in Kochs Institut. Ein weitblickender Mann im Ministerium verschaffte ihm ein eigenes kleines Forschungsinstitut in Steglitz. Schließlich wurde ihm zuliebe ein Institut in Frankfurt gegründet, das durch eine Stiftung bald wesentlich erweitert werden konnte. Hier in Frankfurt vollzog sich Ehrlichs Hauptarbeit. Sein Ziel bestand im Folgenden: Er hatte ermittelt, daß manche Farbstoffe – wie das Methylenblau – im lebenden Organismus nur ganz bestimmte Gewebeteile färben, andere nicht. Sollte es nicht möglich sein, Stoffe zu finden, die im erkrankten Organismus nur die Parasiten schädigen und ausrotten, dem Organismus selbst aber nicht schaden?

Ehrlich wollte, wie er selbst ausdrückte, „Zauberkugeln" finden, die nur den Schädling, nicht aber den Kranken treffen. Er begann seine Versuche mit Trypanosomen, eingeißelige Blutparasiten, die er auf Mäuse übertrug und die diese töteten. Als Gegenmittel probierte er zahllose Arsenverbindungen, die ihm auf seinen Wunsch von den Laboratorien der chemischen Industrie geliefert oder auch erst geschaffen wurden.

Unter tausend Schwierigkeiten und Zwischenfällen probierten der unermüdliche Ehrlich und seine Mitarbeiter 606 Verbindungen aus. Die letzte brachte einen Erfolg.

154

Gerade hatte Fritz Schaudinn die Spirochaeta pallida, den Syphiliserreger, entdeckt. Das veranlaßte Ehrlich, Versuche mit Spirochäten anzustellen. Ein Kaninchenbock wurde mit Syphilis infiziert. Eine einzige Injektion des Präparates 606, das Ehrlich nun Salvarsan nannte, heilte ihn auf Dauer. Ehrlich ließ das Präparat durch wenige ausgesuchte Ärzte ausprobieren. Die Erfolge waren günstig, er meldete es zum Patent an und gab es schließlich zum Verkauf frei. Den Sensationserfolgen, die sich zu Anfang einstellten, folgte Ernüchterung. Es traten Fälle auf, in denen das Salvarsan nicht half, manchmal auch offenbar schädigend wirkte. Ehrlich arbeitete fieberhaft, aber die Lösung des Rätsels gelang ihm nicht. Gleichwohl ist der Erfolg Ehrlichs – im ganzen genommen – einer der größten in der Geschichte der Medizin. Das Salvarsan war eines der ersten spezifischen, d. h. für eine einzige Krankheit geschaffene und wirksame Arzneimittel. Mit der Tat Ehrlichs beginnt die Geschichte der modernen Chemotherapie, die nach ihm in der Entdeckung der Sulfonamide und des Penicillins neue Höhepunkte erreichte.

Eine unvollständige Liste von Krankheiten, deren Erreger in den nächsten Jahrzehnten entdeckt wurden, zusammen mit den Namen der Entdecker, zeigt die rasche Fortentwicklung der Bakteriologie.

1875	Amöbenruhr (Loesch)
1879	Gonorrhoe (Neisser)
1880	Unterleibstyphus (Eberth, Gaffky) Lepra (Hansen) Malaria (Laveran)
1882	Tuberkulose (Koch) Maliasmus (Löffler)
1883	Erysipel (Fehleisen) Cholera (Koch)
1884	Diphtherie (Klebs, Löffler) Tetanus (Nikolaier, Kitasato) Pneumonie (Fränkel)
1887	Meningitis epidemica (Weichselbaum) Maltafieber (Bruce)
1889	Ulcus molle (Ducrey)
1892	Gasbrand (Welch)
1894	Pest (Yersin, Kitasato) Botulismus (van Ermengem)
1898	Bazillenruhr (Shiga)
1901	Schlafkrankheit (Bruce, Dutton)
1905	Syphilis (Schaudinn)
1906	Keuchhusten (Bordet)

Die ungeheuer wichtige Entdeckung, daß das Malariaplasmodium, die Ursache der verbreitetsten Krankheit der Welt,

von Moskitos übertragen wird, gelang 1897 Sir Ronald Ross. Grassi identifizierte 1898 diesen Moskito als Anopheles. Simon und Ogata wiesen 1897 nach, daß die Pest von Flöhen übertragen wird. 1901 bewiesen Walter Reed, James Caroll, Jesse Lazear und Aristide Agramonte, alle vier Ärzte waren Angehörige der amerikanischen Armee, als sie nach einer Hypothese des kubanischen Arztes Juan Carlos Finlay arbeiteten, daß das Gelbfieber durch den Moskito „Aëdes aegypti" auf seine Opfer übertragen wird.

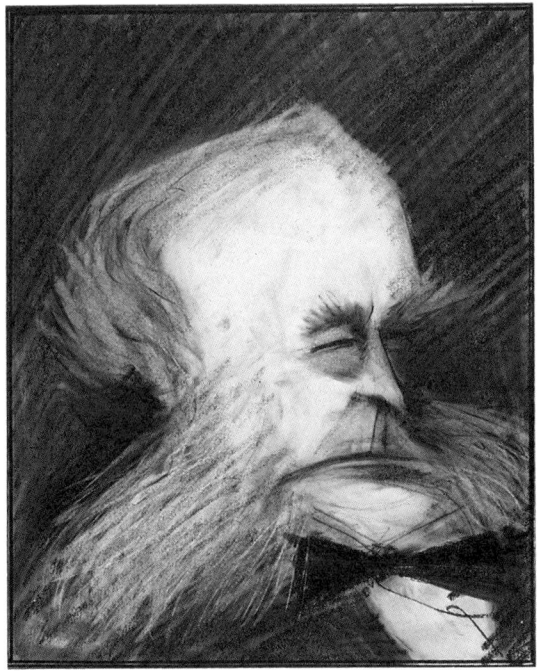

Joseph Lister 1827–1912

155

Im letzten Jahrzehnt des 19. Jahrhunderts entwickelte sich auch die Serologie. Die von Max von Gruber (1853–1927) 1896 bekanntgegebene Eigenschaft des Typhusimmunserums, bei Kontakt mit lebendigen Typhusbazillenkulturen diese zu agglutinieren, machte Fernand Widal (1862–1929) noch im gleichen Jahr für die klinische Diagnostik nutzbar. Eine Erweiterung erfuhr die Serodiagnostik 1902 durch die Komplementbindungsreaktion und 1906 durch den nach August von Wassermann (1866–1925) benannten Syphilistest.

Noch vor der Jahrhundertwende legten Friedrich Löffler (1852–1915), Emile Roux und Paul Frosch (1860–1928) den Grundstock für die Virologie.

Antisepsis – Asepsis
Lister, Bergmann, Semmelweis

Der erste Kliniker, der aus Pasteurs Beobachtungen praktische Konsequenzen zog, war der englische Chirurg Joseph Lister (1827–1912). Er vermutete, daß fiebererzeugende Keime aus der Luft an den Wunden den gefährlichen Hospitalbrand erzeugen. Um sie von den Wunden fernzuhalten, führte er 1867 den mit Karbolsäure getränkten Wundverband ein. Außerdem ließ er während der Operation Karbol zerstäuben. Die Erfolge dieser relativ einfachen Maßnahme waren

in der Tat verblüffend. Das Wundfieber und der Hospitalbrand verringerten sich in einem erstaunlichen Umfang. Mit der Listerschen Methode begann man also zunächst, die Krankheitskeime am Ort der Operationswunde zu bekämpfen (Antisepsis).

Aber bald lernte man, daß es noch wichtiger sei, die Krankheitserreger durch vorbeugende Maßnahmen von vornherein von den Wunden fernzuhalten. Der große deutsche Chirurg Ernst von Berg-

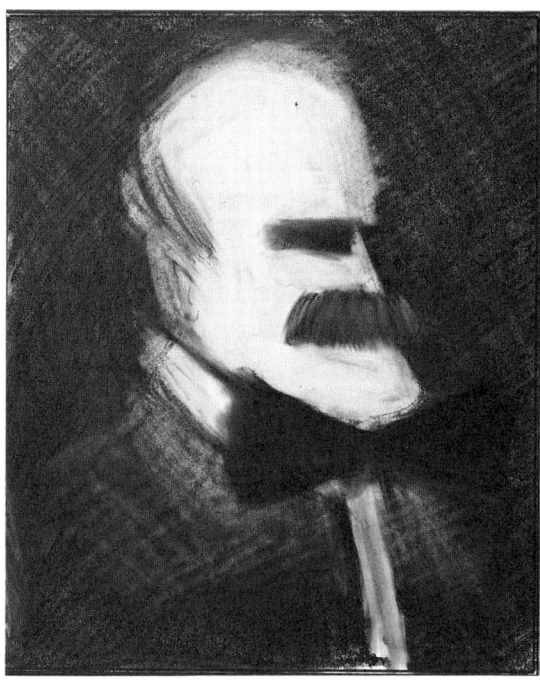

Ignaz Philipp Semmelweis 1818–1865

mann (1836–1907) und viele andere haben sich größte Verdienste um die Asepsis in der Chirurgie erworben. Sie besteht darin, daß man nicht versucht, die in die Operationswunde eingedrungenen Bakterien zu vernichten, sondern daß man von vornherein durch peinliche Sauberkeit, so durch entsprechende Vorbereitung der Instrumente und Hände und durch Tragen steriler Kleidung systematisch jegliche bakterielle Infektion von außen ausschließt. Um das Jahr 1890 war die Antisepsis in der Asepsis aufgegangen.

Der große Aufschwung der Gynäkologie und der Geburtshilfe knüpft sich an die Einführung von Anästhesie und Antisepsis. Schon in den Jahren 1847 bis 1849 hat der in Wien arbeitende Ungar Ignaz Philipp Semmelweis (1818–1865) zeigen können, daß dem Kindbettfieber, welches an seiner Klinik rund zehn Prozent der Wöchnerinnen hinraffte, dadurch vorgebeugt werden konnte, daß sich die Studenten, die vom Sezieren an der Leiche in den Kreißsaal kamen, die Hände erst einmal gründlichen Chlorwaschungen unterzogen. Als Ursache des Kindbettfiebers hatte er, seinen Erfahrungen entsprechend, einen zersetzten tierisch-organischen Stoff betrachtet, wobei er zwar die Bazillen übersehen, aber doch eine rationale Antisepsis begründet hat.

BEGINN DER MODERNEN CHIRURGIE UND GYNÄKOLOGIE IM 19. JAHRHUNDERT

Anästhesie, Antisepsis und die Verbesserung der hygienischen Verhältnisse in den Krankenhäusern ermöglichten es den Chirurgen, in Bezirke des menschlichen Körpers vorzudringen, die sie vorher nicht anzurühren gewagt hatten: die Gelenke, die Bauchhöhle, den Kopf und die Wirbelsäule. Auch wurde durch die Anwendung der Inhalationsnarkose eine sorgfältigere Blutstillung und Gefäßversorgung gewährleistet.

Für jedes Organ und jeden Körperteil läßt sich eine Namensliste von Chirurgen aufstellen, die hier außergewöhnliche Beiträge leisteten.

Der Norddeutsche Theodor Billroth (1829–1894) leitete in Wien die erste große Periode der Bauchchirurgie ein. Billroth resezierte 1872 die Speiseröhre,

Theodor Kocher (1841–1917), ▷
berühmt als Kropfchirurg

157

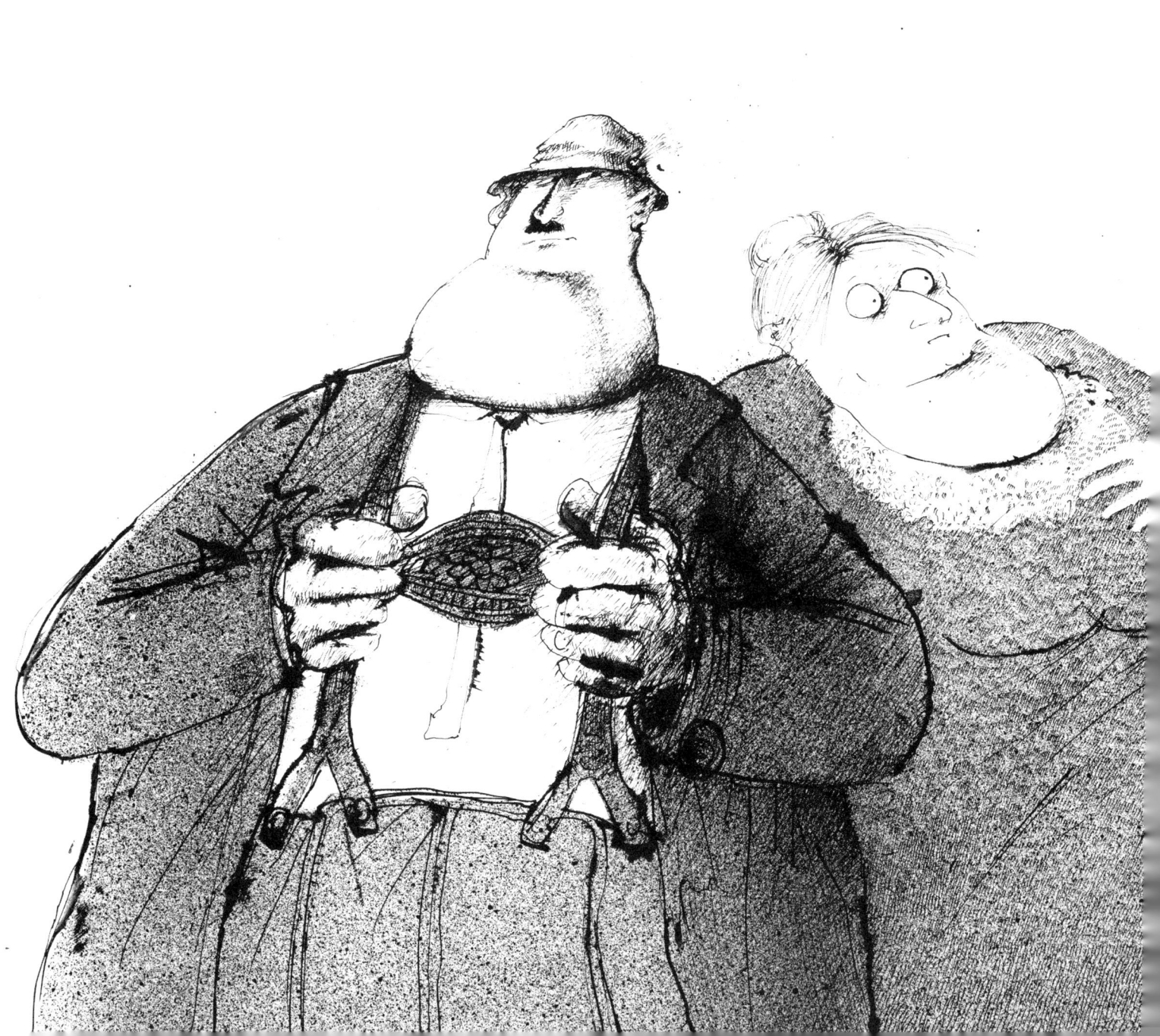

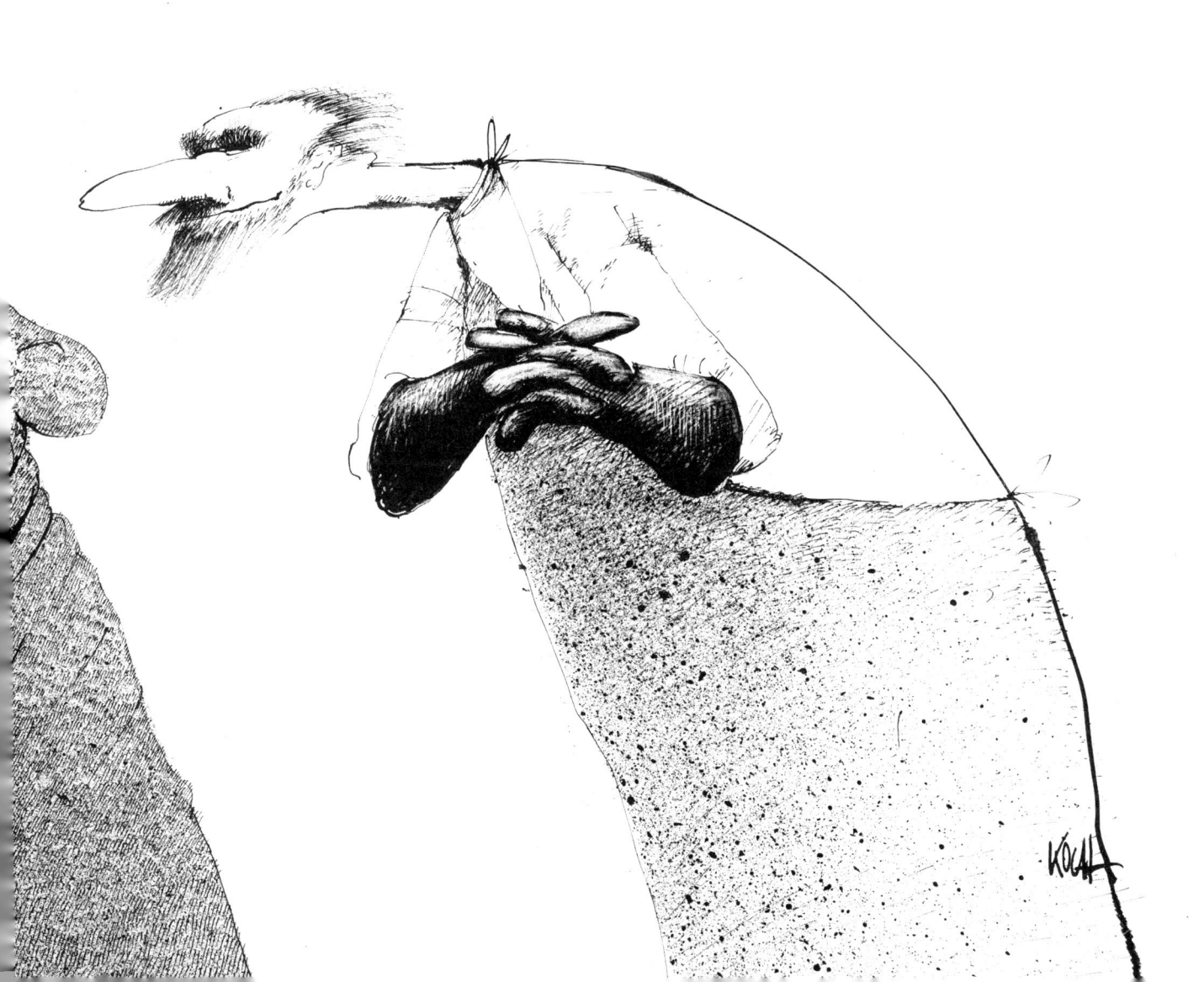

1881 den Pylorus und 1878 Teile des Dünndarms. Sein Schüler Woelfler führte 1881 die Gastroenterostomie ein. Die ersten Appendektomien in Europa werden Lawson Tait (1860), U. Krönlein (1885) und Reginald Heber-Fitz (1886) / (1843–1913) zugeschrieben. J. M. Sims führte 1878 erstmals eine Cholezystotomie in den USA durch. 1882 exstirpierte der Berliner Chirurg Karl Langenbuch (1846–1901) erstmals die Gallenblase bei Gallensteinleiden. Die Operationstechnik wurde von Ludwig Courvoisier (1843–1918) in Basel, Werner Körte (1853–1937) in Berlin und Hans Kehr (1862–1916) in Halberstadt verbessert. 1869 hat Gustav Simon (1824–1876) erstmals eine Niere entfernt.

Eine deutsche Domäne der Chirurgie wurde die Wiederherstellungschirurgie. Hier seien nur die drei Namen der Chirurgen Karl Friedrich von Graefe (1787–1840), Johann Friedrich Dieffenbach (1792–1847) und Bernhard von Langenbeck (1810–1887) genannt.

Viktor Horsley (1857–1916, England) begann mit der Operation von Tumoren des Gehirns und des Rückenmarks. Er führte auch Drüsenoperationen durch. Dieses neue chirurgische Gebiet betraf vorwiegend die Entfernung der Schilddrüse bei Kropf oder der Basedowschen Krankheit. Kropfoperationen wagten auch J. L. Reverdin, Theodor Kocher und Anton von Eiselsberg. Unglücklicherweise führte die Unkenntnis der Schilddrüsenfunktion und der Existenz der Nebenschilddrüse bei diesen frühen Fällen zur Totalentfernung der Drüse. Das Myxödem wurde von W. M. Ord als Mangelkrankheit bei Unterfunktion der Schilddrüse erkannt.

Zu den bedeutendsten englischen Chirurgen der Periode gehörten neben Lister und Horsley Sir James Paget (1814–1899), bekannt durch die „Pagetsche Krankheit", und Sir Berkley Moynihan, ein Bauchchirurg.

Zahlreiche Chirurgen trugen zum Fortschritt der Gynäkologie bei. John Light Atlee und Washington Lemuel Atlee führten Ovariotomien in Pennsylvanien durch. James Marion Sims (1813–1883) entwickelte 1852 in Südkarolina durch Experimente an Sklavinnen seine berühmte Operation der Vesico-Vaginalfistel. Andere hervorragende Gynäkologen dieser Periode aus dem Süden der USA waren Thomas Addis Emmett und Robert Battey (1828–1895).

Thomas Spencer Wells, Robert Lawson Tait (1845–1899) und Alfred Hegar (1830–1914) machten schließlich auch in Europa die Ovariotomie zu einer häufig angewandten Routineoperation.

Besondere Aufmerksamkeit schenkte man der operativen Behandlung des Gebärmutterkrebses. Obwohl Johann Sauter (1766–1840) schon 1822 eine vaginale Exstirpation des Uterus an der Leiche vorgenommen hatte, konnte sich das Verfahren in der Klinik nicht durchsetzen. Dies änderte sich erst, als Czerny 1878 eine neue Technik für die vaginale Exstirpation des Uterus bekanntgab. Im gleichen Jahr unternahm Wilhelm Alexander Freund (1833–1918) die erste abdominelle Exstirpation des krebsigen Uterus. Beide Verfahren wurden noch vor der Jahrhundertwende von Alwin Mackenrodt (1859– 1925) beziehungsweise Ernst Wertheim (1864–1920) ausgebaut. Die Fortschritte in der Geburtshilfe und Gynäkologie beruhten einmal auf der Vervollkommnung der Kenntnisse über die Anatomie, Physiologie und Pathologie der weiblichen Geschlechtsorgane, zum anderen auf der Entwicklung neuer diagnostischer und therapeutischer Verfahren. Gustav Adolf Michaelis (1798–1848) und Theodor Litzmann (1815–1890) befaßten sich eingehend mit dem Bau und der Messung des weiblichen Beckens. Zur Senkung der hohen Letalität beim Kaiserschnitt führte Eduardo Porro (1842–1902) die anschließende supravaginale Amputation ein. Seine Methode geriet jedoch rasch in Vergessenheit, als die Operationstechnik des klassischen Kaiserschnitts durch Ferdi-

nand Adolf Kehrer (1837–1914) und Max Saenger (1853–1903) durch Einführung der „Doppelnaht" entscheidend verbessert wurde.

Der Ausbau alter und die Einführung neuer diagnostischer und therapeutischer Methoden erwiesen sich für die Entwicklung der Gynäkologie als höchst bedeutungsvoll. Hierzu gehörten die Uterussonde ebenso wie die Rektaluntersuchung, das Scheidenspekulum und die Kürette. Koeberlé (1828–1915), Pean (1830–1898) und Lembert entwickelten neue Instrumente und Verfahren (Gefäßklemme), Ruge führte die Gefrierschnittmethode ein, die pathologische Untersuchungen ohne Zeitverlust ermöglichte.

1860 bestanden etwa 20% aller chirurgischen Eingriffe aus Amputationen und Resektionen, 20% aus Nottracheotomien bei Diphtherie, 20% aus der Exstirpation von meist oberflächlich gelegenen Geschwülsten aller Art und schließlich der Rest aus plastischen Operationen des Gesichts. Gelegentlich wurden Herniotomien und nur da und dort Ovariotomien durchgeführt. Man kann also sagen, daß die heute besonders häufigen Operationen des Brust- und Bauchraumes damals zu den Seltenheiten gehörten, und gerade für diese ist ja ein größerer Operationsaufwand notwendig. Freilich, solange man nicht wußte, was eigentlich den gefürchteten Hospitalismus auslöste, konnte eine durchgreifende Änderung nicht erfolgen.

Dies geschah erst, als 1867 Lister in seiner klassischen Arbeit „On the antiseptic principle in the practice of surgery" auf seine Erfolge mit einer Behandlung des Wund- und Operationsgebietes mittels Karbolsäure hinwies. Die deutschen Chirurgen Carl Thiersch (1822– 1895), Adolf von Bardeleben (1819–1895), Richard von Volkmann (1830–1889) und Johann Nepomuk von Nußbauen (1829–1890) wurden zu eifrigen Förderern des „Listerns".

Als Friedrich Trendelenburg (1844– 1924) in seiner Klinik einen Dampfsterilisator einführte und Gustav Neuber (1850–1932) die Prinzipien des aseptischen Spitals darlegte, ging die Ära der Antisepsis ihrem Ende entgegen. Als eifrigster Förderer der Asepsis ist Ernst von Bergmann anzusehen.

Ab den 80er Jahren wurden die chirurgischen Operationsmöglichkeiten durch neue Anästhesieverfahren entscheidend verbessert. Die pharmakologische Erforschung der in Lateinamerika heimischen Kokapflanze trat 1860 mit der Entdeckung und Reindarstellung des in den Pflanzenblättern enthaltenen Kokains in

ihr entscheidendes Stadium. Trotz mehrfacher Hinweise auf örtliche Gefühllosigkeit nach Kokagenuß wurde die anästhesierende Wirkung erst relativ spät erkannt. Die therapeutische Anwendbarkeit des Kokains als Lokalanästhetikum wurde 1884 von dem Wiener Augenarzt Carl Koller (1857–1944) bekanntgegeben.

Der amerikanische Chirurg William Stuart Halsted (1852–1922) erprobte die Lokalanästhesie in kürzester Zeit an über 1000 Patienten. Er entwickelte die sogenannte Leitungsanästhesie, die von dem Chirurgen Maximilian Oberst (1849–1925) aus Halle ausgebaut wurde. Die Bemühungen, das Verfahren noch wirksamer, aber auch ungefährlicher zu machen, führten einmal zur Verwendung geringerer Kokainkonzentrationen, zum Beispiel in Form der 1892 von Carl Ludwig Schleich (1859–1922) bekanntgegebenen Infiltrationsanästhesie, zum anderen zur Entwicklung synthetischer Kokainersatzmittel, von denen sich besonders das Novocain bewährte.

August Bier (1861–1949) war der Inaugurator der Lumbalanästhesie, die er nach Eigenversuchen als Professor in Berlin im Jahre 1899 bekanntgab.

Operationsstuhl ▷

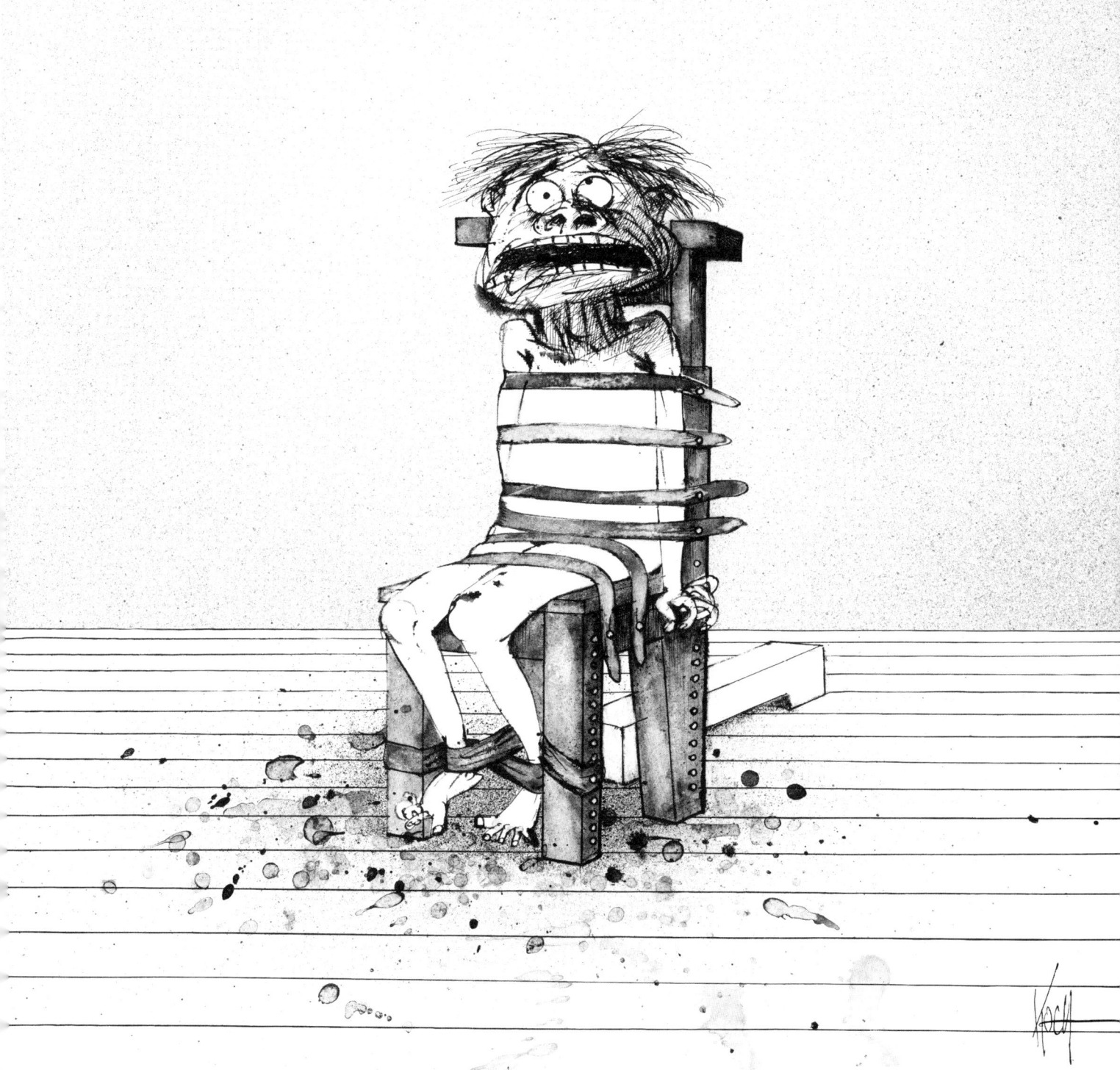

DIE KLINISCHE MEDIZIN IN DER ZWEITEN HÄLFTE DES 19. JAHRHUNDERTS

Die Harmonisierung von Laborergebnissen und klinischer Beobachtung war keineswegs eine leichte Aufgabe; sie ist auch heute noch schwierig. Es verging einige Zeit, bis die neue Klinik mehr wurde als lediglich ein Anhang des Laboratoriums. Zwei hervorragende Vertreter ihrer frühen Stadien sind die Berliner Kliniker Friedrich Theodor von Frerichs (1819–1885), der sich besonders mit Leberkrankheiten beschäftigte, und Ludwig Traube (1818–1876), der Lungenentzündung, Nieren- und Herzkrankheiten experimentell untersuchte. Systematische Untersuchungen über Temperaturveränderungen bei Krankheiten wurden in den 60er Jahren von Carl Wunderlich (1815–1877) durchgeführt. Einer der repräsentativsten und vielseitigsten Kliniker jener Zeit war Adolf Kussmaul (1822–1902), der 1859 über die Psychologie des Neugeborenen und 1860 über die Periarteriitis nodosa schrieb. Er wies 1874 die Rolle der Azetonämie beim diabetischen Koma nach.

Durch die Erweiterung der anatomischen, physiologischen und pathologischen Kenntnisse wurden bekannte Krankheitsbilder klarer herausgearbeitet und neue erstmalig beschrieben. Der definitiven Unterscheidung von Fleckfieber und Unterleibtyphus (1832) folgte 1838 die Trennung der Gonorrhoe von der Syphilis durch Philippe Ricord (1800–1889). Karl Adolph von Basedow (1799–1854 beschrieb 1840 die nach ihm benannte Krankheit unter dem Titel „Exophthalmus durch Hypertrophie des

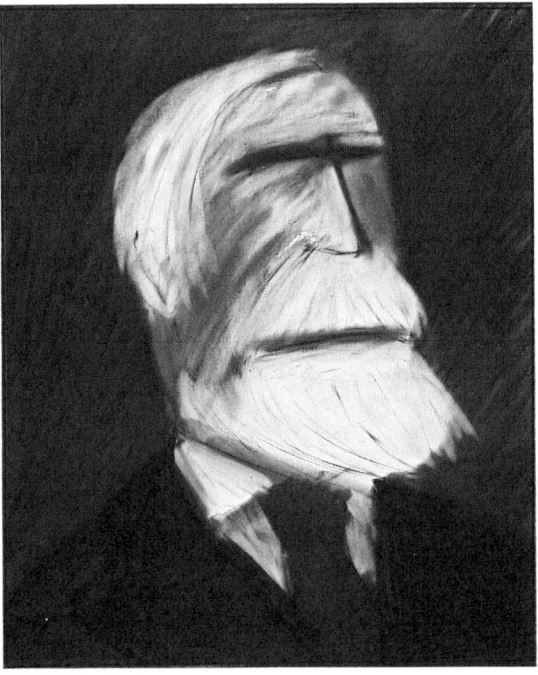

Adolf Kussmaul 1822–1902

Zellgewebes in der Augenhöhle". Anton Biemer (1827–1892) beschrieb 1868 das Krankheitsbild der perniziösen Anämie, Heinrich Irenaeus Quincke (1842–1927) im Jahre 1882 das nach ihm benannte Ödem.

Die Einführung der Magenpumpe zur Behandlung von Magenkrankheiten im Jahre 1867 eröffnete den Weg zur Untersuchung der Magenfunktionen. Gerade auf dem Gebiet der Magenkrankheiten wandte sich das Interesse der Kliniker zuerst von der Untersuchung der Struktur zur Untersuchung der Funktion. Beweglichkeit, Sekretion und Verdauungsfähigkeit des Magens wurden dem Kliniker jetzt wichtiger als seine postmortale Morphologie oder die akustischen Erscheinungen, die während des Lebens zu beobachten waren.

Carl Anton Ewald (1845–1915) und Ismar Boas (1858–1938) entwickelten Probemahlzeiten zur Untersuchung der Magenfunktion. Zu den Pionieren des funktionellen Standpunktes gehörte Ottomar Rosenbach (1851–1907), der in den 70er Jahren behauptete, daß die Funktion des Magens wichtiger sei als seine Struktur.

Funktionelles Interesse beherrschte auch den Kardiologen James Mackenzie (1853–1925) in seinen Untersuchungen über die Unregelmäßigkeiten des Herzschlags. An die Krankheiten von Niere und Leber wurde in ähnlicher Weise herangegangen.

Friedrich von Müller (1858–1941) und Adolf Magnus Levy zeigten, daß der Zustand innersekretorischer Drüsen, wie der Schilddrüse, durch Untersuchung der Stoffwechselfunktion festgestellt werden konnte. Bernhard Naunyn (1839–1925) beschäftigte sich vorwiegend mit der Untersuchung von Diabetes und Gallensteinen. In seiner Klinik in Straßburg führten Minkowski und von Mering 1889 das entscheidende Experiment durch, das bewies, daß der Diabetes auf einer Störung der Funktion des Pankreas beruht.

Die Verwendung von Laborergebnissen aus der Physiologie, experimentellen Pathologie und Pharmakologie trug wesentlich zur Vermehrung der klinischen, besonders der diagnostischen Kenntnisse bei, wenn auch die Ergebnisse eher allmählich als dramatisch gewonnen wurden. Selbst diese neue Art der Forschung drang trotz erheblichen Aufwandes nur selten zu den tatsächlichen Krankheitsursachen vor, und die therapeutischen Folgerungen aus ihr ergaben sich erst im 20. Jahrhundert.

Bluttransfusion gegen Ende des 19. Jahrhunderts ▷

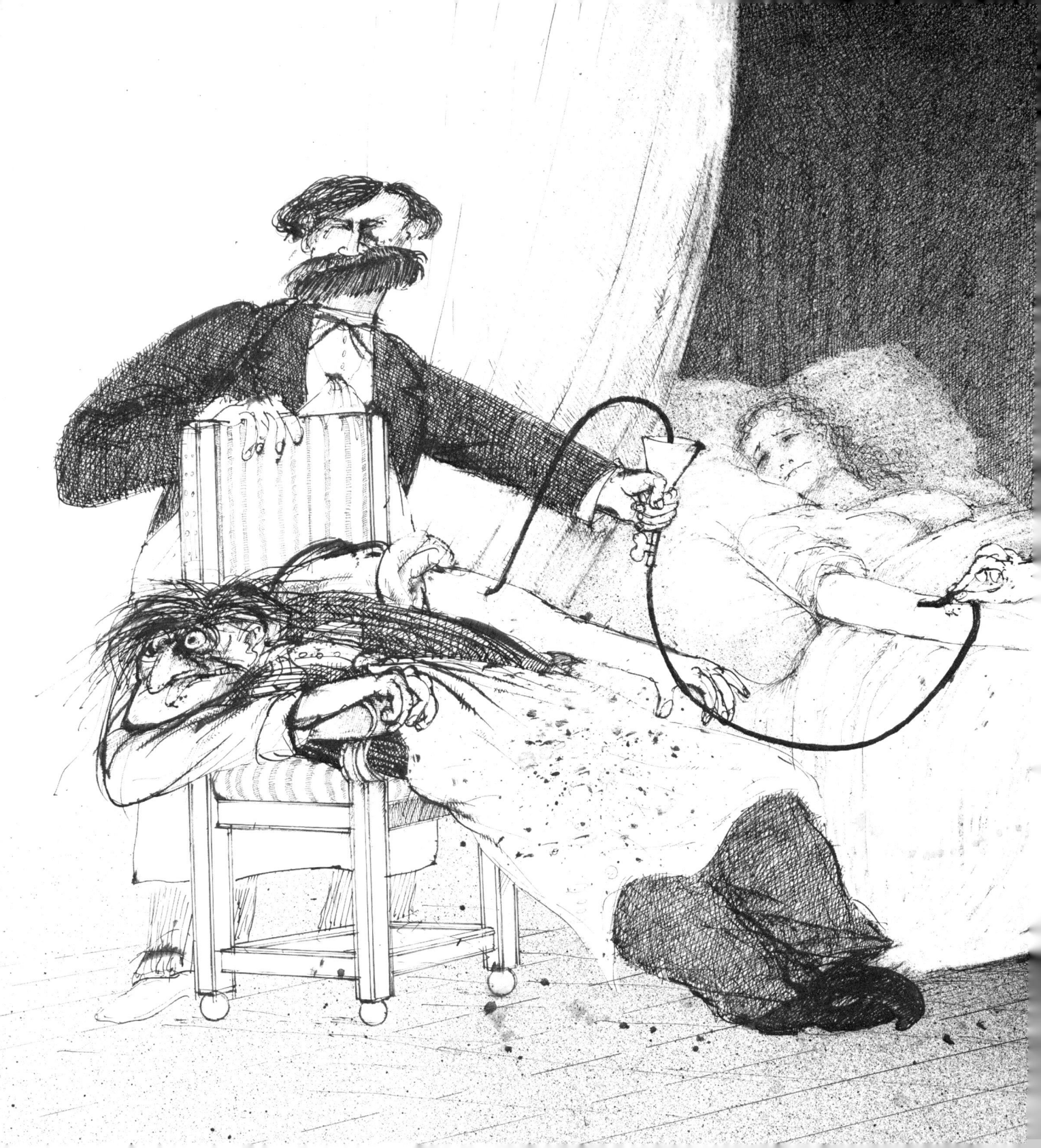

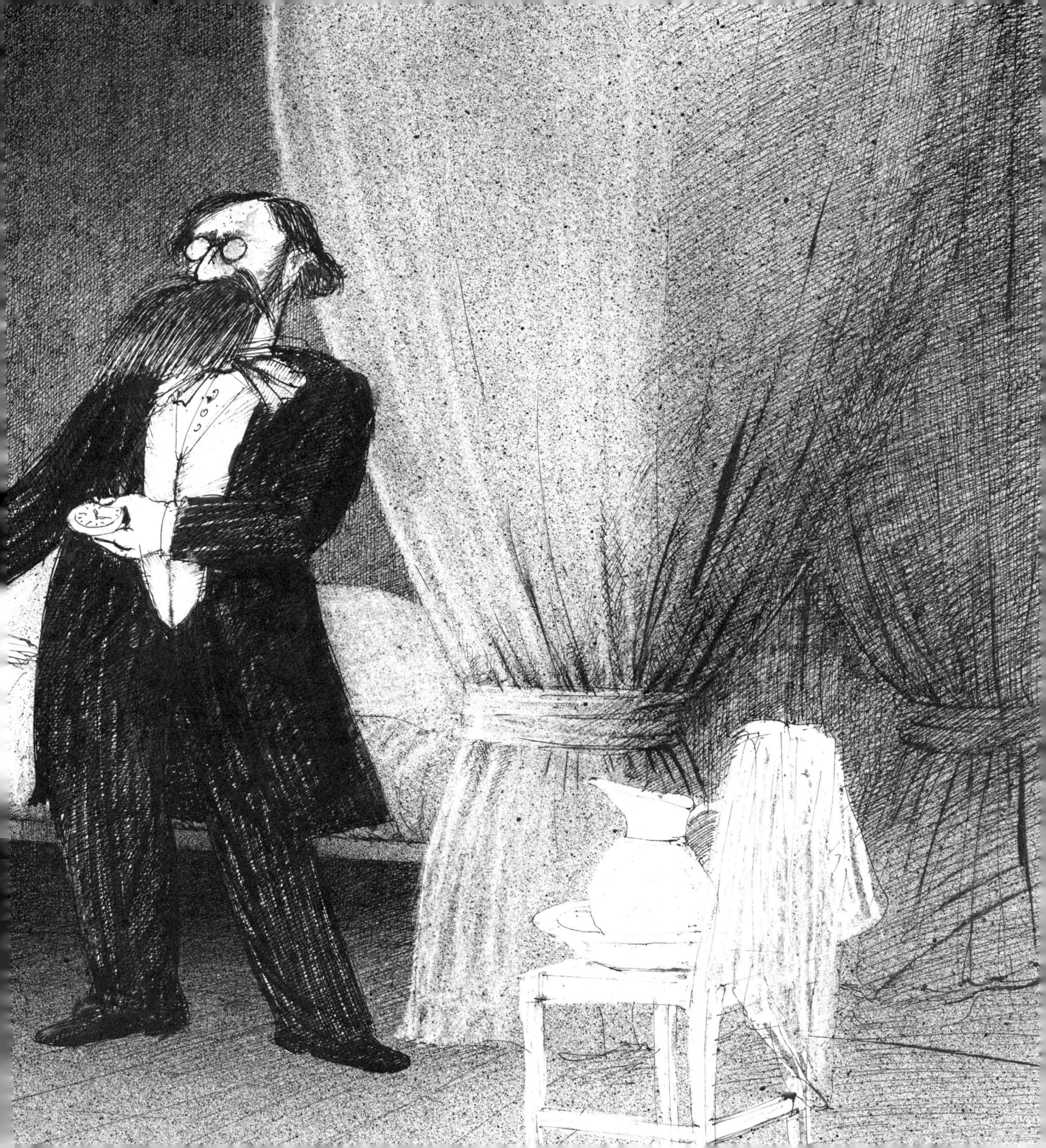

Der Ärztestand

In der ersten Hälfte des 19. Jahrhunderts blieben Fortschritte in der Physiologie, Pathologie und Chemie ohne Auswirkungen auf die medizinische Praxis, denn die Ärzte waren noch unzulänglich ausgerüstet. Angesichts ihres Unvermögens, durch Aderlässe, Purgieren und andere Manipulationen Krankheiten zu beeinflussen oder Epidemien einzudämmen, hielten breite Kreise der Bevölkerung sie sogar für nutzlos oder schädlich.

Auch die unmäßigen, aber überzeugenden Heilversprechen der Kurpfuscher taten ihre Wirkung: Kritik an Quacksalbermitteln und Patentmedizinen war nicht beliebt und blieb im allgemeinen unbeachtet.

In politisch progressiven Kreisen glaubte man, daß Reglementierung zur Übermacht des Ärztestandes und einer ihm nützlichen Verdrängung anderer Heilberufe führen würde. Konservative predigten, daß allein amtliche Stellen bestimmen könnten, wer fähig ist, Menschen zu behandeln. Einheitlichere Ausbildungs- und Zulassungsbestimmungen wurden erst im 19. Jahrhundert eingeführt, aber schon in früheren Zeiten hatte es eine gewisse amtliche Überwachung und Regelung der medizinischen Praxis gegeben. Die Beglaubigungsordnung, die Roger II. von Sizilien im 12. Jahrhundert

dekretierte, wurde von Friedrich II. im 13. Jahrhundert erweitert und umfaßte ein neunjähriges Studium, ein ordentliches Verfahren staatlicher Zulassungsprüfungen, ein System zur Aufsicht der Apotheker und eine genehmigte Gebührenordnung.

1825 erkannte man in Preußen drei Klassen approbierter Ärzte an: Promovierte (die nach vierjährigem Universitätsstudium ein Rigorosum als Staatsexamen bestehen mußten, als angehende Chirurgen überdies eine weitere Prüfung), Wundärzte „erster Klasse" (mit kürzerer Studienzeit und leichteren Examina) und Wundärzte „zweiter Klasse" (für die noch geringere Ausbildungs- und Prüfungsanforderungen galten). Für Geburtshelfer, Augenärzte und Doktoren im öffentlichen Gesundheitsdienst gab es gesonderte Vorschriften.

Spezialisierung

Die Spezialisierung stieß im 19. Jahrhundert auf den heftigen Widerstand vieler Mediziner, die überzeugt waren, daß sie für den Patienten schädlich sei. Unter dem letztlich unwiderstehlichen Druck wissenschaftlicher, sozialer und wirtschaftlicher Faktoren mußte man jedoch das Spezialistentum akzeptieren. Überdies schien das in der Industriegesellschaft zunehmend wirksame Prinzip der

Arbeitsteilung auch die Auffächerung der Medizin zu fördern.

Augen-, Ohren-, Nasen- und Halsheilkunde waren anfangs zu einem Fachgebiet zusammengefaßt. Die Erfindung des Ophthalmoskops durch Helmholtz im Jahre 1851 trieb die Spezialisierung weiter voran, desgleichen die Refraktionsbestimmung durch Donders und von Graefes chirurgische Verfahren.

Die Erfindung von Instrumenten, die sich zur Untersuchung in die Blase einführen ließen, gaben diesem Spezialgebiet Auftrieb; Nitze (1848–1906) und Leiter in Deutschland verbesserten ältere und unzulängliche Geräte und konstruierten das erste brauchbare Zystoskop.

Der Geist der Aufklärung des 18. Jahrhunderts und die Schriften Rousseaus trugen dazu bei, daß man sich stärker der Probleme der Kinder annahm. Im 19. Jahrhundert brachten Charles Billard in Frankreich und Charles West in Großbritannien das Fach erheblich voran. In den USA widmete sich Abraham Jacobi der Erforschung von Kinderkrankheiten.

Die wissenschaftliche Lehre von den Hautkrankheiten hatte ihren Ursprung in den Arbeiten Hebras von der Neuen Wiener Schule, nachdem Lorry, Alibert und Willan die anfänglichen Schritte

getan hatten. Eine wichtige Rolle in der Dermatologie spielte die Syphilis, bis man im 20. Jahrhundert die Krankheit ihrer ungemein vielfältigen Erscheinungsformen wegen der inneren Medizin zuordnete. Philippe Ricord und Jean-Alfred Fournier erhellten ihr klinisches Bild und hoben sie von anderen Geschlechtskrankheiten ab.

Die Neurologie entwickelte sich relativ spät zu einem gesonderten Fach und wurde häufig mit der Psychiatrie verknüpft. Nach Pinel wurde „Neuropsychiater" eine weitverbreitete Berufsbezeichnung. Die Psychiater Janet, Esquirol, Bayle und Georget verschafften Frankreich die Führung, bis dann die Arbeiten Griesingers (1817–1868) und anderer die Aufmerksamkeit auf Deutschland lenkten.

Psychiatrie

Die Lehre von den Geisteskrankheiten ist ein Bindeglied zwischen der Psychologie und der Medizin. Damit eine wissenschaftliche Lehre vom geistig Abnormen überhaupt entstehen konnte, bedurfte es einer Voraussetzung, die erst im 19. Jahrhundert erfüllt war: Die Überzeugung mußte sich durchgesetzt haben, daß Geisteskranke nicht von Dämonen, bösen Geistern oder vom Teufel besessen sind, sondern kranke Menschen sind, die man als Menschen behandeln muß.

Einzelne unabhängige Geistesgrößen hatten zu allen Zeiten ihre Stimme in diesem Sinne erhoben. Schon Hippokrates hatte nachdrücklich die Epilepsie als eine Krankheit wie jede andere erklärt. Aber solche Stimmen verhallten ungehört, besonders im Zeitalter des Hexenwahns vom 14. bis zum 17. Jahrhundert.

Der Franzose Philippe Pinel (1745– 1826) erlöste erstmals Geisteskranke aus ihren Ketten. Damit kamen die Kranken aus den Händen von Gefängniswärtern in die von Ärzten. Die ärztliche Wissenschaft konnte beginnen, die Erscheinungen zunächst zu beschreiben, unterscheiden zu lernen, zu klassifizieren. Dies war der erste Schritt zur eigentlichen Erforschung der Ursachen und zur Ausbildung entsprechender Therapien.

Mit der Klassifizierung hatte schon Pinel begonnen. Ende des 19. Jahrhunderts gelang Emil Kraepelin (1856– 1926) die erste umfassende Einteilung der Geisteskrankheiten in 15 Hauptgruppen, die zur Grundlage aller späteren geworden ist.

Für die Erforschung und Behandlung der Neurosen spielte das Studium der Hypnose eine wichtige Rolle. Den Streit, der sich um Mesmer und seine Anhänger entzündet hatte, brachte James Braid (1795–1861) zu einem gewissen Abschluß, indem er nachwies, daß es sich bei der Hypnose um ernst zu nehmende und des Studiums werte Phänomene handelt. Braid führte auch das Wort „Hypnotismus" ein. Durch ihn wurde die Hypnose in der Medizin salonfähig.

Einen nächsten wichtigen Schritt tat Ambroise-Auguste Liébault (1823– 1904) und sein Schüler Hippolyte-Marie Bernheim (1840–1919), beide in Nancy. Sie verwandten die Hypnose zur Heilbehandlung und erzielten Erfolge in einigen Fällen von Hysterie.

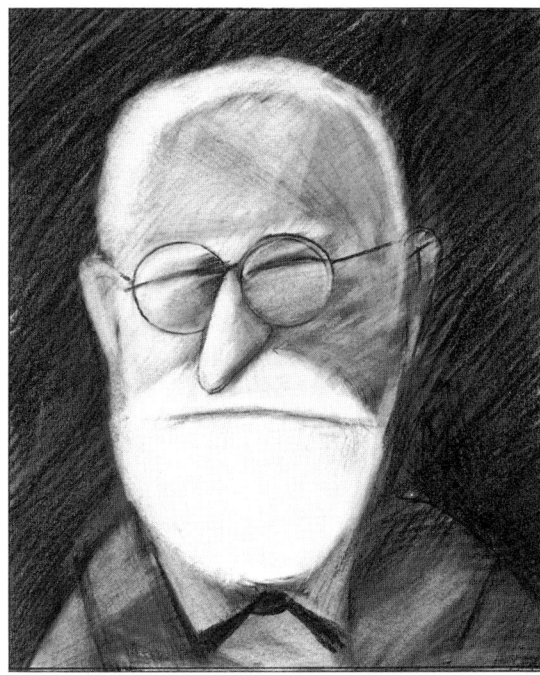

Sigmund Freud 1856–1939

Jean-Martin Charcot (1825–1893) setzte diese Arbeiten fort, wenn er auch eine etwas andere Auffassung über die hypnotischen Erscheinungen vertrat. Charcot studierte besonders eingehend die Symptome der Hysterie und überzeugte die Wissenschaft, daß es sich bei ihr um eine ernst zu nehmende Krankheit handelt. Charcots Schüler Pierre Janet (1859–1947) studierte unter Zuhilfenahme hypnotischer Mittel die Erscheinungen der sogenannten Persönlichkeitsspaltung und betrachtete die Hysterie als eine ihrer Formen. An Charcot und Janet knüpft das Werk Sigmund Freuds (1856–1939) an.

Im Jahre 1895 hatte Freud, gemeinsam mit Joseph Breuer, Studien über Hysterie verfaßt. Aus diesen Werken und den zahlreichen Schriften, die noch folgten, schuf Freud die „Psychoanalyse". Zu deren Grundkonzepten gehört, daß menschliches Verhalten stark von unbewußten geistig-seelischen Prozessen beeinflußt wird, Kindheitserlebnisse in der Entwicklung eine wesentliche Rolle spielen und der psychische Konflikt von zentraler Bedeutung ist. Bereits am Anfang der Enwicklung der „Psychoanalyse" brachen zwei seiner führenden Mitarbeiter, Carl Gustav Jung (1875–1961) und Alfred Adler (1870–1937), mit Freud und verfolgten eigene Konzeptionen. Später trennte sich auch die Psychoana-

lytikerin Karen Horney von der Hauptrichtung der Psychoanalyse, desgleichen tat Harry Stack Sullivan, der sich eingehend mit der Therapie der Schizophrenie befaßte.

Die Psychiatrie geriet mit Eintritt des 20. Jahrhunderts unter den machtvollen Einfluß der Psychoanalyse, und dieser Einfluß ist trotz aller Infragestellungen nach wie vor stark.

Zahnheilkunde

Die Professionalisierung der Zahnheilkunde als eigenständiges Fach nahm ihren Anfang mit den Arbeiten Pierre Fauchards (1678–1761) in Frankreich, der sich als erster ausschließlich mit den Zähnen befaßte. In Deutschland machten vereinzelte, von Ärzten und Chirurgen verfaßte Dissertationen über das Gebiß allmählich den Abhandlungen der Fachleute Platz. So beschrieb etwa Philipp Pfaff, der Zahnarzt Friedrichs des Großen, 1755 die Anfertigung von Gipsmodellen nach Wachsabdrücken. Die Handwerker, welche die von Adam Brunner entworfenen Prothesen anfertigten, waren die Vorläufer der heutigen Zahntechniker. Allmählich entwickelte die Zahnheilkunde sich auch in anderen Ländern zu einem gesonderten Fach. Zu voller Entfaltung gelangte sie im 19. Jahrhundert und danach insbesondere in den Vereinigten Staaten, vor allem durch die Bemühungen von Horace H. Hayden (1768–1844) und Chapin C. Harris (1809–1860).

Krankenpflege

Krankenpflege als Beruf hat erst im 19. und 20. Jahrhundert Eigenständigkeit gewonnen, und so sind wir gewohnt, die pflegerische Fürsorge in den früheren Jahrhunderten für rudimentär und formlos zu halten. Gleichwohl widmeten sich zu allen Zeiten und in allen Ländern vorwiegend Frauen der Krankenpflege. Während des Mittelalters und auch danach oblag sie zum größten Teil den Ordensfrauen. Zur Zeit der Reformation wurden die Hospitäler weitgehend der kirchlichen Aufsicht entzogen. Der hingebungsvolle und kostenlose Dienst der Nonnen und wohltätiger Laiengruppen wurde nun häufig von schlecht bezahlten Pflegern ausgeübt; vielfach verwandelten sich die Krankenhäuser in schmutzige, keimverseuchte Gebäude, in denen die Menschen oftmals eher an Infektionen starben als an den Krankheiten, derentwegen sie gekommen waren. Eine Bewegung der Rückkehr zur Sauberkeit und Nächstenliebe rief die Aufklärung des 18. Jahrhunderts hervor, aber die wirtschaftlichen und sozialen Umschwünge der industriellen Revolution kehrten sie wieder um. Denn die mühse-

ligen, niedrigen und manchmal abstoßenden Arbeiten, die mit der Pflege von Kranken verbunden waren, boten gewiß keinen Anreiz, sein Geld mit dieser Tätigkeit zu verdienen, besonders da die Industrie weit verlockendere Stellungen zu bieten hatte. Es war schließlich Florence Nightingale (1820–1910), die mit geradezu missionarischem Eifer die Reformierung der Krankenpflege betrieb und so zur treibenden Kraft wurde, der die Krankenschwestern am Ende ihr Berufsbild verdankten.

VOLKSGESUNDHEIT

Da die exakten wissenschaftlichen Grundlagen noch fehlten und weil die Naturwissenschaften noch nicht die erforderlichen Erkenntnisse geliefert hatten, hatte das bedeutende Werk des Johann Peter Frank „System der vollständigen medizinischen Polizey", das auf der Schwelle zum 19. Jahrhundert eine Zusammenfassung aller bis dahin gemachten Erfahrungen und anerkannten Grundsätze der öffentlichen Gesundheitspflege gab, nur eine verhältnismäßig bescheidene Wirkung. Es bedurfte erst noch des gewaltigen Anstoßes, der von der Cholerabedrohung in den 30er Jah-

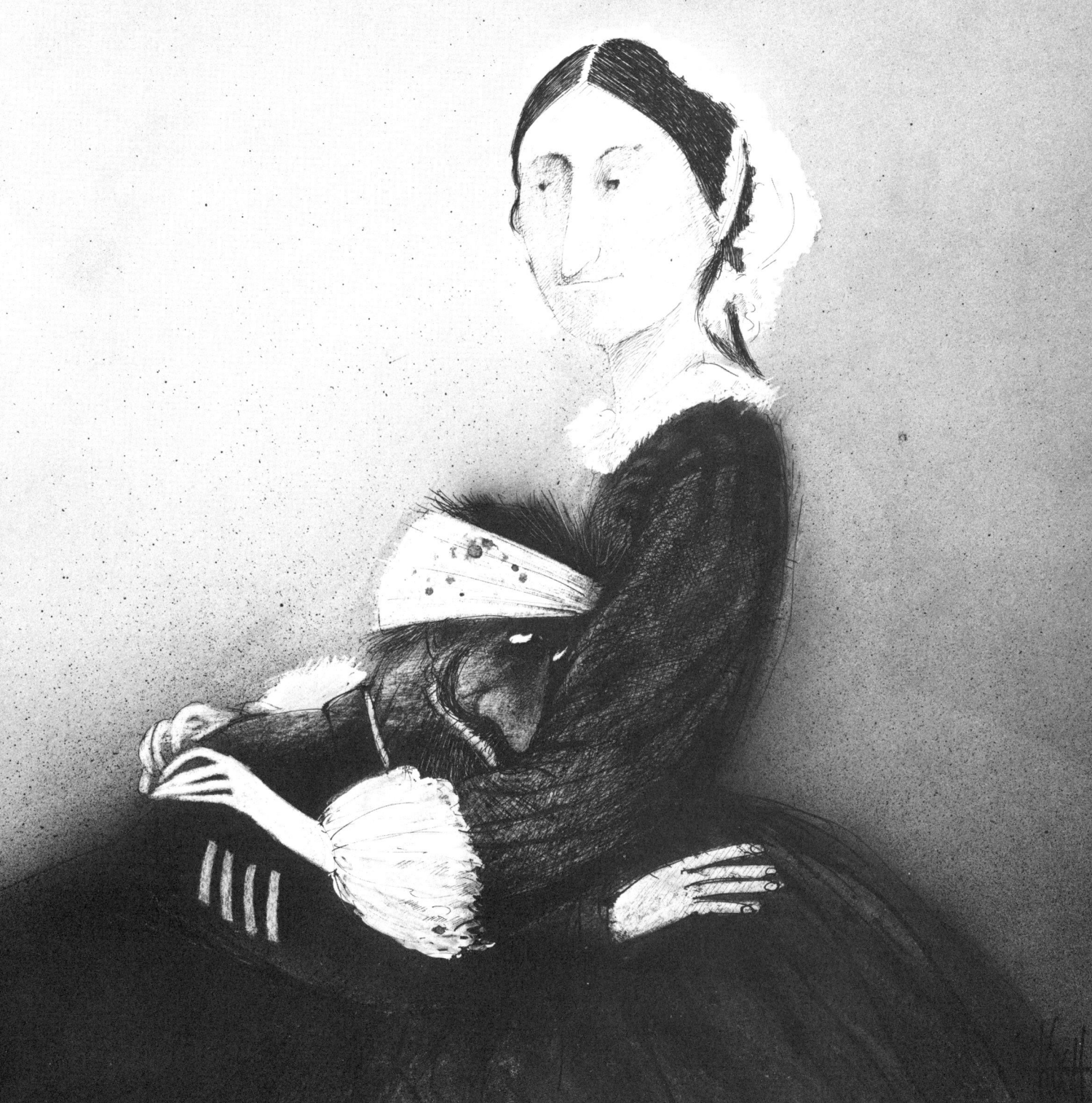

ren ausging, um die Dinge auf diesem Gebiet ins Rollen zu bringen.

Die Hygienebewegung als sanitäre Bewegung ging zu Beginn des 19. Jahrhunderts von Frankreich aus. Von hier verbreitete sie sich nach England. 1880 wurde dort der „General Board of Health" gegründet. Besonders bedeutend wurde der Bentham-Schüler und Rechtsanwalt E. Chadwick. Er erstattete 1842 einen warnenden Bericht über die sanitären Verhältnisse und den Gesundheitszustand der Arbeiterklasse in England. Chadwicks Beschreibung machte tiefen Eindruck auf die Oberklassen und Behörden. Zusammen mit Southwood Smith (1816–1904) und William Farr (1807–1904) setzte er seine Mindestanforderungen für Wasserversorgung und Abwasserbeseitigung durch.

Mitte des 19. Jahrhunderts begann sich John Snow (1813–1858) mit der Cholera zu beschäftigen, zu einer Zeit, als die Mehrzahl seiner Kollegen noch die von verfaulender organischer Materie aufsteigende schlechte Luft als die Ursache epidemischer Infektionskrankheiten ansahen. Doch genaue Beobachtungen der Kranken und seiner Umwelt führten Snow auf die richtige Spur.

Für Deutschland erwarb sich Max Pettenkofer (1818–1901) die größten Verdienste um den Aufbau einer wissenschaftlichen Hygiene und die Verbreitung ihrer Lehren in Wissenschaft und Öffentlichkeit. 1853 wurde Pettenkofer Professor für medizinische Chemie an der Universität in München. Zur Erforschung der für die Gesundheit nützlichen oder schädlichen Faktoren forderte er das naturwissenschaftliche Studium der Umgebung des Menschen (Luft, Wasser, Boden, Ernährung, Kleidung, Wohnung) und machte so die Hygiene zu einer Art angewandter Physiologie. Er erkannte in den Wechselbeziehungen zwischen Grundwasserschwankungen, jahreszeitlichen Einflüssen und Genese des Abdominaltyphus einen Kausalnexus: mit dem Steigen des Grundwassers sollte der Typhus abnehmen, mit dem Fallen zunehmen. Der spezifische Typhuskeim sollte sich unter Mitwirkung zeitlicher und örtlicher Disposition entwickeln, wie der Cholerakeim, und danach mehr durch die Luft als durch das Wasser dem menschlichen Organismus einverleibt werden. Pettenkofers Seuchenlehre ließ die alte Miasmentheorie der hippokratischen Ärzte wieder aufleben, nach der ein außerhalb des Körpers gebildeter Stoff, insbesondere giftige Ausdünstungen des Bodens, für die Entstehung von Infektionskrankheiten und Epidemien verantwortlich ist.

Unzureichende Hygiene war Ursache ▷ vieler Volkskrankheiten

174

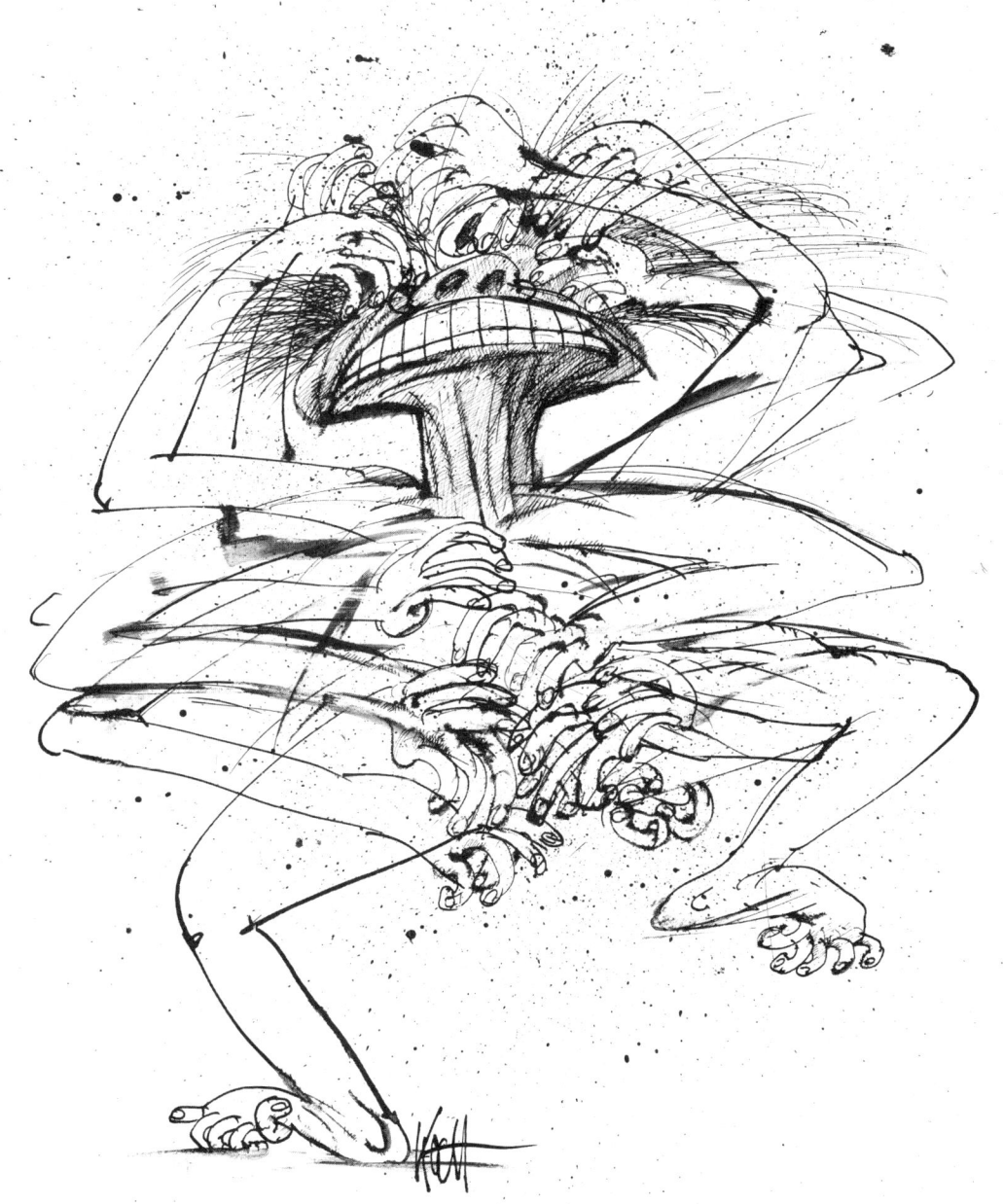

Diese Lehre vom Einfluß des Grundwassers auf die Genese des Typhus wurde bald bestritten, hielt sich aber bis weit in das 20. Jahrhundert.

Pettenkofers Einfluß ist es zuzuschreiben, daß man in den Städten begann, der Wasserversorgung und Kanalisation größere Aufmerksamkeit zu schenken. Man begann systematisch, das Trinkwasser zu kontrollieren und auf eine mögliche Verseuchung durch Typhuskeime und andere Erreger zu untersuchen. Die Wirkung

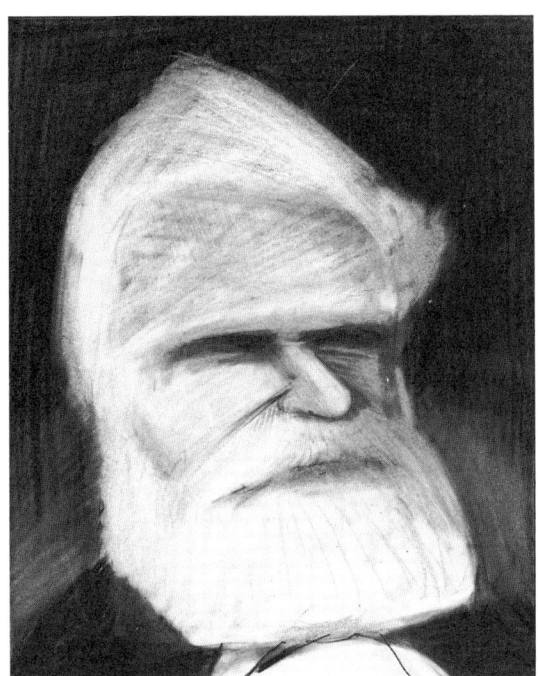

Max Pettenkofer 1818–1901

zeigte sich alsbald in einem Rückgang der Seuchen.

Auf Anregung Pettenkofers wurden die ersten drei Lehrstühle für Hygiene in Bayern geschaffen. Den in München erhielt er selbst. Ähnlich wie Semmelweis auf seinem Gebiet stellte Pettenkofer seine Forderungen auf, ohne die Erreger der Infektionskrankheiten und den Übertragungsvorgang zu kennen. Ja, als die Forschungen Kochs bekannt wurden, erkannte Pettenkofer zunächst nicht ihre Bedeutung. Für ihn und seine Schule waren das Entscheidende die äußeren hygienischen Verhältnisse und die Disposition des einzelnen.

Um zu beweisen, daß es mit den Kochschen Bazillen nicht viel auf sich hatte, ließ er sich von Koch eine besonders starke Kultur von Cholerabazillen kommen und verschluckte sie auf einen Schlag, während den Zeugen dieses Vorgangs ein Gruseln über den Rücken lief.

Es geschah ihm nichts. Die Wissenschaft weiß längst, daß sowohl Koch wie Pettenkofer etwas Richtiges erkannt haben. Der eine die Tatsache, daß niemand an Cholera erkranken kann, der nicht mit ihren Erregern in Berührung kommt, der andere die Tatsache, daß die Konstitutionen der Menschen sehr unterschiedlich sind: daß der eine dem

Angriff widerstehen kann, während ein anderer ihm erliegt.

Die Bakteriologie führte in der Präventivmedizin zu beispiellosen Fortschritten. Die bisher mehr oder weniger dem Zufall überlassenen Maßnahmen konnten jetzt durch den direkten Angriff gegen bestimmte Krankheiten ersetzt werden. Die Verbreitung von Typhus und Diphtherie konnte durch Kontrolle von Wasser und Milch sowie der Keimträger und durch Immunisierung rasch eingeschränkt werden.

AUSBLICK AUF DAS 20. JAHRHUNDERT

In den ersten Jahrzehnten des 19. Jahrhunderts wurden die Fortschritte des 18. Jahrhunderts weitergeführt. Zwei Ereignisse waren es jedoch, die Anästhesie und die Entdeckung der Mikroorganismen als Krankheitserreger, die den Gang der Medizingeschichte grundlegend verändern sollten. Der Nachweis der Zelle als der anatomischen Grundeinheit, die Formulierung der die inneren Lebensbedingungen des Körpers bestimmenden physiologischen Prinzipien und die Einführung neuer diagnostischer Hilfsmittel in die klinische Methodik bildeten das Fundament, auf dem die moderne Medizin aufbaut.

Vor hundert Jahren betrug die durchschnittliche Lebenserwartung der Menschen in den Industrieländern nicht einmal 40 Jahre. Heute werden sie im Durchschnitt 70 Jahre alt. Ein wesentlicher Grund hierfür ist neben verbesserter Hygiene und Ernährung sowie finanziell erschwinglicher medizinischer Versorgung für jedermann, daß nun auch Arzneimittel mit definierten Inhaltsstoffen zur Verfügung standen. Auch der öffentlichen Gesundheitspflege und der Aufklärung der Laien wurde zunehmend Aufmerksamkeit geschenkt. Zum ersten Male in der Geschichte behandelt eine große Anzahl von Ärzten nicht mehr den einzelnen Menschen, sondern beschäftigt sich ausschließlich mit der Gesundheit größerer Volksgruppen.

Wissenschaftlicher und sozialer Fortschritt haben auch neue Probleme geschaffen. Mit der Entstehung des industriellen Kapitalismus nahm die Zahl der Ärzte und der Patienten zu. Konkurrenz unter den Ärzten und zwischen Ärzten und Quacksalbern begann für diesen Beruf zu einer Seuche zu werden und das Niveau der Ausbildung zu drücken. Die ersten Versuche, die Konkurrenz unter den Ärzten durch ethische Gesetze zu kontrollieren, stammen aus dem 18. Jahrhundert. Im 19. Jahrhundert erhielten diese Versuche mehr systematischen Charakter. Diese Aufgabe übernahmen die großen Standesorganisationen, wie der Deutsche Ärztevereinsbund, der 1872 gegründet wurde.

Um das Jahr 1875 gab es in Deutschland ungefähr 13 000 Ärzte und 500 Zahnärzte. Das waren 3,2 Ärzte auf 10 000 Einwohner. Im Jahre 1900 kamen 5 Ärzte auf 10 000 Einwohner.

Mehr als 2000 Jahre lang war die Heilkunde in erster Linie eine Lehre von der Gesundheit und eine Sorge für die Gesunden. Erst in zweiter Sicht dann auch eine Versorgung der Kranken. Seit hundert Jahren erst ist die Medizin ein immer ausschließlicher werdendes System der Krankenversorgung geworden. Aus den karitativ geleiteten Krankenherbergen wurden um die Mitte des 19. Jahrhunderts im Zuge bürgerlicher Wohlfahrtspolitik die Krankenanstalten. An die Stelle des christlichen Dienstes trat der medizinische Service. Im Jahr 1877 standen für 427 000 Kranke etwa 107 000 Krankenhausbetten zur Verfügung. Die durchschnittliche Verweildauer betrug 51 Tage.

Neue Technologien, Diagnoseverfahren, Erkenntnisse der Grundlagenforschung

und nicht zuletzt auch Fortschritte in der konservativen Therapie dank neuerer Arzneimittel machten die ärztliche Behandlung jetzt bedeutend wirksamer. Wilhelm Conrad Röntgens (1845–1923) Entdeckung der nach ihm benannten Strahlen im Jahr 1895 hat die diagnostischen Methoden völlig umgewandelt. Sie sind zu einem wichtigen therapeutischen Mittel geworden. Zweifellos hat die Heilkunst, die sich jahrhundertelang mit dem natürlichen Arzneimittelschatz, der „materia medica", begnügt hatte, ihre Erfolge dem systematischen Einbau der experimentellen Naturwissenschaften zu verdanken. Bis zum Ende des 19. Jahrhunderts verfügte die Medizin nur über wenige wirksame Medikamente. Es waren vor allem in der Natur vorkommende Stoffe. Naturstoffe sind aber nicht unbegrenzt verfügbar, häufig unzureichend in ihrer Wirkung und meist recht teuer.

Es war eine der großen Herausforderungen der damaligen Zeit, das wirksame Prinzip der Naturstoffe zu finden und durch Synthese im Labor nachzubauen. Als erste synthetische Alternative für Chinin wurde das fiebersenkende und schmerzstillende Antipirin in die Therapie eingeführt. 1888 folgte das Phenacetin und das Sulfonal, bescheidene Mittel gegen Allgemeinbeschwerden wie Fieber, Kopfschmerz, Schlaflosigkeit. Der

Durchbruch kam kurz vor der Jahrhundertwende.

Robert Kochs Entdeckungen eröffneten neben denen Louis Pasteurs das Zeitalter der Bakteriologie. Das von ihm entwickelte Tuberkulin eröffnete den Kampf gegen die Tuberkulose. Emil von Behring begründete die Serumtherapie und legte so einen wesentlichen Grundstein zur Immunologie. 1894 konnte das erste Heilserum gegen Diphtherie eingeführt werden. Paul Ehrlich schließlich entwickelte das erste wirksame Heilmittel gegen die Syphilis, Salvarsan. Er schuf nicht nur die Grundlagen der Chemotherapie, sondern ihm sind auch bahnbrechende Entdeckungen in der Tumorlehre, der Immunologie und der Färbetechnik von Zellen und Geweben zu verdanken.

Dies sind nur einige wenige Beispiele für wissenschaftliche Entdeckungen, die direkt den Menschen nutzbar gemacht worden sind. Auf diesen und allen anderen Gebieten war die reiche Ernte, welche die Medizin des 19. Jahrhunderts einbrachte, immer noch nur Vorstufe und Ausgangspunkt zu neuen Entdeckungen und Verbesserungen.

Das 19. Jahrhundert wurde zum wichtigsten Fundament guter, wissenschaftlicher Medizin: Es besteht im kritischen Denken und in der unermüdlichen Wachsamkeit gegen Voreingenommenheit und Vorurteil.

ZEHNTES KAPITEL

DAS 20. JAHRHUNDERT

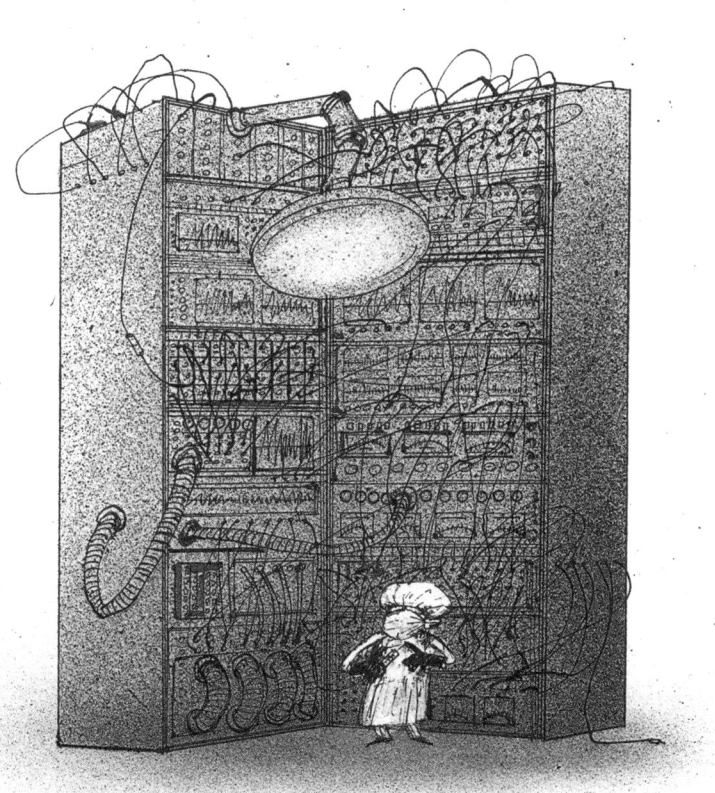

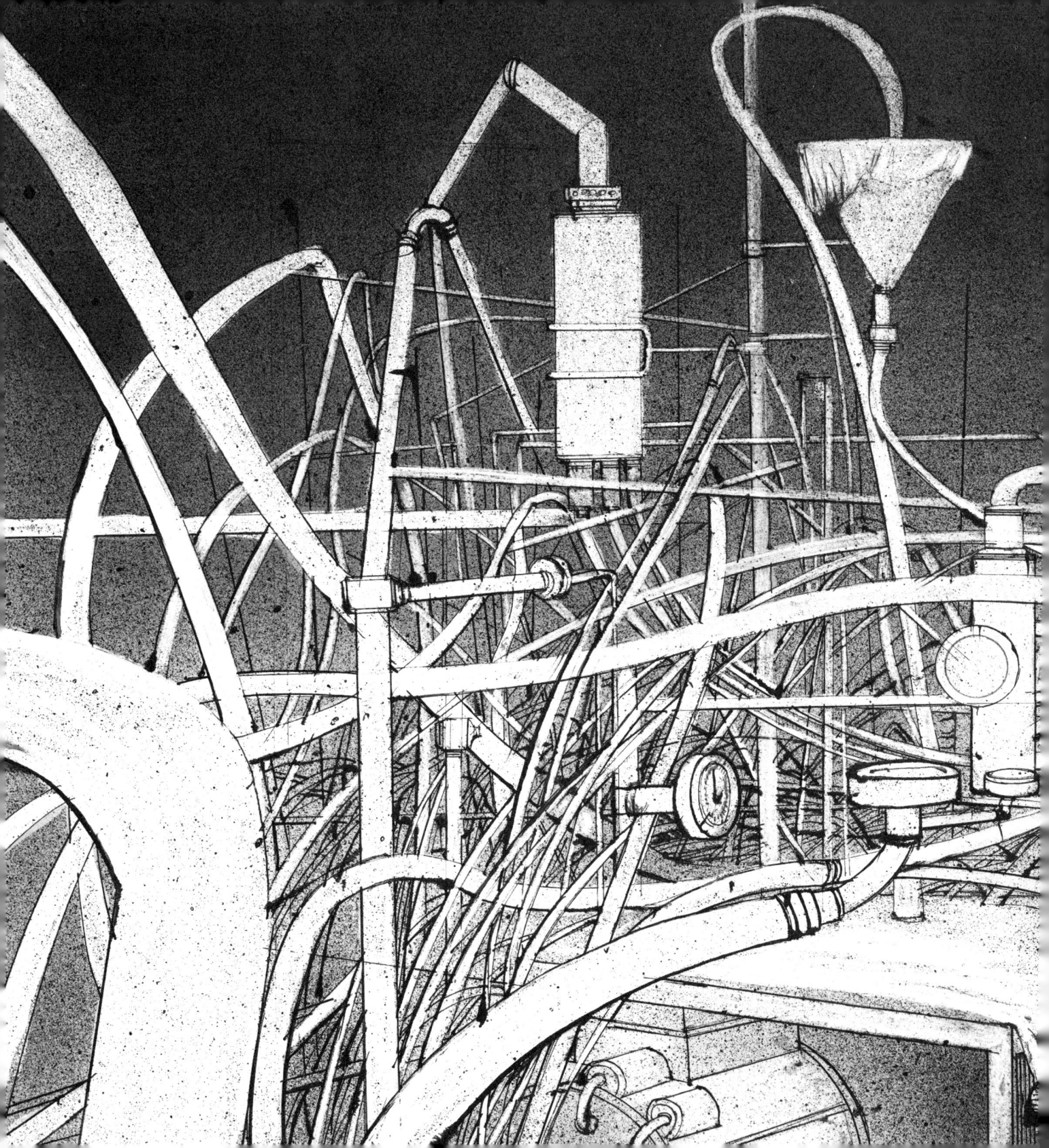

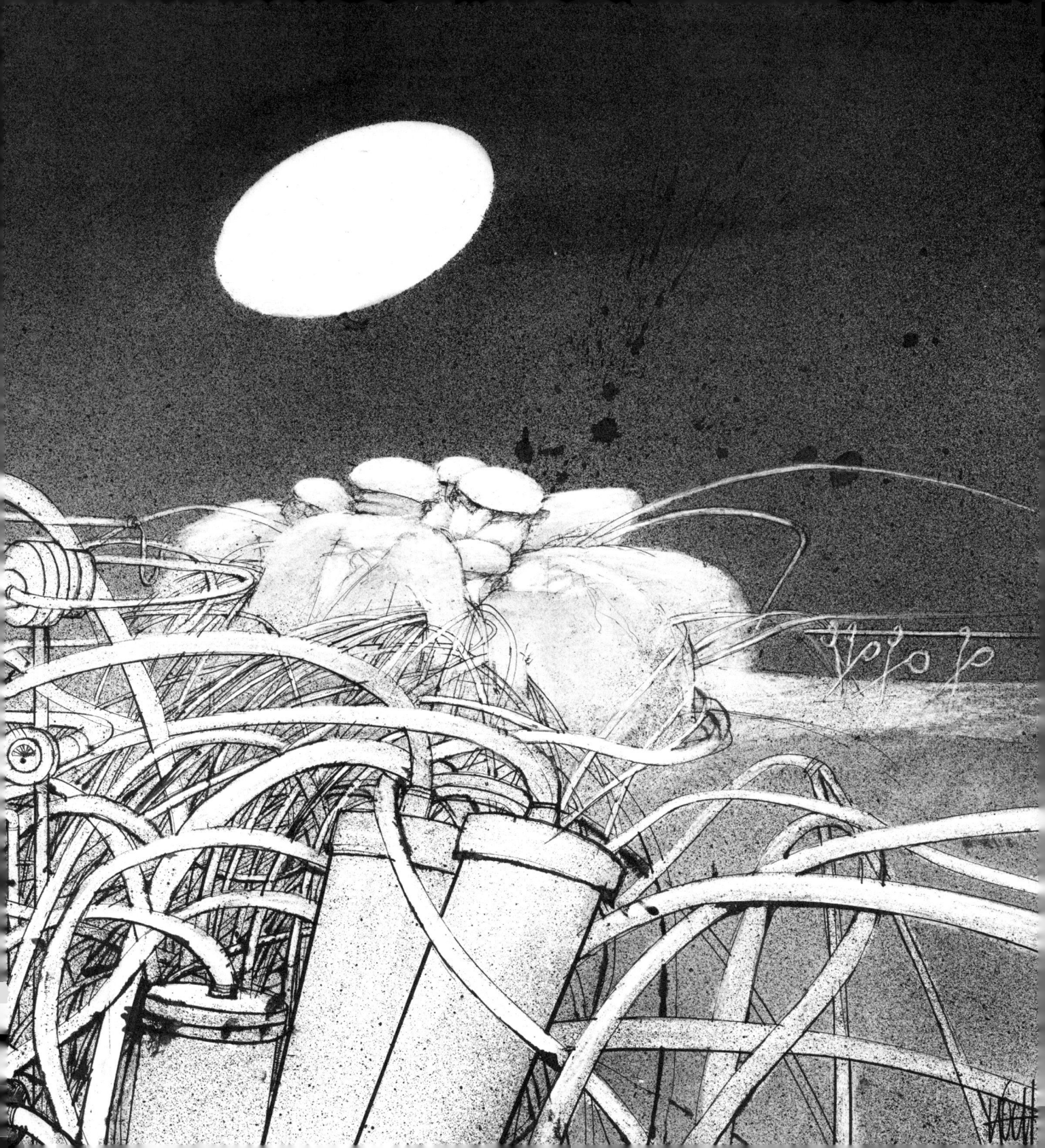

Einen umfassenden und objektiven Überblick über die Errungenschaften und Leistungen der Medizin des 20. Jahrhunderts zu geben ist aufgrund der Fülle der Daten und der Kürze des Abstandes zu den Ereignissen nur schwer möglich. Was jedoch beeindruckt, ist der Kontrast zu der doch viel langsameren Entwicklung in den früheren Jahrhunderten.

Seuchen wie Pocken, Cholera oder Diphtherie sind heute in weiten Teilen der Erde selten oder unbekannt. Bisher verborgene Teile des Körpers sichtbar zu machen ist in der Diagnostik ein alltäglicher Vorgang. Gegen Infektionen gibt es eine Vielzahl antibiotischer Medikamente. Hirnschale, Brusthöhle, Herz und Blutgefäße sind dem Zugriff des Chirurgen geöffnet. Organverpflanzungen bzw. Ersatz von Organen durch mechanische Vorrichtungen gehören zum Rüstzeug der Chirurgen. Die Vorgänge innerhalb der Zelle sind der Untersuchung auf physikalischem und chemischem Wege zugänglich.

Rückblickend erkennt man jedoch, daß einige der bedeutendsten und modernsten Merkmale der heutigen Medizin bereits im 19. Jahrhundert deutlich zu erkennen waren und daß viele Ergebnisse auf früheren Auffassungen und Erkenntnissen beruhen und nun auf bemerkenswerte Weise erweitert und vervollkommnet wurden.

Aus den zahlreichen Neuerungen des 20. Jahrhunderts wurden einige stichwortartig ausgewählt, wobei diese Aufstellung keinen Anspruch auf Vollständigkeit erhebt.

1900

Nachdem die Grundlagen der Chirurgie bis zur Jahrhundertwende erarbeitet und standardisiert worden waren, standen die ersten Jahrzehnte des zwanzigsten Jahrhunderts im Zeichen vereinzelter spektakulärer Großeingriffe und der Anfänge der Gefäß- und Replantationschirurgie

K. Landsteiner (1868–1943) entdeckt die vier Blutgruppen

1901

W. C. Röntgen (1845–1923) erhält den Nobelpreis für Physik für die Entdeckung der „X-Strahlen"

E. A. von Behring (1854–1917) erhält den Nobelpreis für Medizin für die Entwicklung des Diphtherie-Serums

J. E. Dutton (1877–1905) entdeckt den Erreger der Schlafkrankheit

I. P. Pawlow (1849–1936) beginnt seine tierpsychologischen Experimente nach der Methode der bedingten Reflexe

J. J. Abel (1857–1938), J. Takamine (1854–1922), v. Fürth u. a. isolieren 4 g Adrenalin aus 8000 Ochsennebennieren und klären die Struktur auf

P. Uhlenhuth (1870–1957) erfindet eine biologische Nachweismethode für Menschenblut (Präzipitinreaktion)

Würzburger Schule der Denkpsychologie von O. Külpe (1862–1915) nimmt die Arbeit auf

Benda zeigt die Verbindung zwischen Akromegalie und einem eosinophilen Adenom des Hypophysenvorderlappens auf

1902

Sir R. Ross (1857–1932) erhält den Nobelpreis für Medizin für seine Malariaforschung

H. Cushing (1869–1939), Begründer der modernen Gehirnchirurgie, setzt die erste erfolgreiche Nervennaht

E. Fischer (1852–1919) weist nach, daß die Eiweißstoffe aus Aminosäuren aufgebaut sind

G. Holzknecht (1872–1931) und R. Kienböck (1871–1953), Pioniere der Röntgenforschung, -diagnostik und -therapie, führen Röntgendosismessungen ein

Ch. Richet (1850–1935) und P. Portier (1866–1962) entdecken das Phänomen der Anaphylaxie

Anästhesin, ein lokal wirkendes Anästhetikum, wird in die Therapie eingeführt

W. M. Bayliss (1860–1924) und E. H. Starling (1866–1927) veröffentlichen die Entdeckung des „Sekretins" im Duodenum

A. E. Garrod (1857–1936) zeigt als erster die Gültigkeit der Mendelschen Gesetze beim Menschen anhand von Stammbäumen mit Alkaptonurie

E. Fischer (1852–1919) synthetisiert Diäthylbarbiturat

1903

W. Einthoven (1860–1927) erfindet das Saitengalvanometer, das er zur Aufzeichnung des Elektrokardiogramms verwendet

F. G. Hopkins (1861–1947) entdeckt die „essentielle Aminosäure" Tryptophan

O. Vogt (1870–1959), K. Brodmann (1868–1918) und W. C. Campbell (1867–1926) bringen die erste „Hirnkarte" heraus (Lokalisierung der Hirnfunktionen)

F. Kuhn (1866–1922) empfiehlt die intratracheale Narkose, die später von F. Sauerbruch und amerikanischen Ärzten verbessert wird

F. Sauerbruch (1875–1951) entwickelt das Druckdifferenzverfahren für die Lungenchirurgie

I. P. Pawlow (1849–1936) entdeckt den Speicheldrüseneffekt

Gründung der Deutschen Gesellschaft für Experimentelle Psychologie

A. Binet (1857–1911) beschreibt ein Experiment zur Messung der Intelligenz (Binet-Simon-Test)

M. Arthus (1862–1945) injiziert Pferdeserum in die Haut von Kaninchen und beobachtet schwere lokale allergische Reaktionen (Arthus-Phänomen)

N. R. Finsen (1860–1904) erhält den Nobelpreis für Medizin für die Einführung der Lichtbehandlung der Hauttuberkulose mit der Finsenlampe (Kohlebogenlampe mit konzentriertem gekühltem Bogenlicht)

H. A. Becquerel (1852–1908), M. S. Curie (1867–1934) und P. Curie (1859–1906) erhalten den Nobelpreis für Physik für ihre Untersuchungen über die Strahlung des Urans, die zur Isolierung des Poloniums und des Radiums führten

1904

S. Freud (1856–1939) veröffentlicht seine Arbeiten zur Psychologie des Alltagslebens

I. P. Pawlow erhält den Nobelpreis für Medizin für seine Arbeiten zur Physiologie der Verdauung

H. Rieder (1858–1932) führt die Kontrastmahlzeit in die Röntgenologie ein

Th. Boveri (1862–1915) erkennt in den Chromosomen die stofflichen Träger der Erbanlagen

Stolz synthetisiert Adrenalin, ein Hormon des Nebennierenmarks

1905

Robert Koch (1843–1910) erhält den Nobelpreis für Medizin für seine Erkenntnisse über die damalige Volksseuche Tuberkulose

Fichera stellt durch Hypophysenentfernung bei Tieren eine Wachstumshemmung fest

F. Franck (1856–1923) und W. L. Latzko (1863–1945) führen den Kaiserschnitt unter Schonung des Bauchfells ein

F. R. Schaudinn (1871–1909) entdeckt den Erreger der Syphilis

Erstmals gelingt eine Hornhauttransplantation als Ersatz für die teilweise oder völlig getrübte Hornhaut

A. Einhorn synthetisiert das Lokalanästhetikum Novokain

Farabee beschreibt am Beispiel der Brachydaktylie zum ersten Mal den dominanten Erbgang beim Menschen

H. Braun (1862–1934) führt das Adrenalin als Zusatz zu lokalanästhesierenden Lösungen in die Therapie ein

Bulloch und Sequeira beschreiben das Adrenogenitale Syndrom

N. S. Korotkov (1874–1920) erarbeitet eine präzise Meßmethode des Blutdrucks und stellt den diastolischen Blutdruck fest

F. v. Müller (1858–1941) trennt die nephrotischen Krankheitsformen von den nephritischen

1906

C. Golgi (1844–1926) und S. Ramón y Cajal (1852–1934) erhalten den Nobelpreis für Medizin für Forschungen über die Struktur des Nervensystems

W. M. Bayliss (1860–1924) und E. H. Starling (1866–1927) führen den Namen „Hormone" ein

R. Koch erkennt die Wirksamkeit von Arsenpräparaten zur Bekämpfung der Schlafkrankheit

A. von Wassermann (1866–1925) entwickelt die Serumdiagnose der Syphilis (Wassermannsche Reaktion)

„Genetik" wird erstmals als Name für die moderne Vererbungsforschung eingeführt

Harnstoff-Brom-Verbindungen werden als Schlaftabletten in die Therapie eingeführt

Edkins berichtet über ein „gastrisches Sekretin" (Gastrin)

A. Holst und T. Fröhlich beschreiben eine durch Kochkost hervorgerufene Krankheit beim Meerschweinchen, die mit dem Säuglingsskorbut identisch ist

K. Landsteiner (1868–1943) und V. Mucha (1877–1919) beschreiben die Dunkelfelduntersuchung der Syphilisspirochäten

A. Fraenkel (1864–1938) entdeckt die starke Herzwirksamkeit intravenöser Strophanthingaben

J. Bordet (1870–1961) und O. Gengou (1875–1957) entdecken den Keuchhustenerreger

Cl. v. Pirquet (1874–1929) führt den Begriff „Allergie" ein

F. Volhard (1872–1950) erkennt die Beziehungen zwischen Hypertonie und Nierenerkrankungen

1907

E. Lexer (1867–1937) verwendet die Vena saphena magna als Arterienersatz

Ch. L. A. Laveran (1845–1922) erhält den Nobelpreis für Medizin für seine Arbeiten über Protozoen als Krankheitserreger

Cl. v. Pirquet (1874–1929) beschreibt die kutane Tuberkulinreaktion

A. O. R. Windaus (1876–1959) synthetisiert Histamin

1908

Sir E. Rutherford (1871–1937) erhält den Nobelpreis für Chemie für seine Forschungen auf dem Gebiet der Radioaktivität

I. Metschnikow (1845–1916) und P. Ehrlich (1854–1915) erhalten den Nobelpreis für Medizin für ihre Immunitätsforschungen

H. Piper (1877–1915) stellt die Nervenleitgeschwindigkeit beim Menschen mit 120 m/sec. fest

Laignel-Lavastine prägt den Begriff der „psychiatrie endocrinienne"

1909

Th. Kocher (1841–1917) erhält den Nobelpreis für Medizin für seine Arbeiten über die Erkrankungen der Schilddrüse

Ch. Nicolle (1866–1936) erbringt den Nachweis der Übertragung des Flecktyphus durch Kleiderläuse

S. P. L. Sörensen (1868–1939) führt die pH-Wert-Messung ein

E. Abderhalden (1877–1950) entdeckt die Abwehrfermente, auf deren Nachweis u. a. die Schwangerschaftsreaktionen beruhen (Abderhaldensche Reaktion)

H. Eppinger (1879–1946) prägt den Begriff der Vago- und Sympathikotonie

1910

A. Kossel (1853–1927) erhält den Nobelpreis für Medizin für seine

Forschungen über die Chemie von Zelle und Zellkern

E. Steinach (1861–1944) und Harms erforschen die innersekretorische Funktion der Geschlechtsdrüsen

H. T. Ricketts (1871–1910) entdeckt den Fleckfiebererreger (Rickettsia prowazeki) und die Übertragung durch Kleiderläuse (seine Ergebnisse werden 1913 von Prowazek bestätigt)

Die Internationale Psychoanalytische Vereinigung wird gegründet

Paul Ehrlich (1854–1915) und S. Hata (1873–1938) führen Salvarsan als Syphilisheilmittel in die Therapie ein

1911

C. Ramstedt (1867–1963) beschreibt die Pyloromyotomie als Verfahren zur Behandlung des Magenpförtnerkrampfes bei Säuglingen

C. Funk (1884–1967) und Terruchi schlagen den Namen „Vitamine" vor. Identifizierung des Anti-Beriberi-Vitamins

A. Gullstrand (1862–1930) erhält den Nobelpreis für Medizin für Forschungen in der Augenheilkunde

E. Frank (1884–1957) prägt den Begriff „essentielle Hypertonie"

1912

Kausch führt erstmals Duodenopankreatektomien durch

Rosenstein beschreibt portokavale Anastomosen

A. Carrel (1873–1944) erhält den Nobelpreis für Medizin für seine Arbeiten über Organtransplantationen und die Einführung einer brauchbaren Gefäßnaht

K. Bonhoeffer (1868–1948) beschreibt die „symptomatischen Psychosen", denen die „endogenen", d. h. aus der Veranlagung entspringenden, gegenüberstehen

W. Küster (1863–1923) klärt die Struktur des Blutfarbstoffes Hämin auf

H. Cushing (1869–1939) beschreibt das nach ihm benannte Syndrom (primärer oder sekundärer Hyperadrenokortizismus)

Zwischen C. G. Jung und S. Freud kommt es zum Bruch

Phenobarbital (Luminal) wird erstmals wegen seiner krampflösenden Wirkung bei epileptischen Anfällen eingesetzt

1913

Ch. R. Richet (1850–1935) erhält den Nobelpreis für Medizin für die Entdeckung der Anaphylaxie

C. B. Bridges (1889–1938) entdeckt die Geschlechtsvererbung durch Geschlechtschromosomen

E. Fischer (1874–1967) erbringt den Nachweis, daß Rassenmerkmale sich nach den Mendelschen Regeln vererben

St. von Prowazek (1875–1915) liefert bahnbrechende Arbeiten über die Erreger der Pocken und anderer Infektionskrankheiten

R. Lériche (1879–1955) entwickelt die periarterielle Sympathektomie

J. B. Watson (1878–1958) prägt den klassischen Behaviorismus

Eisenberg zeigt die antimikrobielle Wirksamkeit von Chrysoidin und Pyridium in vitro (Grundlage der Sulfonamidchemie) auf

1914

R. Bárány (1876–1936) erhält den Nobelpreis für Medizin für seine Arbeiten zur Physiologie und Pathologie des Bogengang-Apparates beim Menschen

E. C. Kendall (1886–1972) isoliert Thyroxin, das Hormon der Schilddrüse, aus den Schilddrüsen von Schlachttieren

M. Simmonds (1855–1925) berichtet über die von der Hypophyse ausgehende Kachexie (Simmondsche Krankheit)

Ponndorf gibt das nach ihm benannte Tuberkulose-„Impfverfahren" mit Alttuberkulin bekannt

H. Dale (1875–1968) entdeckt, daß sich die Effekte des Neurotransmitters Azetylcholin in muskarinartige und nikotinartige unterteilen lassen. Seitdem beschäftigt man sich mit den Muskarin-Rezeptoren und therapeutischen Konzepten zu Muskarin-Agonisten und -Antagonisten

1916

F. Sauerbruch (1875– 1951) konstruiert bewegliche Prothesen

Jonescu führt erstmalig Sympathikusoperationen bei Angina pectoris durch

A. Carrel (1873–1944) erfindet die Methode, Blutgefäße und Organe außerhalb des Körpers in geeigneter Flüssigkeit zur späteren Verwendung zu konservieren

McLean entdeckt das Heparin, ein Polysaccharid mit blutgerinnungsverzögernden Eigenschaften

1917

J. Wagner von Jauregg (1857–1940) führt die Behandlung der syphilitischen Paralyse durch Malariamittel ein (Heilfieber)

O. Dressel, Kothe und Röhl entwickeln Germanin (Mittel gegen die Schlafkrankheit)

1918

A. Adler (1870–1937) veröffentlicht, nach Bruch (1911) mit der psychoanalytischen Schule Freuds, erste Arbeiten zur Praxis und Theorie der Individualpsychologie

R. S. Fahraeus (*1888) beschreibt die Blutkörperchensenkungsgeschwindigkeit (von Westergren verbessert) als diagnostisches Mittel

1919

J. Bordet (1870–1961) erhält den Nobelpreis für Medizin für die Anwendung von Komplementbindungsreaktionen zur serologischen Diagnose

K. Huldschinsky entdeckt die Vitamin-D-Bildung durch Sonnenbestrahlung

C. (1875–1962) und O. Vogt (1870–1959) vertreten die Auffassung, daß den psychischen Funktionen auch bei Psychosen bestimmte Hirngebiete zugeordnet sind

1920

S. A. Krogh (1874–1949) erhält den Nobelpreis für Medizin für seine Arbeiten über den Gaswechsel bei der Atmung und die Physiologie der Kapillaren

E. Steinach (1861–1944) veröffentlicht Hauptwerk: „Verjüngung durch experimentelle Neubelebung der alternden Pubertätsdrüse"

E. Stern (1889–1959) und Wiegmann entwerfen Methoden zur Intelligenzprüfung

1921

R. Jedlicka propagiert in Prag die „innere Drainage" von Pankreaszysten

E. Kretschmer (1888–1964) veröffentlicht Studien zur Typengliederung und menschlichen Konstitution

Th. H. Morgan (1866–1945) veröffentlicht sein Hauptwerk: „Stoffliche Grundlagen der Vererbung"; eine Zusammenfassung der auf Chromosomenforschung beruhenden Genetik

O. Loewi (1873–1961) beweist den chemischen Übertragungsmechanismus der Nervenimpulse

F. Banting (1891–1941), J. J. R. Macleod (1876–1935) und Ch. H. Best (1899–1978) stellen Insulin in gereinigtem Zustand dar (erste Versuche 1900 von Soboleff und 1908 von Zulzer)

1922

A. V. Hill (1886–1977) und O. F. Meyerhof (1884–1951) erhalten den Nobelpreis für Medizin für ihre physiologisch-chemischen Muskeluntersuchungen (energetische Vorgänge bei der Muskelzusammenziehung)

E. A. Evans entdeckt das Antisterilitätsvitamin E

Novalgin wird als Analgetikum in die Therapie eingeführt

1923

F. G. Banting (1891–1941) und J. J. R. Macleod (1876–1935) erhalten den Nobelpreis für Medizin für die Erforschung des Insulins

Th. H. Morgan (1866–1945), A. H. Sturtevant (1891–1970), C. B. Bridges (1889–1938) und H. J. Muller (1890–1967) stellen Chromosomen-Theorie der Vererbung auf

O. H. Warburg (1883–1970) erforscht 1923–1924 die Zellatmung

E. A. Doisy (*1893) entwickelt mit E. Allen (1892–1943) den Allen-Doisy-Brunsttest zur Bestimmung weiblicher Geschlechtshormone im Urin

O. Loewi (1873–1961) weist nach, daß nach einer Vagusreizung des Herzens Azetylcholin abgesondert wird

E. Cutler und S. A. Levine erweitern eine narbig verengte Herzklappe

S. Voronoff (1866–1951) unternimmt Verjüngungsversuche, bei denen er Affenhoden einpflanzte

1924

W. Einthoven (1860–1927) erhält den Nobelpreis für Medizin für seine Untersuchung der Herzaktionsströme

O. H. Warburg (1883–1970) gelingt es, die Wirkgruppen („Cofermente") einiger Enzyme chemisch aufzuklären und rein darzustellen

1925

Der 1. Internationale Radiologenkongreß findet in London statt

J. B. Collip (1892–1965) weist die hormonale Wirkung von Nebenschilddrüsen-Extrakten nach (Parathormon)

1926

J. A. G. Fibiger (1867–1928) erhält den Nobelpreis für Medizin für die Entdeckung des Spiroptera-Karzinoms

J. J. Abel (1857–1938) stellt Insulin rein dar und klärt dessen chemischen Bau teilweise auf

A. C. Downing, R. W. Gerard und A. V. Hill (1886–1977) stellen Wärmeerzeugung in erregten Nerven fest

O. Foerster (1873–1941) weist den Gehirnfunktionen bestimmte Gehirngebiete zu. Seine Lokalisationstheorie wurde eine wichtige Grundlage der Neurologie

B. C. P. Jansen und W. F. Donath gelingt es, Vitamin B$_1$ (Aneurin) kristallin darzustellen

J. B. Sumner (1887–1955) gelingt die Reindarstellung des Enzyms Urease in kristallisierter Form

Fr. von Wettstein (1895–1945) findet Erbfaktoren im Plasma

P. E. Smith zeigt, daß die Hypophysektomie regelmäßig eine Atrophie der Nebennieren nach sich zieht

1927

J. Wagner von Jauregg (1857–1940) erhält den Nobelpreis für Medizin für die Therapie der Paralyse mit Malariamitteln

Einführung der prophylaktischen Tuberkulose-Schutzimpfung mit BCG (Bacillus-Calmette-Guérin)

H. J. Muller (1890–1967) begründet die Strahlengenetik. Muller gelingt die Erzeugung von künstlichen Mutationen bei Bestrahlung der Versuchstiere (Drosophila) mit Röntgenstrahlen

O. Nägeli (1871–1938) erstellt die „Allgemeine Konstitutionslehre"

G. Ramon (1886–1963) entwickelt eine aktive Schutzimpfung gegen Wundstarrkrampf

Gründung der Deutschen Gesellschaft für Rheumabekämpfung

A. C. Egas-Moniz (1874–1955) entwickelt die zerebrale Angiographie zur Diagnostik von Gehirnkrankheiten

S. S. Aschheim (1878–1965) und B. Zondek (1891–1966) erarbeiten eine Schwangerschaftsreaktion (Aschheim-Zondeksche Reaktion)

M. Heidegger (1889–1976) veröffentlicht „Sein und Zeit"

P. E. Smith und Engle zeigen, daß die Aktivität der Gonaden vom Hypophysenvorderlappen gesteuert wird

C. R. Harington und G. Barger synthetisieren das Schilddrüsenhormon Thyroxin

K. Landé beschreibt erste Erfahrungen mit Goldsalzen bei verschiedenen Polyarthritisformen

1928

A. O. R. Windaus (1876–1959) erhält den Nobelpreis für Chemie für seine Vitamin-D-Forschungen

Ch. J. H. Nicolle (1866–1936) erhält den Nobelpreis für Medizin für seine Typhusforschung (Nachweis der Übertragung des Flecktyphus durch Läuse)

K. H. Bauer (1890–1978) stellt die „Mutationstheorie der Geschwulstentstehung" auf

Fr. von Wettstein (1895–1945) veröffentlicht seine Arbeiten über

Morphologie und Physiologie des Formenwechsels der Moose auf genetischer Grundlage; über plasmatische Vererbung und das Zusammenwirken von Genen und Plasma

W. Forßmann (1904–1979) führt die Herzkatheterisierung an sich selbst aus. A. F. Cournand und D. W. Richards bauen die Technik aus (Nobelpreis für Medizin, 1956)

Sir A. Fleming (1881–1955) beschreibt die Hemmung von Bakterienwachstum durch Penicillium notatum

C. G. Jung veröffentlicht sein bahnbrechendes Buch „Die Beziehungen zwischen dem Ich und dem Unbewußten"

A. von Szent-Györgyi (*1893) gelingt die Gewinnung und Identifizierung des Vitamin C aus Paprika

1929

H. C. F. Dam (1895–1976) entdeckt das Vitamin K

A. Harden (1865–1940) und H. K. A. S. von Euler-Chelpin (1873–1964) erhalten den Nobelpreis für Chemie für ihre Fermentforschungen

Ch. Eijkman (1858–1930) und Sir F. G. Hopkins (1861–1947) erhalten den Nobelpreis für Medizin für ihre Vitaminforschungsarbeiten

H. Berger (1873–1941) entdeckt das Hirnstrombild oder Elektroenzephalogramm

E. A. Doisy (*1893) und A. F. Butenandt (*1903) isolieren unabhängig voneinander das Follikel-Hormon Östron

Stricker und Grueter entdecken Prolactin, das die Milchsekretion auslösende Hypophysenvorderlappenhormon

1930

H. Fischer (1881–1945) erhält den Nobelpreis für Chemie für seine Blut- und Blattfarbstofforschung und die Synthese des Hämins

K. Landsteiner (1868–1943) erhält den Nobelpreis für Medizin für die Entdeckung der Hauptgruppen des Blutes

J. H. Northrop (*1891) stellt die Enzyme Pepsin und Trypsin in kristallierter, reiner Form dar. Nobelpreis für Chemie 1946, zusammen mit J. B. Sumner (1887–1955) und W. M. Stanley (1904–1971)

Einführung von Campolon zur Therapie der perniziösen Anämie anstelle von Rohleber. Vorangegangen waren die Versuche von Minot, Murphy und Whipple mit roher Leber (Whipple hatte seit den 20er Jahren bemerkt, daß Aderlaßgeschwächte sich nach Rohleber-Therapie rasch erholen)

M. Theiler (1899–1972) entwickelt die Serum-Schutzimpfung gegen das Gelbfiebervirus

Rowntree und Greene behandeln einen Patienten mit M. Addison erfolgreich mit einem Nebennierenextrakt

Leake führt den Vinyläther zur Narkose ein

Heidelberger und Pederson ordnen Antikörper nach ihrem Molekulargewicht in IgM und IgG

1931

Erste operative Entfernung eines kranken Lungenflügels durch R. N. Nissen (1896–1981)

O. H. Warburg (1883–1970) erhält den Nobelpreis für Medizin für die Erforschung des Atmungsfermentes

A. F. Butenandt (*1903) gelingt die Reindarstellung des Androsterons

P. Karrer (1889–1971), H. K. A. S. von Euler-Chelpin (1873–1964) und R. Kuhn (1900–1967) klären den chemischen Aufbau des Vitamin A

A. O. R. Windaus (1876–1959) entdeckt, daß das Ergosterin als „Provitamin" durch Ultraviolettbestrahlung in das antirachitische Vitamin D umgewandelt wird

M. Knoll, E. A. F. Ruska (*1906) und H. Ruska (*1908) entwickeln 1931–1938 das Elektronenmikroskop

1932

Transurethrale Resektionsverfahren der Prostata setzen sich in der Klinik durch

G. Domagk (1895–1964) setzt das Sulfonamid Prontosil erfolgreich gegen Streptokokkeninfektionen bei Mäusen ein

H. Weese (*1897) setzt Hexobarbital (Evipan) zur intravenösen Narkose ein

J. H. Schultz (1884–1970) veröffentlicht sein Buch „Das autogene Training"

Sir Ch. S. Sherrington (1857–1952) und E. D. Adrian (1889–1977) erhalten den Nobelpreis für Medizin für ihre Erkenntnisse in der Neuronenforschung

A. O. R. Windaus (1876–1959) und Bourdillon stellen das Vitamin D_2 in kristalliner Form dar

F. Kögl (*1897) isoliert das Vitamin H (Biotin – Wuchsstoff der Hefe)

B. von Borries (1905–1956) und E. A. F. Ruska (*1906) konstruieren ein Elektronenübermikroskop

H. Cushing (1869–1939) beschreibt das basophile Adenom der Hypophyse

R. J. Anderson (*1879) und J. B. Collip (1892–1965) beschreiben das Thyreotropin (TSH – Thyroid Stimulating Hormone)

F. Zernike (1888–1966) erfindet das Phasenkontrastmikroskop, das erstmals die Beobachtung farbloser, durchsichtiger Mikroorganismen in lebendem Zustand ermöglicht (Nobelpreis für Physik, 1953)

W. Kikuth (1896–1968) führt Atebrin, ein wirkungsvolles Chininersatzmittel, in die Therapie ein

1933

Resektion der Cardia und Ösophago-Gastrostomie durch Ohsawa und unabhängig von ihm durch Seou

Th. H. Morgan (1866–1945) erhält für den Aufbau der modernen Genetik den Nobelpreis

A. Stoll (*1887) und Mitarbeiter isolieren aus Digitalis lanata die Lanatoside A, B und C

Die Megavolttherapie wird erstmals angewandt

K. Koffka (1886–1941) begründet mit M. Wertheimer (1880–1943) und W. Köhler (1887–1967) die Gestaltpsychologie

H. S. C. Sjögren beschreibt das nach ihm benannte Syndrom (entzündl. degen. Drüsenerkrankung mit chron. Polyarthritis)

T. Reichstein (*1897) und W. N. Haworth (1883–1950) stellen Vitamin C künstlich her

1934

G. R. Minot (1885–1950), W. P. Murphy (*1892) und G. H. Whipple (1878–1976) erhalten den Nobelpreis für Medizin für ihr Heilverfahren gegen perniziöse Anämie

A. F. Butenandt, Allen, Wintersteiner, Slotta, A. von Wettstein, Hartmann stellen das Gelbkörperhormon (Progesteron) rein dar

Ph. Drenker und W. Collins erfinden die Eiserne Lunge

Meduna führt den Cardiazolkrampf zur Behandlung bei Schizophrenie ein

Resochin wird erstmals zur Therapie und Prophylaxe von Malaria eingesetzt

1935

R. Kuhn, A. von Szent-Györgyi und J. Wagner von Jauregg stellen Vitamin B_2 (Lactoflavin) in kristalliner Form rein dar

Die Lobotomie nach A. C. Egas-Moniz (1874–1955) und A. Lima begründet die Psychochirurgie

Die orthopädische Chirurgie gewinnt zunehmend an Bedeutung, vor allem die Osteosynthese

Die Herzchirurgie beginnt in den Blickpunkt der Medizin zu rücken

G. Domagk (1895–1964) führt Prontosil als 1. Sulfonamid in die Therapie ein

G. Henning stellt die Adenylsäure her

E. C. Kendall (1886–1972) und T. Reichstein (*1897) analysieren und identifizieren unabhängig voneinander Cortison, ein Hormon der Nebennierenrinde

H. Fischer (1881–1945) klärt die Konstitution des Chlorophylls

E. Laqueur (1880–1947) isoliert Testosteron aus Stierhoden

Sakel verwendet den Insulinschock zur Therapie der Schizophrenie

E. Schliephake (*1894) führt die Ultraschalltherapie ein

R. R. Williams (*1886) und A. O. R. Windaus (1876–1959) klären den chemischen Aufbau von Vitamin B$_1$

W. M. Stanley (1904–1971) beschreibt die Tabak-Mosaik-Krankheit (D. J. Ivanovsky, 1864–1920) als Viruserkrankung

H. Spemann (1869–1941) erhält den Nobelpreis für Medizin für die Entdeckung des Organisator-Effekts im embryonalen Entwicklungsstadium

1936

Sir H. H. Dale (1875–1968) und O. Loewi (1873–1961) erhalten den Nobelpreis für Medizin für Forschungen über den Chemismus der Nervenleitung

Künstliche Darstellung des Anti-Beriberi-Vitamins B$_1$ durch R. R. Williams (*1886) und Mitarbeiter, Sir A. R. Todd (*1907) und F. Bergel, H. Andersag und K. Westphal sowie R. Grewe (*1910)

Evans und Mitarbeiter isolieren das ICSH (Interstitielle Zellen stimulierendes Hormon)

Wegener beschreibt die disseminierte Vaskulitis der kleinen Gefäße

1937

P. Karrer (1889–1971) erhält den Nobelpreis für Chemie für die Isolierung, Strukturaufklärung und Synthese von Vitaminen (A, K, B$_2$, E) – zusammen mit Sir W. N. Haworth (1883–1950)

A. von Szent-Györgyi erhält den Nobelpreis für Medizin für Vitamin- und Ferment-Forschungen

A. L. Hodgkin (*1914) weist elektrische Grundvorgänge bei der Nervenleitung nach

U. Cerletti (1877–1963) und L. Bini entwickeln den Elektrokrampf zur Behandlung der Schizophrenie und des manisch-depressiven Irreseins

T. Reichstein isoliert das Nebennierenrinden-Hormon Desoxycorticosteronacetat (Doca)

1938

R. Kuhn (1900–1967) erhält den Nobelpreis für Chemie und für seine Carotinoid- und Vitaminarbeiten

C. J. F. Heymans (1892–1968) erhält den Nobelpreis für Medizin für seine Entdeckung der Bedeutung des Carotis-Sinus-Reflexes zur Regulierung des Blutdruckes

W. R. Heß (1881–1973) erkennt das Zwischenhirn als lebenswichtiges Regulationszentrum für Kreislauf und Atmung

W. Hohlweg und H. N. Inhoffen (*1906) synthetisieren Ovulationshemmer (Grundlage der „Anti-Baby-Pille")

Dodds stellt das erste synthetische Östrogen her, das Stilböstrol

H. H. Turner und O. Ulbrich beschreiben das nach ihnen benannte Krankheitsbild (Chromosomen-Aberration)

1939

A. F. J. Butenandt erhält (zusammen mit L. Ružička [*1887]) den Nobelpreis für Chemie für seine Forschungen über Sexualhormone

G. Domagk (1895–1964) erhält den Nobelpreis für Medizin für die Einführung der Sulfonamide zur Chemotherapie bakterieller Infektionen

Tod von S. Freud

M. Simmonds (1855–1925) beschreibt die nach ihm oder auch als Sheehan-Syndrom bezeichnete Krankheit, die auf Funktionsausfall der Hirnanhangdrüse und dadurch bewirkte Fehlsteuerung des Hormonhaushaltes beruht

1940

G. Küntscher (1900–1972) erfindet die intramedulläre Stabilisierung durch Marknagelung

K. Landsteiner (1868–1943) und A. S. Wiener (1907–1976) entdecken den Rhesus-Faktor im menschlichen Blut und seine Bedeutung. Erythroblastosis fetalis wird als Rhesus-Inkompatibilität erkannt

S. A. Waksman (1888–1973) und Woodruff entdecken das Antibiotikum Aktinomycin A

1941

G. H. Faget behandelt Lepra erfolgreich mit Promin und anderen Sulfonen

A. Kühn (1885–1968) gelingt die Aufklärung der biochemischen Wirkungsweise einiger Erbfaktoren bei der Mehlmotte (Phänogenetik)

Einführung des Phasenkontrastmikroskops in die Diagnostik

1942

Sir H. W. Florey (1898–1968) und E. B. Chain (1906–1979) erforschen die therapeutischen Möglichkeiten des Penicillins

F. Kögl (*1897) klärt den Vitamin-H-Aufbau auf (Biotin)

H. R. Griffith und G. N. Johnson führen Curare in die Narkosetechnik ein (1856 von Cl. Bernard in seiner Wirkung erkannt)

C. H. Li (*1913) und Sayers isolieren das ACTH (Corticotropin) aus der Hypophyse von Schafen

C. R. Rogers (*1902) begründet und entwickelt die nichtdirektive Psychotherapie

H. F. Klinefelter (*1912), K. Reifenstein und F. A. Albright (*1900) beschreiben das Klinefelter-Syndrom (Störung der Geschlechtskonstitution des Mannes)

C. L. Hull (1884–1952) veröffentlicht „Principles of behavior". Erster konsequenter Versuch, aus einem System allgemeiner Annahmen empirisch überprüfbare und quantitativ zu definierende Aussagen abzuleiten

1943

H. C. F. Dam (1895–1976) und E. A. Doisy (*1893) erhalten den Nobelpreis für Medizin für die Entdeckung und Erforschung des Vitamin K

G. N. Papanicolaou (1883–1962) führt die Zellabstrichmethode zur Früherkennung des Gebärmutterkrebses ein

A. W. K. Tiselius (1902–1971) macht das Polio-Virus im Elektronenmikroskop sichtbar (Nobelpreis für Chemie 1948)

Die Wirksamkeit von Stickstoff-Lost als Zytostatikum zur Behandlung von Leukämie wird entdeckt

1944

Die Moorsche Endoprothese wird bei der posttraumatischen Hüftkopfnekrose eingesetzt

A. Blalock führt die Anastomose der Arteria subclavia mit der Arteria pulmonalis an einem „blauen Baby" durch

J. Erlanger (1874–1965) und H. S. Gasser (1888–1963) erhalten den Nobelpreis für Medizin für die Entdeckung von drei verschiedenen Nervenfasertypen in den Nervensträngen

O. T. Avery (1877–1955), C. Macleod und M. McCarty übertragen Erbfaktoren bei Bakterien mittels Zellextrakten. Die Desoxyribonukleinsäure wird als Mittelpunkt der den Lebensprozeß beherrschenden Mächte erkannt

V. Bush entwickelt Ultraschall- und elektrooptische Lesegeräte für Blinde

S. A. Waksman (1888–1973) und A. Schatz entdecken das Antibiotikum Streptomycin

1945

Sir A. Fleming (1881–1955), Sir H. W. Florey (1898–1968) und E. B. Chain (1906–1979) erhalten den Nobelpreis für Medizin für die Erforschung des Penicillins

Beginn der Bekämpfung der Malaria-Mücke durch DDT

P. Holtz (1902–1970), Credner und Kronenberg beschreiben das Noradrenalin als Hormon des Nebennierenmarks und Überträgersubstanz des sympathischen Nervensystems

C. H. Li und Evans isolieren Somatotropin, das Wachstumshormon des Hypophysenvorderlappens

W. J. Kolff entwickelt ein Gerät zur Nierendialyse

1946

J. und R. Judet ersetzen den Hüftkopf durch eine pilzförmige Prothese aus Kunstharz (Polymethylakrylat)

Thymin und Folsäure werden zur Behandlung der perniziösen Anämie in die Therapie eingeführt

H. J. Muller (1890–1967) erhält den Nobelpreis für Medizin für seine Arbeiten über künstliche Mutationen bei der Taufliege durch Röntgenbestrahlung

1947

Sir R. Robinson (1886–1975) erhält den Nobelpreis für Chemie für seine Arbeiten über pflanzliche Alkaloide und Blütenfarbstoffe

C. F. Cori (*1896) und G. T. Cori (1896–1957) und B. A. Houssay (1887–1971) erhalten den Nobelpreis für Medizin für die Erforschung der Glykogen-Katalyse im Muskel

J. F. Arens und D. A. van Dorp stellen Vitamin A künstlich her

M. Bürger (1885–1966) begründet die moderne Geriatrie

Ehrlich und Mitarbeiter entdecken das Chloramphenicol, das spezifisch gegen Typhus wirkt

1948

Ch. Ph. Bailey et al. führen die von Souttar 1925 beschriebene Sprengung der Mitralklappe routinemäßig durch

P. H. Müller (1899–1965) erhält den Nobelpreis für Medizin für die Entdeckung der Wirkung des Insektengiftes DDT

Ph. S. Hench (1896–1965) und E. C. Kendall (1886–1972) setzen Cortison zur Therapie rheumatischer Erkrankungen ein

Rickes (Merck, USA) und E. L. Smith (Glaxo, G. B.) isolieren Vitamin B$_{12}$ aus Leberextrakten

Das Antibiotikum Aureomycin (Lederle, USA) wird isoliert

1949

W. R. Heß (1881–1973) erhält für seine Zwischenhirnforschung und A. C. Egas-Moniz (1874–1955) für seine Arbeiten auf dem Gebiet der Hirnchirurgie den Nobelpreis für Medizin

Das Betatron wird zur gezielten Bestrahlung von bösartigen Geschwülsten eingesetzt

Die Sichelzellanämie wird als rezessive Erbkrankheit erkannt, die nur im homozygoten Zustand auftritt

Eisen und Karush weisen nach, daß jeder Antikörper zwei Bindungsstellen für Haptene besitzt

1950

T. Reichstein (*1897), E. C. Kendall (1886–1972) und Ph. S. Hench (1896–1965) erhalten den Nobelpreis für Medizin für die Erforschung von ACTH und Cortison

E. v. Holst (1908–1962) und H. Mittelstaedt entdecken das Reafferensprinzip in der Wahrnehmungslehre (Erklärungsprinzip für die Regelungsvorgänge zwischen den Sinnesorganen und den Bewegungsvorgängen)

Die vorbeugende Fluorbehandlung gegen Zahnfäule wird eingeführt

Das Antibiotikum Terramycin (Pfizer, USA) wird isoliert

Grünberg und Schnitzer erkennen die antituberkulöse Wirkung des Isoniazids (Isonikotinsäurehydrazid)

1951

M. Theiler (1899–1972) erhält den Nobelpreis für Medizin für die Entwicklung der Gelbfieber-Vakzine

J. André-Thomas entwickelt eine Herz-Lungen-Maschine für Operationen am blutleeren Herzen

H. M. Laborit (*1914) schafft durch vegetative Blockade die Möglichkeit, ohne Narkose zu operieren. Er gilt seither als Vater des „künstlichen Winterschlafs"

Beginn der „Pharmakopsychiatrie" (Beeinflußbarkeit menschlichen Seelenlebens mit Medikamenten, z. B. durch Narkotika und Weckamine)

Die Diphtherie befindet sich in Europa im raschen Rückgang (1947 – 183 000, 1951 – 69 000 Erkrankte)

Makino benutzt hypotone Lösungen zur besseren Darstellung der Chromosomen

Bergmann und Scharrer beschreiben hypothalamische Kerne als Ursprung der Hypophysenhinterlappenhormone

Hallas-Møller erprobt klinisch die Lente-, Ultralente- und Semilente-Zink-Insulin-Suspension

Einführung des Phenothiazins zur Hibernonarkose

1952

Bei Zellkernfärbungen wurde versehentlich verdünnte Salzsäure benutzt, die zur Aufquellung der Kerne führte; somit gelang es zufällig, die Chromosomen abzutrennen, zu zählen. Besonders geeignet zu solchen Färbungen sind Zellen der Hodentubuli, aber auch der Haut und des Blutes. Man kann die Teilungsvorgänge mit Hühnerembryonenextrakt anreichern, mit Colchizin abbremsen. Als Färbung benutzt man Orcein und Unna-Blau. Die Tatsache, daß bei den 23 Paaren sich zwei männliche nicht der paarweisen Ordnung fügen, wurde bei der damaligen Diskussion der Forschungsergebnisse zunächst für bedeutungslos gehalten

S. A. Waksman (1888–1973) erhält den Nobelpreis für Medizin für die Mitentdeckung des Streptomycins

J. Delay (*1907) und P. Deniker behandeln psychische Störungen mit Chlorpromazin (Begründung der Psychopharmakologie)

Die intravenöse Cholangiographie wird als diagnostisches Verfahren eingeführt

J. M. Müller, E. Schittler und H. J. Bein entdecken in Rauwolfia serpentina das Alkaloid Reserpin (Neuroleptikum, Antihypertonikum)

1953

J. Gibbon setzt in Philadelphia erstmals eine von ihm und seiner Frau entwickelte Herz-Lungen-Maschine ein

F. A. Lipmann (*1899) und Sir H. A. Krebs (1900–1981) erhalten den Nobelpreis für Medizin für Arbeiten über Atmungsfermente und Auffindung des Zitronensäurezyklus

Seldinger punktiert Gefäße zur Angiographie

Kinmouth arbeitet die Technik der Lymphographie aus

D. Fraser und R. C. Williams machen im Elektronenmikroskop Nukleinsäurefäden der Bakteriophagen sichtbar

A. Krieg weist Bakterienzellkerne im Fluoreszenzmikroskop nach

F. Sanger (*1918) klärt die Struktur des Insulins auf

V. du Vigneaud (1901–1978) und Mitarbeiter analysieren und synthetisieren Oxytocin und Vasopressin

J. D. Watson (*1928) und F. H. Crick (*1916) bauen ein doppelspiraliges Strukturmodell der Desoxyribonukleinsäure (DNS)

1954

J. F. Enders (*1897), Th. H. Weller (*1915) und F. C. Robbins (*1916) erhalten den Nobelpreis für Medizin für die systematische Polioviruszüchtung außerhalb des Tierkörpers

G. Pincus (1903–1967) und J. Rock (1890–1984) entdecken, daß die vermehrte Erzeugung von Progesteron während der Schwangerschaft den Eisprung verhindert. Grundlage der Anti-Baby-Pille (Einführung in den USA ab 1960, in der Bundesrepublik Deutschland ab 1962)

W. Schröck-Vietor und Streil führen die Siebbestrahlung in die Röntgentherapie ein (dadurch größere Dosen möglich)

Perloff und Mitarbeiter beschreiben einen durch Hunger verursachten Hypopituitarismus

J. Dausset (*1916) veröffentlicht erste Berichte über die Alloantigene als „Produkt eines polymorphen genetischen Systems" (wichtig für die Verträglichkeit von Gewebe- und Organtransplantaten)

Die erste Nierentransplantation mit bleibendem Erfolg wird in Boston, USA, durchgeführt

1955

Einführung der Salk-Impfung (J. E. Salk, *1914) gegen Polio in den USA

J. Schmidlin, G. Anner (*1917), J. R. Billeter und A. von Wettstein (*1907) synthetisieren das Nebennierenrinden-Hormon Aldosteron

C. E. Schwerdt und F. I. Schaffer stellen den Poliovirus in kristalliner Form dar (erste Kristallisierung eines tierischen Virus)

Sir A. R. Todd (*1907) klärt die Vitamin B_{12}-Struktur auf

Fruchtwasseruntersuchungen zur Früherkennung embryonaler Schäden werden Routinemethode

Marchi und Mitarbeiter unterbinden die Mammaria interna bei Angina pectoris

R. M. Zollinger und E. H. Ellison beschreiben das Syndrom, dem ein Gastrinom zugrunde liegt

A. H. Th. Theorell (*1903) erhält den Nobelpreis für Medizin für Untersuchungen über Chemie und Wirkungsweise von Enzymen

Erste Berichte über den Corticotropin Releasing Factor (CRF) werden veröffentlicht

V. du Vigneaud (1901–1978) erhält den Nobelpreis für Chemie für die Erforschung der Hypophysenhinterlappenhormone Oxytocin und Vasopressin

E. S. Bücherl entwickelt eine Herz-Lungen-Maschine zur Aufrechterhaltung eines künstlichen Kreislaufs bei Operationen

1956

W. Forßmann (1904–1979), A. F. Cournand (*1895) und D. W. Richards (1895–1973) erhalten den Nobelpreis für Medizin für die Entwicklung der Herzkatheteruntersuchung

H. Fraenkel-Conrat und B. Singer zerlegen Viren in Eiweiß- und Nukleinsäure-Komponenten bzw. setzen sie wieder zu einer aktiven Einheit zusammen

Sulfonyl-Harnstoff-Verbindungen werden zur oralen Diabetes-mellitus-Therapie eingeführt

Conn beschreibt den primären Aldosteronismus

J. H. Tjio und A. Levan erarbeiten eine Chromosomen-Präparationsmethode

1957

Sir A. R. Todd (*1907) erhält den Nobelpreis für Chemie für die Analyse der Nukleotide und die Erforschung des Vitamin B_{12}

D. Bovet (*1907) erhält den Nobelpreis für Medizin für die Erforschung des Pfeilgiftes Curare und von synthetischen curareähnlich wirkenden Stoffen als Narkotikum und Heilmittel

W. Dement und A. Kleitmann stellen Beziehung zwischen Augenbewegungen während des Schlafes und Traumaktivität fest

J. C. Sheehan gelingt die Synthese von Penicillin V

Armstrong entdeckt, daß Vanillinmandelsäure ein Metabolit der Katecholamine ist

H. Selye (1907–1984) begründet die Lehre vom Streß und Adaptationssyndrom als zusammenhängende hormonale Leistung des Hypophysenvorderlappens und der Nebennierenrinde

A. Isaacs (1921–1967) und J. E. Lindenmann (*1924) entdecken im menschlichen Organismus Interferon, eine Substanz, die den Organismus vor Virusinfektionen zu schützen vermag

1958

J. Dausset entdeckt das Human Lymphocytic Antigen System (HLA), die Grundlage von Abstoßungsreaktionen bei transplantierten Organen

Der erste Internationale Kongreß für Neuropsychopharmakologie findet in Rom statt

F. Sanger (*1918) erhält den Nobelpreis für Chemie für die Strukturanalyse des Insulins

A. Gierer und G. Schramm beweisen, daß Virusnukleinsäure (ohne Eiweiß) infektiös ist

G. Mathé behandelt strahlengeschädigte Patienten erfolgreich mit fremden menschlichen Knochenmarkszellen

M. Shiner führt die Biopsiesonde ein

N. Brock und H. Arnold synthetisieren und erkennen die Wirksamkeit von Cyclophosphamid als Zytostatikum aus der Gruppe der Alkylantien

J. Lederberg (*1925), G. Beadle (*1903) und E. L. Tatum (*1909) erhalten den Nobelpreis für Medizin für ihre Arbeiten über künstliche Einführung fremder Gene in die Bakterienkörper und die dadurch bedingte Veränderung der Erbmasse

1959

Müller, Allgöwer und Willenegger bilden die Arbeitsgemeinschaft für Osteosynthese, kurz: AO, die sich die Perfektionierung und Standardisierung der Osteosynthese zur Aufgabe gemacht hat

A. Kornberg (*1918) und S. Ochoa (*1905) erhalten den Nobelpreis für Medizin für die zellfreie Synthese von Nukleinsäuren

Ford weist den Karyotyp 45, X als Ursache des Turner-Syndroms nach

Lejeune, Gautier und Turpin finden ein doppeltes Chromosom im Ei der Mutter eines mongoloiden Kindes; im Anschluß werden weitere krankhafte Chromosomen-Aberrationen gefunden

Rasmussen und Craig klären die Struktur des Parathormons auf

Die neuentwickelte Technik der Chromosomenanalyse ermöglicht seither, pathologische Veränderungen an Chromosomen im lichtmikroskopischen Bild einzeln darzustellen und dabei ihre Anzahl, Größe und Form zu bestimmen (Zahl der Chromosomenpaare beim Menschen: 23)

1960

R. Elmquist und W. A. Senning implantieren den ersten Herzschrittmacher

Edwards und Mitarbeiter beschreiben die Trisomie 18

Chlordiazepoxid (Librium®) wird in die Therapie eingeführt

Sir F. M. Burnet (1899–1985) und P. B. Medawar (*1915) erhalten den Nobelpreis für Medizin für die Untersuchungen der Abwehrreaktionen bei Überpflanzung körperfremden Gewebes

K. Hofmann, C. H. Li und R. Schwyzer synthetisieren das Hypophysenhormon Corticotropin (Eiweißmolekül aus 39 Aminosäuren)

McCann und Harris beschreiben den Luteum Releasing Factor (LRF)

1961

G. v. Békésy (1899–1972) erhält den Nobelpreis für Medizin für Beiträge zur Physiologie des Hörens

J. Becker und G. Schubert führen Röntgen- und Gammastrahlung zur Bekämpfung bösartiger Tumoren in die Therapie ein

M. W. Nirenberg (*1927) und J. H. Matthaei gelingt die erste zellfreie Eiweißsynthese mit künstlicher t-RNS

Schreiber und Kmentova entdecken den Thyreotropin Releasing Factor (TRF)

Tod von C. G. Jung – Er sah in der von S. Freud propagierten einseitig triebdynamischen Auffassung des Unbewußten einen Grundirrtum und stellte ihr die Lehre entgegen, daß das Unbewußte zum Bewußtsein in einem Kompensationsverhältnis stehe

F. Sander (1889–1971) veröffentlicht sein Buch „Sandersches Parallelogramm" (Entdeckung einer extremen optischen Täuschung)

1962

M. F. Perutz (*1914) und J. C. Kendrew (*1917) erhalten den Nobelpreis für Chemie für die Strukturanalyse des Hämoglobins

F. H. C. Crick (*1916), J. D. Watson (*1928) und M. H. F. Wilkins (*1916) erhalten den Nobelpreis für Medizin für die Aufklärung der Molekularstruktur der Nukleinsäure als Erbsubstanz

Copp und seine Arbeitsgruppe isolieren das Calcitonin

Thalidomid-Skandal, Anlaß, theratologische Untersuchungen bei Medikamentenneuentwicklung zwingend vorzuschreiben

Brocklehurst beschreibt die „Slow Reacting Substance of Anaphylaxis" (SRS-A). (Begriff aus der Allergologie: Mediatorstoff, der verzögert eine Reaktion [Entzündung] hervorruft)

H. Umezawa (*1914) und Mitarbeiter isolieren und entdecken die zytostatische Wirkung von Bleomycin

1963

J. D. Hardy nimmt die erste Lungentransplantation vor

A. L. Hodgkin (*1914), A. F. Huxley (*1917) und Sir J. C. Eccles (*1903) erhalten den Nobelpreis für Medizin für die Erforschung des Ionenaustauschmechanismus der Nervenerregung

Diazepam (Valium®) wird in die Therapie eingeführt

Das Antibiotikum Gentamicin wird aus Micromonospora-Arten isoliert

Der Ausdruck „Philadelphia Chromosom" für eine Deletion am langen Arm des Chromosoms 22 bei chronisch myeloischer Leukämie wird geprägt

R. R. A. Coombs und P. G. H. Gell schaffen eine Klassifikation krankmachender Immunreaktionen in 4 Typen (Typ I = IgE-vermittelte Reaktion, Typ II = zytotoxische Reaktion, Typ III = Immunkomplex-Reaktion, Typ IV = zelluläre Überempfindlichkeit), die nach Erweiterung durch einen Typ V (granulomatöse Reaktion) und Typ VI (stimulierende Überempfindlichkeit) ihre Gültigkeit – besonders in didaktischer Hinsicht – bewahrt hat

A. Dimarco und M. Dubost isolieren Daunorubicin, ein Antibiotikum mit zytostatischer Wirkung

Th. E. Starzl (*1926) nimmt die erste Lebertransplantation vor (Denver, USA)

1964

Holle und Hart praktizieren die selektiv-proximale Vagotomie mit Pyloroplastik

P. K. Brown und G. Wald messen die Absorption der Sehfarbstoffe in den Zapfen des menschlichen Auges

F. Lynen (1911–1979) und K. Bloch (*1912) erhalten den Nobelpreis für Medizin für Arbeiten über den Stoffwechsel der Fettsäuren und die Beteiligung der „aktivierten Essigsäure", des Azetyl-Coenzyms A beim Auf- und Abbau der Fettsäuren und Sterine

L. T. Mashburn und D. C. Wriston jr. stellen Asparaginase, ein zur Behandlung von akuter lymphoblastischer Leukämie benutztes Enzym aus Coli-Bakterien, her.

J. D. Hardy transplantiert einem herzkranken Patienten ein Schimpansenherz (University of Mississippi)

1965

W. J. Kolff und E. S. Bücherl konstruieren ein Kunststoffherz und erproben es im Tierversuch

R. W. Holley und Mitarbeitern gelingt die Aufklärung der Basensequenz der Alanin-transfer-RNS (wichtig zur Analyse der Protein-Biosynthese)

K. Lorenz (*1903) veröffentlicht sein Werk in zwei Bänden: „Über tierisches und menschliches Verhalten"

J. Monod (1910–1976), A. Lwoff (*1902) und F. Jacob (*1920) erhalten den Nobelpreis für Medizin für Arbeiten zur genetischen Steuerung der Enzymsynthese bei Viren

1966

F. P. Rous (1879–1970) und Ch. B. Huggins (*1901) erhalten den Nobelpreis für die Ergebnisse ihrer Krebsforschung und ihr Verfahren, mit gegengeschlechtlichen (weiblichen) Sexualhormonen Krebs zu behandeln

M. De Bakey ersetzt die linke Herzkammer durch ein künstliches Herz außerhalb des Körpers

W. J. Kolff kann Kälber bis zu 50 Stunden mit künstlichen, von außen durch Motor angetriebenen Herzen am Leben erhalten

R. H. Wright führt spezifische Gerüche auf Niederfrequenz-Schwingungen der Geruchssubstanzen zurück

Die Sequenz der 188 Aminosäuren des Wachstumshormons wird aufgeklärt

Gregory klärt die Struktur des Gastrins auf

Claman erkennt die Funktion von T-Helferzellen bei Sensibilisierungs-Versuchen an Mäusen mit Schaferythrozyten

Ash und Schild unterteilen die Histaminrezeptoren in zwei Klassen: H_1- und H_2-Rezeptoren

R. C. Lillehei nimmt die erste Pankreastransplantation vor

A. Mitscherlich (1908–1982) veröffentlicht in zwei Bänden „Krankheit als Konflikt, Studien zur psychosomatischen Medizin". Mitscherlich entwickelt die Psychoanalyse Freuds sowie die „Ich-Psychologie" Hartmanns weiter und führt sie in eine wissenschaftliche Lehre vom menschlichen Verhalten in der Gesellschaft ein

1967

Ch. N. Barnard (*1922) transplantiert das erste Herz von Mensch zu Mensch in Kapstadt

W. D. Kelly führt die erste Pankreastransplantation durch

A. Kornberg (*1918) synthetisiert in Stanford eine einsträngige DNS

G. Wald (*1906), H. K. Hartline (*1903) und R. Granit (*1900) erhalten den Nobelpreis für Medizin für die Erforschung der Sehvorgänge

A. Gütgemann (1907–1985) nimmt die erste Lebertransplantation in Deutschland vor

1968

R. G. Favalara und D. B. Effler stellen die erste aortokoronare Anastomose mittels eines autogenen V. saphena-Interponats her

R. W. Holley (*1922), H. G. Khorana (*1922) und M. W. Nirenberg (*1927) erhalten den Nobelpreis für Medizin für die Entschlüsselung der chemischen Funktion der Erbsubstanz und ihrer Funktion bei der Eiweißsynthese

Ch. N. Barnard (*1922) pflanzt Ph. Blaiberg ein fremdes Herz ein (überlebt 595 Tage)

Bis Ende des Jahres werden 104 Herztransplantationen durchgeführt

H. Muxfeldt synthetisiert Terramycin

Ribonuklease A (124 Aminosäuren) wird als erstes Enzym vollständig synthetisiert

Lambert und Dixon zeigen, daß zirkulierende Antikörper gegen Kernantigene charakteristisch für den systemischen Lupus erythematodes sind

1969

Mittelmeier konzipiert die zementfreie Tragrippen-Endoprothese

In den USA wird die erste kombinierte Herz-Lungen-Transplantation durchgeführt

G. M. Edelman (*1929) und Mitarbeiter erforschen die vollständige Sequenz eines Immunglobulinmoleküls

F. Arcamone isoliert Adriamycin, ein Antibiotikum mit zytostatischer Wirkung

M. Delbrück (*1906), A. D. Hershey (*1908) und S. E. Luria (*1912)

erhalten den Nobelpreis für Medizin für ihre Arbeiten über genetische Struktur und Vermehrungsmechanismus der Viren

1970

J. Axelrod (*1912), U. von Euler-Chelpin (1905–1983) und B. Katz (*1911) erhalten den Nobelpreis für Medizin für grundlegende Entdeckungen auf dem Gebiet der Informationsübertragung im Organismus

O. Westphal und andere klären den Aufbau des Fieberstoffes Endotoxin

H. G. Khorana (*1922) gelingt die synthetische Herstellung eines Gens

Die Entdeckung der Chromosomenbanden durch Casperson und Zech ermöglicht erstmals die Identifizierung jedes einzelnen menschlichen Chromosoms und ebnet den Weg zu einer genauen Analyse von Strukturveränderungen menschlicher Chromosomen

Dane und Mitarbeiter stellen erstmals das Hepatitis-B-Virus elektronenoptisch dar

1971

E. W. Sutherland (1915–1974) erhält den Nobelpreis für Medizin für die Entdeckung, daß Adenosin-Monophosphat (AMP)

durch die Zellwand die Neubildung von Glukose enzymatisch katalysiert

Die Arbeitsgruppe um A. V. Schally (*1926) und A. Arimura isoliert LH, das luteinisierende Hormon, und FSH-RH, das Follicle Stimulating Hormone Releasing Hormone (Gonadoliberin)

1972

R. R. Porter (1917–1985) und G. M. Edelman (*1929) erhalten den Nobelpreis für Medizin für die Strukturerforschung der Antikörper, besonders die die Spezifität bedingende Abfolge der Aminosäuren

D. B. Burkitt und J. Waldenström erhalten den Paul-Ehrlich-Preis für ihre Forschung über menschliche Viren und Krebserkrankungen

In den USA wird die DDT-Anwendung wegen Gefährdung der Umwelt verboten

Der Myoglobinnachweis wird zur Diagnose des Herzinfarkts eingesetzt

Die Synthese von ACTH gelingt erstmals

Vitamin B_{12} wird erstmals synthetisiert

Cimetidin, der erste H_2-Antagonist zur Verringerung der Magensäuresekretion, wird in die Therapie eingeführt

1973

K. v. Frisch (1886–1982) und
K. Lorenz (*1903) und N. Tinbergen (*1907) erhalten den Nobelpreis für Medizin für ihre Verhaltensforschungen

Brandenburg und Zahn gelingt die Insulin-Synthese in klinisch brauchbaren Mengen

Snyder, Simon und Terenius beschreiben unabhängig voneinander Rezeptoren für Opiate im Gehirn

G. N. Hounsfield (*1919) setzt erstmals einen Computertomographen klinisch ein

Brewerton findet heraus, daß bei 90% der Patienten mit Spondylitis ankylosans das HLA-B 27 gefunden wird

Beutner und Nisengard publizieren Methoden der Immunfluoreszenz

R. Guillemin (*1924), Brazeau, Vale, Burgus, Ling, Butcher und Rivier isolieren das Somatostatin und klären seine Aminosäuresequenz auf

1974

A. Claude (1898–1983), G. E. Palade (*1912) und Ch. R. de Duve (*1917) erhalten den Nobelpreis für Medizin für die Erforschung der Zellbestandteile sowie von Methoden (Elektronenmikro-

skop, Ultra-Zentrifuge), diese Teilchen zu isolieren

A. Chang und S. N. Cohen gelingt die Übertragung von Genen auf Coli-Bakterien

Ca. 15 000 erblich bedingte Krankheiten sind bekannt

Gershon sowie Tada und Takemori zeigen die Suppressorfunktion der T-Lymphozyten

1975

D. Baltimore (*1938), H. M. Temin (*1934) und R. Dulbecco (*1914) erhalten den Nobelpreis für Medizin für die Entdeckung der Interaktion der Tumorviren mit der Erbmasse der Zellen

Bradbury, Smyth und Snell isolieren Beta-Endorphin

Der Ca-Antagonist Nifedipin wird in die Therapie eingeführt

1976

B. S. Blumberg (*1925) und D. C. Gajdusek (*1923) erhalten den Nobelpreis für Medizin für ihre Entdeckung eines Virusantigens, das den Schlüssel zum Rätsel der Serumhepatitis lieferte

In den USA gelingt eine Embryo-Transplantation beim Pavian

Lindstrøm und Mitarbeiter weisen bei 87% der Patienten mit

Myasthenia gravis einen Autoantikörper gegen die Muskelendplatte nach

Die Legionärskrankheit (Erreger: Legionella pneumophila) wird erstmals als ätiologische Einheit beschrieben

1977

R. S. Yalow (*1921), R. Guillemin (*1924) und A. V. Schally (*1926) erhalten den Nobelpreis für Medizin für die Entwicklung von Radioimmuntests zur Bestimmung von Peptid-Hormonen, deren Synthese und Strukturaufklärung

Die Entfernung eines Blutgerinnsels bei Ganzkörperunterkühlung auf 14°C wird erstmals vorgenommen

Die WHO-Nomenklatur des Human Lymphocytic Antigen Systems (HLA) wird verabschiedet

A. Grüntzig wendet erstmals den Ballonkatheter zur Dilatation verengter Herzkranzgefäße an

1978

D. Nathans (*1928), H. O. Smith (*1931) und W. Arber (*1929) erhalten den Nobelpreis für Medizin für Forschungen auf dem Gebiet der molekularen Genetik. (Einsatz der Restriktionsenzyme zur sequenzspezifischen Zerlegung der DNS)

Das erste Baby, das im Reagenzglas gezeugt wurde, kommt in Großbritannien zur Welt

Hastie weist in der nasalen und bronchialen Schleimhaut bei Patienten mit allergischen Erkrankungen der Luftwege basophile Zellen nach

1979

A. M. Cormack (*1924) und G. N. Hounsfield (*1919) erhalten den Nobelpreis für Medizin für Arbeiten zur Röntgendiagnose mit Hilfe der Computer-Tomographie

Die erste Hodentransplantation wird in den USA durchgeführt

Somatotropin wird erstmals synthetisiert

1980

B. Benacerraf (*1920), J. Dausset (*1916) und G. D. Snell (*1903) erhalten den Nobelpreis für Medizin für Arbeiten auf dem Gebiet der Transplantations-Immunologie (HLA-System)

Cyclosporin A, das 1970 entdeckt wurde, wird als Immunsuppressivum nach Organtransplantationen in die Therapie eingeführt

E. Schmiedt, C. Chaussy und Mitarbeiter entwickeln in Zusammenarbeit mit Dornier die extrakorporale Stoßwellenlithotrypsie für die Nephrolitholapaxie

1981

R. W. Sperry (*1913), D. Hubel (*1926) und T. N. Wiesel (*1924) erhalten den Nobelpreis für Medizin für ihre Gehirn-und Augenforschung

ACE, ein Angiotensin-Converting-Enzym-Antagonist, der die Umwandlung von Angiotensin I in Angiotensin II verhindert, wird zur Behandlung der Hypertonie aller Schweregrade in die Therapie eingeführt

1982

S. K. Bergstrøm (*1916), B. S. Samuelsson (*1934) und J. R. Vane (*1927) erhalten den Nobelpreis für Medizin für die Erforschung der Prostaglandine

W. De Vries und sein Team, Salt Lake City, pflanzen erstmals einem Menschen ein Kunststoffherz ein (1.12.82) – der Patient überlebte 112 Tage

D. Collen isoliert t-PA (tissue type plasminogen activator), eine körpereigene Substanz, die in der Lage ist, Thromben aufzulösen

Die digitale Subtraktionsarteriographie (DSA) zur Bildwiedergabe der Blutgefäße wird eingeführt

1983

Gentechnisch gewonnenes Humaninsulin wird in die Therapie eingeführt

B. McClintock (*1902) erhält den Nobelpreis für Medizin für ihre klassischen Kreuzungsanalysen am Mais

1984

N. K. Jerne (*1911), G. Köhler (*1946) und C. Milstein (*1927) erhalten den Nobelpreis für Medizin für ihre Theorien über den spezifischen Aufbau und die Steuerung des Immunsystems und für die Entdeckung des Prinzips der Produktion von monoklonalen Antikörpern

L. Bailey transplantiert einem 12 Tage alten Mädchen das Herz eines Pavians

Mehreren Arbeitsgruppen in den USA gelingt es, das für den Hämophilie-Faktor VIII wichtige Gen zu isolieren, seine Nukleotid-Sequenz zu bestimmen und zu klonieren

W. De Vries und sein Team führen zweite Kunstherzoperation durch (Louisville/Ky., USA)

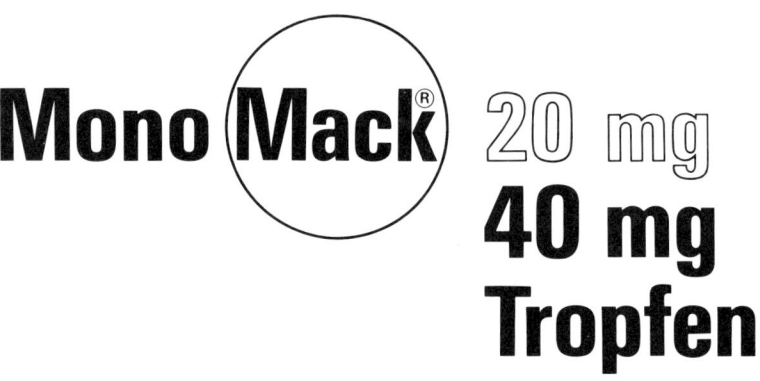

Mono Mack® 20 mg 40 mg Tropfen

Zur Kupierung des Angina-pectoris-Anfalls wird Nitroglycerin schon seit 1879 eingesetzt. Erst die Entwicklung langwirksamer Nitrate ermöglichte auch eine Anwendung zur Prophylaxe. Mit **Mono Mack** steht ein Präparat zur Verfügung, das den Anforderungen der Kardiologen zur Langzeitbehandlung von koronaren Durchblutungsstörungen, zur Vorbeugung von Angina-pectoris-Anfällen, auch nach Herzinfarkt und zur adjuvanten Behandlung der chronischen Herzinsuffizienz entspricht.

Heinrich Mack Nachf., Chem.-pharm. Fabrik, 7918 Illertissen · Mono Mack® 20 mg/Mono Mack® 40 mg/ Mono Mack® Tropfen · **Zusammensetzung:** 1 Tablette Mono Mack 20 mg/40 mg enthält: Isosorbid-5-nitrat 20 mg, 40 mg; 1 g Lösung (=18 Tropfen) enthält: Isosorbid-5-nitrat 40 mg. **Anwendungsgebiete:** Langzeitbehandlung koronarer Durchblutungsstörungen (Angina pectoris); Vorbeugung von Angina-pectoris-Anfällen, auch nach Herzinfarkt; unterstützende Behandlung der schweren chronischen Herzmuskelschwäche in Verbindung mit Digitalisglykosiden und/oder harntreibenden Mitteln (Diuretika) sowie arteriellen Vasodilatatoren. **Gegenanzeigen:** Bei Schock, hypotonen Kollapszuständen und akutem Herzinfarkt sowie bekannter Überempfindlichkeit gegen Isosorbid-5-nitrat dürfen Mono Mack 20 mg/40 mg und Mono Mack Tropfen nicht angewandt werden. Bei sehr niedrigem Blutdruck, in den ersten 3 Monaten der Schwangerschaft und in der Stillzeit darf die Einnahme nur dann erfolgen, wenn nach Ansicht des Arztes der Nutzen ein mögliches Risiko überwiegt. **Nebenwirkungen:** Eventuell auftretende Nebenwirkungen wie Kopfschmerzen, Schwindel, vorübergehende Gesichtsrötung (Flush), Übelkeit und Erbrechen lassen gewöhnlich nach einigen Tagen nach. Besonders zu Beginn der Behandlung besteht die Möglichkeit einer Blutdrucksenkung und einer Erhöhung der Pulsfrequenz. Die Fähigkeit zur aktiven Teilnahme am Straßenverkehr oder zum Bedienen von Maschinen kann beeinträchtigt werden. Dies gilt in verstärktem Maße bei Behandlungsbeginn sowie im Zusammenwirken mit Alkohol. **Darreichungsformen und Packungsgrößen:** Mono Mack 20 mg: O.P. mit 50 Tabletten N2 DM 31,20, O.P. mit 100 Tabletten N3 DM 57,40; Mono Mack 40 mg: O.P. mit 50 Tabletten N2 DM 48,45, O.P. mit 100 Tabletten N3 DM 90,30; Mono Mack Tropfen: O.P. mit 20 g (=19 ml) Lösung DM 24,95, O.P. mit 50 g (= 47 ml) Lösung DM 52,75. Anstaltspackungen. **Wechselwirkungen mit anderen Mitteln:** Die gleichzeitige Einnahme von blutdrucksenkenden Präparaten, anderen gefäßerweiternden Mitteln (Vasodilatatoren), Kalziumantagonisten, trizyklischen Antidepressiva und Alkohol kann die blutdrucksenkende Wirkung von Mono Mack 20 mg/40 mg und Mono Mack Tropfen verstärken. Stand: August 1985

MACK

NAMEN

212

Codipront®
Codipront® cum Expectorans

Husten und Schnupfen gehören, seit es Menschen gibt, zu deren Plagegeistern. Zu ihrer Abwehr haben die Menschen zahlreiche Hausmittel mit mehr oder weniger Erfolg ausprobiert.

Erst die Reindarstellung des Codeins durch Grimaux im Jahre 1881 und die Entdeckung der hustendämpfenden Wirkung ermöglichten es, den quälenden und oft schädlichen Hustenreiz gezielt zu bekämpfen. Ein weiterer Fortschritt wurde erzielt, als es gelang, Codein in langzeitwirksamer Form herzustellen. Mit **Codipront** steht nun ein Präparat zur Verfügung, das lange Wirksamkeit mit guter Verträglichkeit vereint.

Heinrich Mack Nachf., Chem.-pharm. Fabrik, 7918 Illertissen · Codipront® Kapseln/Saft/Tropfen · Zusammensetzung: 1 Kapsel: 140,25 – 180 mg Codein-Poly(styrol, divinylbenzol)sulfonat entspr. Codein 30 mg, 22,5 – 29,4 mg Phenyltoloxamin-Poly-(styrol, divinylbenzol)sulfonat entspr. Phenyltoloxamin 10 mg. **100 g Saft:** 935 – 1205 mg Codein-Poly(styrol, divinylbenzol)sulfonat entspr. Codein 200 mg, 148,5 – 194 mg Phenyltoloxamin-Poly(styrol, divinylbenzol)-sulfonat entspr. Phenyltoloxamin 66 mg. **Tropfen: 1 g Lösung:** Codeinphosphat ½ H$_2$O 10,5 mg, Phenyltoloxamindihydrogencitrat 4,0 mg, 6,3 Vol.% Alkohol. **Anwendungsgebiete:** Akuter und chronischer Reizhusten, Husten bei akuten und chron. Bronchitiden, bei Grippe sowie allerg. und infekt. bedingten Entzündungen der Luftwege. **Gegenanzeigen:** Krankheitszustände, bei denen eine Dämpfung des Atemzentrums vermieden werden muß; Überempfindlichkeit gegen einen der Inhaltsstoffe. Langzeitanwendung bei chronischer Obstipation. Während der Schwangerschaft Indikation sorgfältig abwägen. **Nebenwirkungen:** In seltenen Fällen Obstipation und Übelkeit. Dieses Arzneimittel kann auch bei bestimmungsgemäßem Gebrauch das Reaktionsvermögen so weit verändern, daß die Fähigkeit zur aktiven Teilnahme am Straßenverkehr oder zum Bedienen von Maschinen beeinträchtigt wird. Dies gilt in verstärktem Maße im Zusammenwirken mit Alkohol. **Darreichungsformen und Packungsgrößen:** Codipront Kapseln: O. P. 10 Kaps. N1 DM 10,10; O. P. 20 Kaps. N2 DM 18,55; O. P. 60 Kaps. DM 48,75. Codipront Saft: O. P. 100 g DM 10,10, Codipront Tropfen: O. P. 15 g Lösung DM 6,65; O. P. 30 g Lösung DM 11,25. Anstaltspackungen.
Wechselwirkungen mit anderen Mitteln: Bei gleichzeitiger Einnahme von zentraldämpfenden Pharmaka und/oder Alkohol kann die zentraldämpfende Wirkung verstärkt werden.

Codipront® cum Expectorans Kapseln/Saft Zusammensetzung: 1 Kapsel: 140,25 – 180 mg Codein-Poly(styrol, divinylbenzol)sulfonat entspr. Codein 30 mg, 22,5 – 29,4 mg Phenyltoloxamin-Poly-(styrol, divinylbenzol)sulfonat entspr. Phenyltoloxamin 10 mg, Guaifenesin 100 mg. **100 g Saft:** 935 – 1205 mg Codein-Poly(styrol, divinylbenzol)sulfonat entspr. Codein 200 mg, 148,5 – 194 mg Phenyltoloxamin-Poly(styrol, divinylbenzol)sulfonat entspr. Phenyltoloxamin 66 mg, Guaifenesin 1 g, Thymianfluidextrakt 1 g. **Anwendungsgebiete:** Zur Hustenstillung und Förderung der Expektoration bei katarrhalischen, entzündlichen und allergischen Erkrankungen der Atemwege; Krampf- und Reizhusten; akute und chronische Bronchitiden. **Gegenanzeigen:** Krankheitszustände, bei denen eine Dämpfung des Atemzentrums vermieden werden muß; Überempfindlichkeit gegen einen der Inhaltsstoffe; Langzeitverabreichung bei chronischer Obstipation; Glaukom, Prostatahypertrophie, frischer Herzinfarkt, Tachykardie, Tachyarrhythmie sowie Ulzeration des Magen-Darm-Traktes. Während der Schwangerschaft Indikation sorgfältig abwägen. **Nebenwirkungen:** Siehe Codipront Kapseln/Saft/Tropfen. **Darreichungsformen und Packungsgrößen:** Codipront cum Expectorans Kapseln: O. P. 10 Kaps. N1 DM 11,80; O. P. 20 Kaps. N2 DM 20,95; O. P. 60 Kaps. DM 54,15. Codipront cum Expectorans Saft: O. P. 100 g DM 11,80. Anstaltspackungen.
Wechselwirkungen mit anderen Mitteln: Siehe Codipront Kapseln/Saft/Tropfen.
Stand: August 1985

MACK

LITERATUR

Auf ein bibliographisches Verzeichnis wird bewußt verzichtet. Da jedoch in diesem Buch der umfangreiche Stoff nur sehr kurz dargestellt werden kann, mögen die folgenden Literaturhinweise demjenigen, dessen Interesse an der Medizingeschichte geweckt wurde, als Hinweis dienen.

ACKERKNECHT, E. H.: Kurze Geschichte der Medizin. Enke-Verlag, 2. Aufl., Stuttgart, 1975

ACKERKNECHT, E. H.: Kurze Geschichte der Psychiatrie. Enke-Verlag, 2. verb. Aufl., Stuttgart, 1967

CARSTENSEN, G., SCHADEWALDT, H., VOGT, P.: Die Chirurgie in der Kunst. Econ Verlag, Düsseldorf – Wien, 1983

CLENDENING, L.: Source Book of Medical History. Dover Publications, Inc. New York, Henry Schumann, New York, 1960

DIEPGEN, P.: Geschichte der Medizin. Die historische Entwicklung der Heilkunde und des ärztlichen Lebens. 3 Bände, W. de Gruyter, Berlin, 1949–1955

DIEPGEN, P.: Die Heilkunde und der ärztliche Beruf. Eine Einführung. Urban & Schwarzenberg, 3. Aufl., Berlin-München, 1949

FISCHER-HOMBERGER, E.: Geschichte der Medizin. Springer, Berlin-Heidelberg-New York, 1975

GÖRKE, H.: Arzt und Heilkunde. Callwey, München, 1984

HERRLINGER, R.: Geschichte der medizinischen Abbildung. 1: Von der Antike bis um 1600. Heinz Moos Verlag, 4. Aufl., München, 1981

KREMERS, E. und URDANG, G.: History of Pharmacy. J. B. Lippincott Company, Philadelphia, London, Montreal, 1951

LICHTENTHAELER, Ch.: Geschichte der Medizin. 2 Bände, Deutscher Ärzte-Verlag, Köln, 1974

LYONS, A. S. und PETRUCELLI II, R. J.: Die Geschichte der Medizin im Spiegel der Kunst. DuMont, Köln, 1980

PUTSCHER, M.: Geschichte der medizinischen Abbildung. 2: Von 1600 bis zur Gegenwart. Heinz Moos Verlag, München, 1972

ROTHSCHUH, K. E.: Geschichte der Physiologie. Springer, Berlin-Göttingen-Heidelberg, 1953

SIGERIST, H. E.: A History of Medicine. Oxford University Press, Oxford, 1951

SIGERIST, H. E.: Anfänge der Medizin. Europa-Verlag, Zürich, 1963

SIGERIST, H. E.: Große Ärzte. J. F. Lehmanns Verlag, 6. Aufl., München, 1970

SNELLEN, H. A.: History of Cardiology. Donker Academic Publications, Rotterdam, 1984

SOURNIA, J.-Ch., POULET, J., MARTINY, M.: Illustrierte Geschichte der Medizin. 9 Bände, Andreas + Andreas, Salzburg, 1980–1984

SCHIPPERGES, H.: Moderne Medizin im Spiegel der Geschichte. Thieme, Stuttgart, 1970

SCHMITZ, R.: Mörser, Kolben und Phiolen. Aus der Welt der Pharmazie. Franckh'sche Verlagshandlung, Stuttgart, 1966

URDANG-ADLUNG, G.: Einführung in die Geschichte der deutschen Pharmazie. Govi-Verlag, Frankfurt/Main, 1955